D1052627

El plan de 17 días para detener el envejecimiento

DR. MIKE MORENO

FREE PRESS

NEW YORK   LONDON   TORONTO   SYDNEY   NEW DELHI

Free Press
Una división de Simon & Schuster, Inc.
1230 Avenida de las Américas
Nueva York, NY 10020

Primera edición en cartoné de Free Press, noviembre 2012

FREE PRESS y su colofón son sellos editoriales de Simon & Schuster, Inc.

Para obtener información respecto a descuentos especiales en ventas al por mayor, diríjase a Simon & Schuster Special Sales al 1-866-506-1949 o a la siguiente dirección electrónica: business@simonandschuster.com.

La Oficina de Oradores (Speakers Bureau) de Simon & Schuster puede presentar autores en cualquiera de sus eventos en vivo. Por más información o para hacer una reservación para un evento, llame al Speakers Bureau de Simon & Schuster, 1-866-248-3049 o visite nuestra página web en www.simonspeakers.com.

Impreso en los Estados Unidos de América

10 9 8 7 6 5 4 3 2 1

ISBN 978-1-4516-7462-0

Este libro está dedicado a mis familiares y amigos, quienes me han brindado su apoyo y cariño, a mis increíbles pacientes quienes me inspiran todos los días y a los millones de personas en todo el mundo que utilizaron La dieta de 17 días como un trampolín para recuperar su salud y vitalidad. Estoy muy orgulloso de todos y cada uno de ustedes que se atrevieron a perder peso. Me siento muy honrado y feliz de saber que tuve un papel en el éxito de todos ustedes.

NOTA PARA LOS LECTORES

Este libro contiene las opiniones e ideas del autor. Su objetivo es ofrecer un material útil e informativo sobre los temas abordados. Se vende bajo la premisa de que el autor y el editor no se comprometen a ofrecer servicios médicos, de salud ni de ningún otro tipo de servicios profesionales a nivel personal en el libro. El lector debe consultar a su médico o profesional de la salud, o a otro profesional competente, antes de seguir cualquiera de las sugerencias de este libro o de sacar conclusiones de él.

El autor y el editor rechazan específicamente toda responsabilidad por cualquier daño, pérdida, o riesgo —personal o de otro tipo— En el que hay podido incurrir como consecuencia directa o indirecta del uso y aplicación de cualquier parte del contenido de este libro. Adicionalmente, los nombres e información sobre la identidad de la mayoría de los pacientes mencionado en este libro han sido cambiados.

AGRADECIMIENTOS

Agradezco a Maggie Greenwood-Robinson y a Lisa Clark por su contribución a este libro. Quiero agradecer también a la multitud de personas que fueron fundamentales para que este proyecto se convirtiera en realidad, y a todos los miembros del increíble equipo de Free Press por su pasión, creatividad y dedicación. Espero sinceramente que la información contenida en estas páginas ayude a millones de personas a llevar una vida más feliz y saludable, y a vivir más. ¡Nunca es demasiado tarde para prepararte y vivir 100 años felices y saludables!

CONTENIDO

INTRODUCCIÓN

Mi estrategia para vivir 100 años felices y saludables

Cada año, cada mes, cada día, cada hora, cada minuto, e incluso cada pequeño segundo que estás viva, te estás haciendo mayor. Tu cuerpo probablemente está experimentando cambios relacionados con la edad, que conducen con mucha frecuencia a una menor energía, dolor en las articulaciones, piel ajada, arrugas desagradables, canas o cabello delgado, y a un debilitamiento de la salud en general. Pero, ¿qué tal si yo te dijera que hacerte mayor y el proceso físico del envejecimiento no tienen que estar tan estrechamente entrelazados? ¿Y qué tal si tuvieras el poder para detener el envejecimiento de tus sistemas corporales... tanto así que pudieras vivir para ver, y mucho más importante aún, para *disfrutar* de tu cumpleaños número 100, o incluso más? Déjame explicarte.

Tengo una forma diferente de ver la salud y la longevidad: según la constitución de tu cuerpo; es decir, de tus sistemas corporales. Por "los sistemas corporales" me refiero a las redes de órganos y tejidos que trabajan juntos para mantenerte vivo: tu sistema circulatorio, tu sistema nervioso, tu sistema respiratorio, tu sistema inmune, tu sistema reproductor, y así sucesivamente. Los sistemas de tu cuerpo comienzan a declinar por lo general en torno a los veinte años, según el Estudio Longitudinal del Envejecimiento de Baltimore. Concéntrate en la salud de estos sistemas —y en los cambios de estilo de vida que puedes hacer para retrasar tu envejecimiento— y estarás camino a vivir 100 años de vida saludable.

Como médico de familia, me gusta concentrarme desde temprano en todos los diferentes sistemas del cuerpo, mucho antes de que alguien tenga síntomas, lo cual me permite identificar los factores de riesgo que pueden afectar a una persona. Así, mi labor consiste en intervenir antes de que alguien desarrolle una enfermedad en particular.

Todos nuestros sistemas corporales están relacionados entre sí de maneras fascinantes, muchas de las cuales discutiré en este libro. Así pues, si cuidas algunos de tus sistemas corporales, todos ellos se beneficiarán, y tu recompensa serán la longevidad y una salud rejuvenecida.

Algunos sistemas corporales podrán seguir siendo vigorosos con el tratamiento adecuado, incluso a una edad avanzada. Un corazón libre de enfermedades, por ejemplo, puede fortalecerse más con la edad; en una persona que no tenga enfermedades del corazón, especialmente si hace ejercicio con regularidad, el gasto cardíaco es casi igual en la vejez que en la juventud.

Los pulmones, por el contrario, pierden su elasticidad, haciendo que sea más difícil llenarlos de aire. Y las articulaciones se endurecen a medida que nos hacemos mayores. El ejercicio, sin embargo, puede aumentar la capacidad de los pulmones y contrarrestar la rigidez, y estas dos cosas pueden hacer una gran diferencia en tu bienestar. En otras palabras, hacer ejercicio —sin importar la edad que tengas— puede hacer toda la diferencia en el envejecimiento de tu cuerpo.

Te iniciaré en el camino de la longevidad, mostrándote cómo "restaurar" tus sistemas primarios: tu corazón (circulatorio), tus pulmones (respiratorio), y tu cerebro (nervioso). Los llamo sistemas "primarios" porque son los mayores responsables de mantenerte con vida. Tu corazón late, tus pulmones respiran, y tu cerebro controla casi todo tu cuerpo. Adicionalmente, estos sistemas son los más susceptibles a los factores que causan el envejecimiento. Así, la labor inicial de combatir el envejecimiento debe comenzar con estos sistemas, con lo que llamo el *Ciclo 1: Restaurar.* Te daré estrategias sencillas que cambiarán tu salud, así como fórmulas para ayudar a restaurar estos sistemas, solucionar los problemas de salud antes de que se manifiesten, para que te empieces a sentir mejor de inmediato. Y cuando digo "de inmediato", me refiero a solo 17 días.

Luego hablaré los sistemas corporales secundarios: tus sistemas inmunológico, digestivo, endocrino y musculo-esquelético. Estos sistemas de apoyo son dirigidos por tus sistemas primarios. Gran parte de tu bienestar y vitalidad depende de la salud de estos sistemas de apoyo, los cuales te protegen, te dan energía, y contribuyen a tu bienestar general. Se requiere una serie de estrategias para reconstruir o reforzar estos sistemas: aprenderás a hacerlo en el *Ciclo 2: Reconstruir.*

El *Ciclo 3: Refinar,* se centra en la afinación de tus subsistemas: los delicados sistemas reproductivos (masculinos y femeninos) y el sistema urinario. Si estos sistemas funcionan al tope de sus capacidades, te sentirás sexy, vibrante, y en las mejores condiciones. Tengo varias medidas para ayudarte a "refinar" estos sistemas y puedas ser todo lo que mereces ser, todos los días de tu vida.

Por último, te explicaré el *Ciclo 4: Renovar*. Está diseñado para ayudarte a lograr la armonía entre tu salud, tu entorno y tu estilo de vida. Los pasos que des en este ciclo final garantizarán el progreso que has hecho en los tres primeros ciclos.

Es probable que algunos de ustedes tengan que hacer los cuatro ciclos, y que tal vez otros necesiten hacer menos. Todo depende de tu estado de salud actual. ¿Cómo medimos esto? He desarrollado pruebas de 14 puntos para que evalúes todos tus sistemas corporales. Esto te permitirá saber en dónde te encuentras en tu camino a vivir 100 años felices y saludables. No dejes de hacer las pruebas; tus resultados te dirán cuáles son los aspectos de tu salud que debes mejorar para maximizar tu longevidad.

También encontrarás planes de17 días para cada ciclo. Estos planes te dirán lo que debes hacer cada día para empezar a transformar tus sistemas corporales. Amigos y amigas, este es un método fácil y sencillo, que los llevará hacia ese número mágico, pero alcanzable: ¡100 años de vida!

Seré sincero: yo solía creer que no quería vivir hasta los 100 años. Temía la posibilidad de estar confinado a una silla de ruedas o a la cama de un hospital, sin una buena calidad de vida. Y cuando tenía 25 años, tampoco estaba particularmente interesado en llegar a los 43 años —mi edad actual— creyendo que ya sería muy viejo a esta edad. Pero he aprendido a lo largo del camino. Hay muchas cosas por las cuales vivir, sobre todo cuando sé que puedo llevar una vida saludable y confortable.

Sé que tienes dudas. Al igual que muchos de mis pacientes, tal vez crees que es demasiado tarde para ti. Pero yo no creo que *sea* demasiado tarde. Aunque seas de mediana edad o sufras algunos problemas de salud, tienes muchas probabilidades de llegar a los 90 o 100 años si sigues las pautas que encontrarás aquí. No sólo estarás libre de sufrir enfermedades cardíacas y accidentes cerebrovasculares, sino también muchas enfermedades crónicas, incluyendo el cáncer. ¿Qué pasa si tienes problemas de salud como diabetes o enfermedades del corazón? De todos modos podrás vivir 100 años felices y saludables si cambias ciertos comportamientos y estilos de vida perjudiciales. Pero no te asustes. Los cambios de los que estoy hablando son muy simples, y los incorporarás a tu vida en muy poco tiempo.

Quiero que todos nos esforcemos por llegar a ese número mágico y cambiar nuestras vidas para llegar allá. Cuando estaba en mis veintes, comprendí la importancia de llevar una vida saludable, y empecé a correr con más intensidad y a seguir un programa regular de actividad física, aun cuando las exigencias de mis estudios de medicina me dejaban agotado. Cambié mi dieta lo mejor que pude para centrarme más en los alimentos naturales. Y traté de manejar mi horario para disfrutar de una mayor relajación, diversión y alegría. Todos podemos mejorar nuestra propia salud y vivir 100 años. ¿Vale la pena el esfuerzo que requieren estos cambios? Creo que sí.

PRIMERA PARTE

· ·

Frena tu reloj del envejecimiento

Seguramente han oído la expresión "todos los caminos conducen a Roma". Bueno, esto era cierto en la época antigua, cuando los romanos construyeron 50.000 kilómetros de caminos pavimentados y cada uno de ellos conducía a esa ciudad. Pero después de muchísimos años y de un trillón de estudios de investigación, sabemos que todos los caminos que conducen a la longevidad nos conducen de regreso a nuestro cuerpo físico y más específicamente, a la forma en que cuidamos nuestros principales sistemas corporales. En la primera parte de este libro, aprenderás a evitar que tu cuerpo conspire contra ti, y a revertir muchos de los factores que conspiran para envejecerte.

Estos "conspiradores" son los cinco factores del envejecimiento; es decir, la verdadera causa de lo que te hace envejecer. ¡Lo fascinante es que puedes controlarlos! Así es. Te daré las estrategias para que frenes en seco el paso del tiempo y te mostraré cómo construir las bases contra el envejecimiento para derrotarlo de una vez por todas.

Soy el primero en admitir que mantenerse joven y vital requiere de un poco de trabajo, y que no todo el mundo podría estar dispuesto a hacer el esfuerzo, así que lo haré tan fácil y sencillo como pueda. Si sigues apenas algunas de las medidas que recomiendo aquí —ninguna de ellas tarda más de unos pocos minutos al día— ¡podrás darle la bienvenida a 100 años felices y saludables!

Si te esfuerzas para alcanzar un mejor nivel de salud, te estarás convirtiendo en un modelo para otras personas que aún les falta recorrer el mismo camino. Así que, ¡camina! Mejora tu vida y la de los que te rodean. Estaré a tu lado todo el camino... ayudándote para que puedas vivir 100 años saludables gracias a estas estrategias y sugerencias que realmente funcionan y que son súper fáciles de incorporar a tu vida. ¡Empecemos!

CAPÍTULO 1

Los cinco factores del envejecimiento

¿Qué te ha sucedido? Tienes la piel flácida, el cabello delgado, los huesos frágiles, llantitas en la cintura. Se te olvidan las cosas. Sientes dolores y malestares indescriptibles. Es difícil creer que todo esto te pueda suceder a ti, que eres tan fuerte y juvenil... hasta que aparecen los problemas: ya eres vieja: ¡Puah!

¿Cómo sucede todo esto? Anteriormente, los expertos veían el envejecimiento como un proceso acumulativo, lo que significa que nuestros cuerpos se deterioran con el paso del tiempo. Pero las investigaciones más recientes indican que el envejecimiento podría ser realmente un proceso activo, y no pasivo, provocado por cinco factores clave que son *controlables*. Nótese que digo "controlables". Sí, podemos controlar en gran parte el envejecimiento, que depende mucho más de la forma en que nos cuidemos que de los factores genéticos. En resumen, qué tan bien o qué tan mal envejezcas depende en gran parte de ti.

Lo que puedes controlar

Hay cinco factores principales que causan el envejecimiento. Si entiendes el impacto que tienen en todos tus sistemas corporales, podrás retardar el deterioro y mantener una vitalidad juvenil. No importa qué edad tengas; tendrás más energía, memoria, movilidad, sentidos más agudos, un cuerpo en forma y mucho más. Si controlas estos factores —que se aplican a todos los sistemas clave de tu cuerpo— retrasarás la vejez. Hablemos ahora de estos cinco factores.

Factor # 1: La inflamación: el "incendio" de tu cuerpo

¿Quieres prevenir problemas del corazón, la diabetes o el cáncer? ¿Qué tal la rigidez en las articulaciones o la demencia? Presta entonces mucha atención a lo que puede hacer la inflamación en tu cuerpo.

La inflamación es básicamente un incendio en el cuerpo, que ayuda a combatir los gérmenes y a reaccionar a traumas y lesiones. En términos normales, es algo temporal y favorable para el proceso de curación. Específicamente, la inflamación comienza cuando las hormonas pro-inflamatorias envían tropas de glóbulos blancos para combatir infecciones y reparar el tejido dañado. Cuando estas amenazas desaparecen, las hormonas anti-inflamatorias acuden para completar el proceso de curación. Esta cadena de eventos se conoce como inflamación "aguda". Oscila dentro de tu cuerpo y es muy importante para una curación completa. Un ejemplo de esto es cuando apuntas para fijar un clavo en la pared pero te golpeas la uña del pulgar con el martillo. El pulgar se hincha y se vuelve rojo casi de inmediato: son signos de una inflamación normal, indicando que tu sistema inmunológico está haciendo su trabajo.

Pero en ciertas ocasiones, la inflamación aumenta o se sale de control. Lo que comenzó como un mecanismo normal y saludable, sigue aumentando y no se detiene. Cuando esto ocurre en áreas peligrosas, como en las arterias o articulaciones, se presenta un daño celular y podrías sentirte muy débil y enfermo. Este tipo de inflamación se llama "crónica" y se cree que es responsable de casi todas las enfermedades modernas conocidas para el hombre, desde las enfermedades del corazón al Alzheimer y el cáncer. En las enfermedades del corazón, por ejemplo, los virus —como los de la neumonía— pueden ir de los pulmones al corazón a través de las células inmunitarias, causando inflamación crónica, y de paso, enfermando tu corazón. En el caso de la enfermedad de Alzheimer, la inflamación provoca la formación de proteínas amiloideas en el cerebro. Estas proteínas se convierten en placas, alterando así el funcionamiento del cerebro. Las placas cerebrales son una característica principal de la enfermedad de Alzheimer. En cuanto al cáncer, la inflamación es la culpable en casi el 15 por ciento de todos los cánceres. No sabemos exactamente cómo causa el daño, pero los científicos creen que la inflamación desencadena un tipo de proteína que promueve los cambios celulares, incluyendo la propagación de células cancerosas.

Tampoco sabemos qué causa la inflamación crónica, pero sí que tu cuerpo se puede inflamar si fumas, tienes sobrepeso, no haces ejercicio, o no sabes manejar el estrés. ¿Te suena familiar esto? Casi todas las personas que conozco se han identificado al menos con un elemento de esta lista. Pero no es demasiado tarde para detener la inflamación en tu cuerpo, por más que hayas relegado tu salud a un segundo plano durante muchos años.

Factor # 2: El estrés oxidativo: tu cuerpo se está "oxidando"

¿Has notado la rapidez con que se oxida el hierro? Esto se debe a un proceso químico llamado oxidación, lo que significa que los electrones están siendo removidos de un átomo o molécula de hierro. La oxidación en sí no es algo negativo; sucede constantemente a nuestro alrededor y en nuestro cuerpo. Pero cuando hay una gran cantidad de oxidación, se le llama estrés oxidativo, que significa esencialmente que las células de tu cuerpo están siendo dañadas. El estrés oxidativo reduce los antioxidantes, daña los tejidos, y te hace susceptible al envejecimiento prematuro.

Los radicales libres son el principal enemigo de esta situación. Estos subproductos del procesamiento de oxígeno de tu cuerpo son moléculas inestables, debido a que cada uno tiene un electrón desapareado. En otras palabras, mientras que un átomo de oxígeno normalmente tiene un núcleo con pares de electrones orbitando a su alrededor, los radicales libres tienen un electrón desapareado, por lo que roban electrones para estabilizarse. Y mientras buscan electrones, detonan cargas que dañan las células que los rodean. Y entonces se oxidan.

Los radicales libres pueden acumularse en el cuerpo con el paso del tiempo y ocasionar graves problemas de salud como cáncer, diabetes, aterosclerosis, enfermedad de Alzheimer, y artritis reumatoide.

Si los radicales libres son el enemigo, ¿quién es tu aliado entonces en la guerra contra el envejecimiento? ¡Los antioxidantes! Como tal vez puedas adivinar por su nombre, los antioxidantes pueden darle uno de sus electrones a los radicales libres.

Factor # 3: La glicación

Esta extraña palabra implica la existencia de un problema. Es un proceso en que el azúcar y las moléculas de proteínas provenientes de los alimentos que consumes se alteran, produciendo un gran desorden (como si tu cabello estuviera en las peores condiciones: completamente enredado, y ningún peine pudiera pasar a través de esa melena).

Esta masa dura y enmarañada de tejidos causa estragos en la flexibilidad de tus órganos, haciendo que se endurezcan. Y para citar un ejemplo, si tu corazón se endurece, puede afectar drásticamente su capacidad para bombear sangre.

Los tejidos glicados de tu cuerpo suelen producir algo llamado AGEs (por sus siglas en inglés) o productos de glicación avanzada. Estos "tipos malos" causan daños en las células y muchas enfermedades relacionadas con la edad, incluyendo diabetes, Alzheimer, accidentes cerebrovasculares y cataratas; también pueden darte una apariencia más enevejecid debido a que causan arrugas.

Si los glóbulos rojos se vuelven glicados, tendrás una vida más corta. Tu cuerpo no recibirá tanto oxígeno como antes, y te sentirás cansada, agotada, y sin aire. Las células blancas glicosiladas de la sangre no pueden combatir la infección, lo que significa que te enfermarás con mayor frecuencia. Las moléculas del colesterol LDL (el "malo") pueden volverse glicadas, un proceso que evita la síntesis normal de colesterol en el hígado. Como resultado, los niveles de colesterol se elevan, aumentando el riesgo de aterosclerosis (endurecimiento de las arterias) y de deterioro cardíaco.

Factor # 4: La metilación: deteniendo el envejecimiento

Si quieres aumentar tus capacidades mentales, evitar la muerte prematura luego de un ataque cardíaco o de un accidente cerebrovascular y mantener alejado el cáncer, deberías familiarizarte con un proceso biológico llamado metilación. Este es un proceso importante en las células de tu cuerpo, ya que determina si estás absorbiendo y asimilando apropiadamente las vitaminas, enzimas y muchos otros compuestos químicos en tu cuerpo. La metilación está relacionada directamente con el ADN, la molécula que le proporciona un "plan maestro" a las células para que funcio-

nen bien. Nuestro ADN es semejante a unos ~~~~~~~~~~~
hacieran planos de otras células. La metilación a~~~~~~~~
o como un freno, ya que puede encender o apagar~~~~~~~~
del gen y evitar la división anormal del ADN para~~~~~~~~
anomalías a futuras generaciones de células. Cuand~~~~~~
debido, la metilación mantiene tu ADN en buenas co~~~~~

Por lo tanto, una metilación equilibrada puede r~~~~~~~~
miento. Pero si se desequilibra, el envejecimiento se ace~~~~~

La eficiencia de la metilación disminuye de forma natural con el paso del tiempo, lo cual es una mala noticia, porque una metilación alterada impide la producción y reparación del ADN, una situación potencialmente mortal que puede conducir al cáncer.

¿Cómo puedes saber entonces si tu cuerpo está metilando correctamente, independientemente de tu edad? Tratando la causa, que muchas veces es una deficiencia de vitamina B o ácido fólico. Hay alimentos que puedes comer, como huevos y semillas con alto contenido en ácido fólico y evitar ciertos medicamentos que causan la absorción inadecuada de ácido fólico. Realmente es así de simple.

Factor # 5: Deterioro inmunológico: no bajes la guardia

Muchas veces nos enfermamos es cuando pescamos algo, como por ejemplo, un resfriado, un dolor de garganta o algún tipo de infección. Y una de las principales razones por las que pescamos algo es porque nuestro sistema inmune se deteriora, y millones de partículas infecciosas invaden nuestro cuerpo. Así las cosas, ¡debes mantener siempre lista tu "guardia" de la inmunidad!

Casi todo tu cuerpo es un sistema inmunológico. Tu piel y tus membranas mucosas hacen parte de él, y muchos de tus órganos juegan un papel importante en él. ¿Cuál es el objetivo de este sistema? Mantenerte saludable. Está compuesto de dos partes principales: el sistema inmune innato y el sistema inmune adaptativo, los cuales sufren cambios a medida que envejecemos.

La inmunidad innata es nuestra mejor defensa en la guerra contra la infección. Estoy hablando de tu piel, de las membranas mucosas de tu nariz, incluso del ácido de tu estómago. Estos son los mayores obstáculos

...ibles amenazas. Si los gérmenes superan esos obstáculos, atacarán ...s células que combaten las enfermedades, como los glóbulos blancos.

Pero a medida que envejecemos, tal parece que nuestras células inmunes innatas no se comunican tan bien como lo hacían en nuestra juventud. Y debido a esta falta de comunicación eficaz entre ellas, todos los días somos más vulnerables a virus y bacterias; esto significa que hemos bajado la "guardia".

El sistema inmunie adaptativo es más grande, y comprende el timo, el bazo, las amígdalas, la médula ósea, el sistema circulatorio y el linfático. Estos órganos y sistemas trabajan en armonía para combatir las amenazas potenciales para la salud. Es realmente increíble cuando este sistema funciona bien.

¿Y qué si no? ¿Cómo puedes saber si tu sistema inmune no está funcionando bien? Muy sencillo: si te estás resfriando y tienes gripe varias veces al año, si tus llagas e infecciones tardan mucho tiempo en sanar, o si tu número de glóbulos blancos es bajo (esto se verá en tus chequeos anuales de sangre), entonces tu sistema inmune se está debilitando. Puedes fortalecerlo lavándote las manos con frecuencia, con una nutrición adecuada (rica en frutas, vegetales y proteínas magras, y menos alimentos procesados), si no bebes alcohol —o lo haces con moderación— y si no fumas.

Es importante señalar que los cinco factores del envejecimiento están relacionados entre sí, por lo que los cambios que hagas en términos de estilo de vida y de comportamiento con respecto a uno de los factores, tendrán un impacto en los otros cuatro. Las recomendaciones generales que te daré a continuación tienen un impacto significativo y duradero en todos los sistemas de tu cuerpo, y en última instancia, en tu salud y longevidad. Estas son mis recomendaciones generales para controlar cada uno de los cinco factores del envejecimiento:

Mis recomendaciones para detener y prevenir la inflamación

Un rango de peso saludable. Puesto que estar por encima del rango de peso saludable para tu estatura se ha identificado como uno de los principales desencadenantes de la inflamación, te animaré a dar pasos para perder peso, además de hacerte otras recomendaciones para detener el envejecimiento. Te tengo una gran noticia: los estudios muestran que mientras más peso pierdas, más se reducirán tus niveles de proteína C-reactiva (PCR). No la confundas con la PRC. Por PCR, me refiero a una proteína que puede detectarse en tus chequeos anuales de sangre y que indica la cantidad de inflamación que hay en tu cuerpo. Pero volvamos a la pérdida de peso y a la inflamación: con cada libra que pierdes, es como si una cantidad apreciable de agua fuera arrojada a las llamas de la inflamación en tu cuerpo.

Muévanse. El ejercicio es un ingrediente esencial para mantener tu peso bajo y parece aliviar la inflamación. Si haces ejercicio más de 22 veces al mes, podrás reducir tus niveles de PCR de manera significativa, de acuerdo con un estudio de la facultad de Medicina de la Universidad Emory. No me cansaré de repetir esto: el ejercicio saludable significa un cuerpo sano ahora y en las décadas futuras. El ejercicio puede significar cualquier cosa, desde una caminata de 30 minutos al entrenamiento con pesas, o bailar rápidamente toda la noche... ¡así que muévete!

Infórmate sobre la grasa. Consume grasas buenas y podrás prevenir o reducir la inflamación. El pescado está lleno de grasas buenas (ácidos grasos omega-3), las cuales se han relacionado en algunos estudios clínicos con una menor inflamación y dolor causado por la artritis. El aceite de oliva extra virgen también contiene algunas propiedades antiinflamatorias maravillosas. Lo mismo ocurre con las nueces y las semillas de linaza.

Disfruta de carbohidratos buenos. Los alimentos como granos enteros, frutas, vegetales y legumbres son abundantes en carbohidratos buenos y en fibra, los cuales combaten la inflamación. Investigadores de la Universidad de Massachusetts encontraron que las personas que comían más fibra tenían niveles más bajos de PCR. Los carbohidratos refinados (los dulces y golosinas, así como los alimentos procesados u horneados comercialmente) tienen el efecto contrario y estimulan la inflamación. Por lo tanto, evita el pan blanco, el azúcar, los cereales bajos en fibra, y la mayoría de los carbohidratos elaborados por el hombre ya que alimentan las "llamas" de la inflamación en tu cuerpo.

Piensa en lo que bebes. Algunos círculos hablan mal de la leche, pero lo cierto es que es un anti-inflamatorio eficaz, debido a su gran contenido de vitamina D, que puede suprimir la inflamación. Los bajos niveles de vitamina D en la sangre se han relacionado con la osteoartritis y la artritis reumatoide, dos enfermedades causadas por la inflamación. El sol y las multivitaminas también contienen vitamina D. Las bebidas alcohólicas con moderación también pueden aliviar la inflamación: beber con moderación significa una bebida al día. Si bebes más de una, correrás el riesgo de avivar las llamas de la inflamación.

Mis recomendaciones para detener y prevenir el estrés oxidativo

Toma suplementos de antioxidantes. Las vitaminas A, C, E, y los beta-carotenos proporcionan antioxidantes, al igual que el selenio, los bioflavonoides, el ginkgo biloba y el ginseng. Las tienda de alimentos saludables o farmacias seguramente cuentan con una amplia selección de multivitaminas y minerales antioxidantes para tu elección.

Consume alimentos coloridos, ricos en antioxidantes. Las frutas y vegetales coloridos contienen unos antioxidantes conocidos como carotenoides, unos fitonutrientes que les dan a las frutas y a los vegetales sus característicos colores amarillo, naranja y rojo.

Elige los verdes. Los alimentos verdes como la hierba de cebada, el té verde y cualquier vegetal de hojas verdes están cargados de antioxidantes que prolongan la vida, mejoran la salud, fortalecen el sistema inmune y te dan un alto nivel de bienestar.

Haz ejercicio al nivel adecuado. Si te ejercitas correctamente, tus niveles de antioxidantes aumentarán con mayor rapidez de la que se producen los radicales libres. Pero si te excedes con el ejercicio, la inflamación puede aumentar. ¿Cómo saber si te has excedido? Los síntomas incluyen hinchazón, fatiga inusual o dolor muscular que no desaparecen después de 48 horas.

Mis recomendaciones para detener y prevenir la glicación

Dile no al sirope de maíz de alta fructosa (JMAF). Esta es una forma de azúcar refinada particularmente desagradable, que se utiliza ampliamente como aditivo en muchos alimentos procesados como refrescos, cereales para el desayuno, dulces y papas fritas. Mi consejo es que busques el azúcar escondido en tu dieta (lee las etiquetas: cualquier sustancia que termine en "osa" es un azúcar añadido) y limita tu consumo de azúcar por completo si quieres verte y sentirte joven.

Come arándanos. Los arándanos azules están llenos de pigmentos anti-inflamatorios llamados antocianinas, que les dan su color azul profundo. Los estudios científicos han demostrado que las antocianinas evitan naturalmente la glicación, fortificando el colágeno de la piel y mejorando la microcirculación (la circulación a través de los capilares). Consume más arándanos (solos, o en batidos y con cereales) y tu piel comenzará a lucir más joven. ¡Cómelos!

Suplementos contra la glicación. Hay una serie de suplementos que puedes tomar para protegerte contra las reacciones destructivas de la glicación: la carnosina, un aminoácido que se encuentra principalmente en las carnes rojas, protege el corazón y las células cerebrales de la glicación; el piridoxal-5-fosfato, la forma activa de la vitamina B-6, y la benfotiamina, una forma soluble en grasa de la tiamina (vitamina B-1).

Mis recomendaciones para equilibrar la metilación

Come huevos. Las yemas de huevo contienen altos niveles de vitamina B-12 y ácido fólico, fundamentales para garantizar el equilibrio en la metilación de tus células. Los huevos han sido denigrados por su contenido de colesterol durante varios años, pero las nuevas investigaciones señalan que sus beneficios nutricionales son superiores a sus riesgos. Esto no quiere decir que te comas una tortilla de tres huevos cada mañana; bastará con una yema y un par de claras de huevo. También puedes tomar suplementos orales de vitamina B-12.

Examina tus medicamentos. Si estás complementando tus medicamentos con puñados de multivitaminas o suplementos, debería ser consciente de que ciertos medicamentos interfieren drásticamente con la absorción de vitaminas, incluyendo la vitamina B-12, quizás la vitamina más importante para equilibrar la metilación. Si tomas bloqueadores para el reflujo ácido con frecuencia, podrías estar absorbiendo apenas una cuarta parte de la B-12 que estás consumiendo. Si tus niveles son bajos, habla con tu médico acerca de los suplementos de vitamina B-12, los cuales vienen en muchas presentaciones, como orales o sublinguales.

Come semillas. Las semillas de girasol son un aporte nutricional importante, porque están cargadas de ácido fólico (el poderoso regulador de la metilación), tiamina, niacina... y la lista continúa. Cómelas como aperitivo, o espolvorea una cucharada en la ensalada o sopa. Lo mismo sucede con las semillas de calabaza, las de chía y sésamo. Pero ten cuidado con el sodio y con las que tienen sal. Las semillas tienen más calorías de lo que crees, así que no las consumas en exceso.

Mis recomendaciones para detener y prevenir el deterioro inmunológico

¡Lávate las manos! Lo creas o no, lavarte las manos sigue siendo la mejor defensa contra invasores bacterianos o virales. El agua y el jabón son los factores más importantes para prevenir infecciones y mantener tu sistema inmune fuerte y saludable. Así que lávate las manos varias veces al día por un mínimo de 20 segundos, especialmente antes de comer y después de ir al baño.

Vacúnate. Las vacunas que debes tener en cuenta incluyen las vacunas para adultos contra el tétano (se recomienda cada diez años, o antes si tuvieras una herida sucia) y, posiblemente otras, entre ellas la Pneumovax para prevenir la neumonía, así como vacunas contra la gripe y la hepatitis. Habla con tu médico acerca de las vacunas que podrías necesitar.

Mejora tu nutrición. Las más leves deficiencias de zinc, cobre, selenio, y/o vitaminas A, C, E, B-6, D y ácido fólico pueden debilitar tu sistema inmunológico. Evita estas deficiencias consumiendo alimentos ricos en nutrientes y compleméntalos con un buen antioxidante de multivitaminas y minerales.

No fumes. Este es uno de los elementos esenciales contra el envejecimiento, que son las cinco cosas que quiero que empieces a trabajar de forma inmediata; las encontrarás en el capítulo siguiente. Sobra decir que si dejas de fumar, eliminarás las toxinas del cigarrillo. Tan solo unas horas después de dejar de fumar, las grandes cantidades de nicotina y de monóxido de carbono que hay en el organismo comienzan a normalizarse. Al cabo de un mes, tu riesgo de infección pulmonar disminuirá, así como tu presión arterial. Tu sistema inmunológico se recargará diez años después de dejar de fumar, y tu riesgo de cáncer podrá disminuir entre un 30 y un 50 por ciento.

Toma antibióticos solo para infecciones bacterianas. Es sorprendente la gran cantidad de pacientes que me llaman por un simple resfriado y me piden que les recete antibióticos. Bueno, esta es la verdad: los antibióticos sólo tratan infecciones bacterianas que deben ser diagnosticadas. ¿Qué pasa si los tomas para otra cosa? Desarrollarás resistencia a los antibióticos. Esto significa que si abusas de ellos cuando no los necesitas, no te harán efecto. La resistencia a los antibióticos es un gran problema, tal vez uno de los más grandes (y terroríficos) en materia de salud.

Cuando tomas antibióticos, tu cuerpo produce menos citoquinas, que son las hormonas mensajeras del sistema inmune. Esto, a su vez, suprime tu sistema inmunológico, lo que significa que serás más susceptible a las bacterias resistentes. Citaré una lista breve de algunas de las enfermedades que cada vez son más difíciles de tratar: neumonía, infecciones del seno nasal, infecciones cutáneas y tuberculosis. Confía en mí, no quisieras tener ninguna de ellas, ni vivir en una sociedad donde todo el mundo las tuviera, pues se han vuelto resistentes a los antibióticos.

Así que toma antibióticos *solo* para infecciones bacterianas siguiendo la receta de tu médico. No tomes antibióticos de forma preventiva, a menos que tu médico te lo aconseje.

El camino para vivir 100 años felices y saludables no comienza ni puede ser el resultado de ir a clínicas, hospitales y unidades de cuidados coronarios, de cuidados intensivos, salas de cirugía o de emergencia. La verdadera vitalidad y longevidad son el resultado de concentrarse en las estrategias de estilo de vida que te mantendrán alejado de esos lugares. Pero para poder hacer cambios, primeron debes conocer las razones y las formas en que estas estrategias revierten el envejecimiento. El conocimiento es el verdadero poder. Cuanto más sepas, mejor podrás cuidar tu salud, y llevar una vida feliz y productiva por más tiempo. Simplemente, tenemos que avanzar en esa dirección, y estoy aquí para mostrarte cómo hacerlo. Si puedes controlar cualquiera de estos cinco factores de envejecimiento —¡tú puedes!— felicitaciones: estás camino a vivir 100 años felices y saludables.

CAPÍTULO 2

Construye las bases contra el envejecimiento

S i construyes una casa, ¿por dónde empezarías? Por las bases, ¿verdad? No podrás construir las paredes y el piso si no tienes unas bases fuertes y sólidas que soporten la estructura. Piensa en este capítulo como en la construcción de las bases para la casa de tu cuerpo, que muy pronto estará fortificado de nuevo. Estas bases están conformadas por cinco elementos básicos que soportan todos los sistemas de tu cuerpo de una forma única y a menudo sorprendente.

Estos elementos son: el movimiento (sí, me refiero al ejercicio, pero no estoy hablando solo de ir al gimnasio y de sudar en la caminadora), no fumar absolutamente nada (cigarrillos, puros, pipa, etc.), mantener un peso sano (te mostraré cómo averiguar qué es "saludable" para tu cuerpo), permanecer hidratado, y tomar los suplementos adecuados. Estos elementos básicos y esenciales son mis cinco factores esenciales contra el envejecimiento.

Verás que menciono esto con frecuencia en los capítulos dedicados a los sistemas para mostrarte con exactitud cómo tienen un efecto distinto en cada uno de tus sistemas; así, podrás *entender* realmente por qué sigues estas recomendaciones.

Podría darte una larga lista de cosas que deberías hacer o no para preservar tu salud. Pero en primer lugar, eso sería aburrido, y en segundo lugar, sé por experiencia propia que los pacientes no están dispuestos a seguir ningún tipo de recomendaciones a menos que entiendan por qué lo hacen. Por ejemplo, tal vez sepas que el ejercicio mejora la circulación, pero ¿sabías que puede mejorar también tu vida sexual gracias a los efectos positivos sobre el sistema reproductivo? (¡Sí, aprovecharé todas las oportunidades para que empieces a moverte!)

Tal vez creas saber por qué son tan importantes estas bases contra el envejecimiento, pero cuando hayas leído este libro, tendrás una idea completamente nueva de este tema. Si sigues este plan sencillo, lo más probable es que en solo 17 días tengas más energía, un aspecto rejuvenecido y

14

menos peso, y habrás dado grandes pasos hacia el aumento en la esperanza de vida. Empecemos a construir tus bases sin más preámbulos, ¿de acuerdo?

#1: Muévete

¿Crees acaso que necesitas ser miembro de un gimnasio para que el ejercicio sea una prioridad en tu vida? Tal vez no te tomes el ejercicio en serio, a menos que estés rodeado de culturistas sudorosos que levantan pesas, y de mujeres con mallas y colas de caballo que sudan en la caminadora, ¿verdad? No. Muchas personas tienen la idea equivocada de que quemar calorías y construir músculos son cosas que sólo se pueden lograr en un gimnasio: esto es absolutamente falso. No importa si te ejercitas media hora en la máquina escaladora o si subes las escaleras en lugar de tomar el ascensor para llegar a tu oficina… lo cierto es que estás quemando grasas y calorías y aumentando tu masa muscular. Tu cuerpo no sabe —ni le importa— si lo llevas a un club deportivo de lujo con equipos de alta tecnología o si das una vuelta alrededor de la manzana, pues de todos modos experimentará los efectos positivos del ejercicio, sin importar dónde, cuándo o cómo te muevas.

Esto era tan intrigante que los investigadores de la Clínica Mayo hicieron un estudio para demostrar que funcionaba, y le dieron un nombre: NEAT, que significa Actividad de Termogénesis sin Ejercicio (por sus siglas en inglés). La NEAT se refiere a todos las cosas que haces cuando no te ejercitas a propósito: caminar mientras hablas por teléfono, caminar en vez de ir en auto, subir escaleras, limpiar la casa… y la lista continúa. Los voluntarios del estudio consumieron 1.000 calorías más por día de lo que necesitaban sus cuerpos. Los participantes que hicieron NEAT constantemente quemaron muchas más calorías que los participantes inactivos, y por lo tanto, acumularon menos grasa durante el período del estudio. Imagínate lo que pasaría si no comieras mucho y aumentaras el NEAT. Puedes quemar cientos, e incluso miles de calorías por el simple hecho de moverte un poco más cada día.

En este momento —es decir, hoy— me gustaría que empezaras a encontrar todo tipo de formas para moverte desde el momento en que te despiertas hasta que te acuestas. Caminar por el baño mientras te cepillas los dientes, estacionarte más lejos de la entrada de la tienda de comestibles para caminar más y cargar bolsas, dar un paseo a la hora del almuerzo, doblar la ropa de pie (¡y tal vez hacer algunas sentadillas mientras la doblas!) Existen muchísimas formas de moverse más, amigos y amigas. ¡No hay que ser muy creativos para descubrirlo! Si te parece útil, anota algunas ideas y déjalas en un sitio visible. Mejor aún, súbelas a tu calendario en línea para tenerlas como recordatorio. Haz lo que sea, pero muévete más a partir de este instante, y habrás dado el primer paso —que es importantísimo— para combatir el envejecimiento de tu cuerpo. Esto para no mencionar el hecho de que también te verás realmente bien.

#2: Mantén un peso saludable

En primer lugar, estos son los rangos de peso saludable para hombres y mujeres, según su estatura. Hay excepciones, y hablaré de ellas, pero estos números se aplican a casi todas las personas. Quiero que trates de tener el peso que está en el medio de estos rangos.

MUJERES			
4'10"	81	**90**	99
4'11"	86	**95**	105
5'	90	**100**	110
5'1"	95	**105**	116
5'2"	99	**110**	121
5'3"	104	**115**	127
5'4"	108	**120**	132
5'5"	113	**125**	138
5'6"	117	**130**	143
5'7"	122	**135**	149
5'8"	126	**140**	154
5'9"	131	**145**	160
5'10"	135	**150**	165
5'11"	140	**155**	171
6'	144	**160**	176
6'1"	149	**165**	182
6'2"	153	**170**	187

HOMBRES			
5'3"	112	**124**	136
5'4"	117	**130**	143
5'5"	122	**136**	150
5'6"	128	**142**	156
5'7"	133	**148**	163
5'8"	139	**154**	169
5'9"	144	**161**	176
5'10"	149	**166**	183
5'11"	155	**172**	189
6'	160	**178**	196
6'1"	166	**184**	202
6'2"	171	**190**	209
6'3"	176	**196**	216
6'4"	182	**202**	222
6'5"	187	**208**	229
6'6"	193	**214**	235
6'7"	198	**220**	242

Si tu peso es saludable, permíteme felicitarte y animarte a mantenerlo. Si no es así, déjame ayudarte a alcanzar un peso saludable por medio de mis herramientas.

Hay algunas excepciones: si eres un deportista extremo (culturista, nadador olímpico o maratonista), tu peso puede diferir de los rangos anteriores. Pero si dices: "Ese rango de peso es imposible para mí, porque tengo huesos grandes, al igual que toda mi familia", entonces no eres una excepción, y simplemente estás en la parte superior del rango saludable para tu estatura. ¡Y eso está bien! No todo el mundo debe estar en la parte media de la escala. Sólo tendrás que cambiar tu punto de vista y comenzar a aplicar las técnicas que compartí en *La dieta de 17 días*. Por ejemplo, algunos de los primeros pasos que recomiendo en el Ciclo 1 de la dieta de 17 días son reducir tu consumo de carbohidratos (especialmente el azúcar, los dulces y carbohidratos refinados), aumentar tu consumo de proteínas (carnes magras, especialmente), beber más agua y agregar más vegetales (especialmente los verdes) a tu dieta.

Adquirir un rango de peso saludable y mantener unos hábitos para que la aguja de la báscula no suba mucho es muy importante para controlar los cinco factores del envejecimiento. Esto es especialmente cierto en la inflamación, que como ya sabemos, es provocada por el exceso de peso. Sentirás los beneficios en todos los sistemas de tu cuerpo, a veces de maneras sorprendentes, tal como lo verás en capítulos posteriores. Este es sólo un ejemplo para animarte a empezar: el *Boletín de la Asociación Médica Americana* publicó un estudio en el que participaron 48 personas con sobrepeso; algunas cosas muy interesantes comenzaron a suceder en sus cuerpos después de reducir las calorías en un 25 por ciento durante varios meses. No solo perdieron peso; también presentaron una disminución en sus niveles de insulina, reduciendo así el riesgo de enfermedades graves como la diabetes tipo 2 y la enfermedad cardíaca. Pero no sólo eso: también mostraron una disminución en la cantidad de daño en el DNA en sus cuerpos, lo que significa que sus órganos tenían un menor estrés oxidativo. Menos estrés oxidativo significa una menor producción de radicales libres, lo que significa un menor riesgo de enfermedad de Alzheimer, enfermedad de las arterias coronarias, mal de Parkinson, y mucho más. Reducir en un 25 por ciento el consumo calórico si tienes sobrepeso es un esfuerzo muy pequeño si se tienen en cuenta los increíbles beneficios contra el envejecimiento que le ofrecen a tu cuerpo y a todos tus sistemas.

#3: Permanece hidratado

Nunca deja de sorprenderme la forma en que muchas personas se mueven (¡o corren!) todo el día mientras cuidan a sus hijos, hacen recados, se ejercitan o pasan el tiempo, totalmente ignorantes del hecho de que todas las células de sus cuerpos están desesperadas por agua. Tal vez creas que una taza de café a las 8 a.m., y algunos sorbos de un refresco dietético con tu almuerzo bastan para mantenerte funcionando, especialmente si no te mueres de sed. Tengo tantos pacientes que se quejan de vértigo o mareos, muchas veces desde hace varias semanas; creen que se trata de todo tipo de enfermedades graves que provocan mareos y esperan que les formule algún medicamento para mitigarlos, pero se sorprenden cuando les entrego una hoja de mi formulario de recetas, la cual dice: "¡Tomen más agua!".

Si no estás tomando de seis a ocho vasos de agua al día —o más si caminas mucho o haces ejercicio con regularidad— no estás consumiendo la suficiente cantidad. Tal vez seas como muchos de mis pacientes, quienes dicen detestar el agua y prefieren tomar café, bebidas gaseosas o jugos. Si es así, me parece bien que estés leyendo este libro, porque te voy a dar muchísimas razones para que aprendas a amar el agua. También te ayudaré a entender —al explicar cada sistema— por qué tu cuerpo la ansía más de lo que percibes... pero más emocionante aún, te mostraré que el simple hecho de permanecer hidratados puede hacer maravillas para evitar muchos signos del envejecimiento. El agua puede hacer magia en tu cuerpo de formas realmente sorprendentes, ya que fortalece la membrana mucosa de los pulmones —mejorando por lo tanto tu respiración— afina tu memoria y regula tu digestión. Realmente me emociona invitar a las personas a que tomen más agua. Tal vez esto te parezca una tontería, ¡pero simplemente pruébalo y haré de ti un creyente en el maravilloso y antiguo H_2O!

4: No fumes

El hecho de que no enciendas un cigarrillo tan pronto subes a tu auto o tienes un descansos que no te fumes un paquete al día, o de que no fumes puros después de la cena no te exime de leer esta sección. También estoy hablando de los que fuman cigarrillos, puros, pipa o marihuana ocasional o "socialmente" y también de quienes mascan tabaco o son fumadores pasivos sobre una base regular. Pero no te preocupes; no quiero parecer como si estuvieras viendo uno de los aterradores anuncios antitabaco. ¿Quiero que dejes de fumar? Por supuesto. ¿Creo que debo llenarte de miedo para que lo hagas? Por supuesto que no. Sin embargo, una buena dosis de lógica es especialmente útil en este sentido.

Creo que la mayoría de los fumadores, incluso los sociales, tienen algo similar a una doble personalidad. ¡Ahora, no estoy diagnosticando a todos los fumadores con esquizofrenia! Me estoy refiriendo simplemente a las dos voces que probablemente tengas en tu cabeza. Una de ellas es el lado lógico, la voz que dice: "Sabes que esto no es bueno para ti. Ni siquiera te sientes muy bien cuando fumas. Has oído decir que puede causar cáncer; ¡diablos, los paquetes de cigarrillos tienen fotos de pulmones destrozados! Realmente deberías dejar de fumar". Y luego tu lado fumador dice, "¿Qué? No estoy consumiendo drogas. ¡Hay un montón de personas que fuman mucho más que yo y están muy bien! No quiero experimentar síntomas de abstinencia, aumentar todo ese peso y convertirme en un monstruo completamente malhumorado. Esperaré hasta el fin de mes para ver si puedo dejar de fumar una vez más". ¿Tu conflicto interno es similar a esto? Tal vez las excusas cambien un poco, pero es la historia que me han contado muchos fumadores.

Permíteme ahora confrontar directamente a la voz del fumador que hay en tu cabeza. Eres un ladrón: le estás robando minutos, horas, días, meses y años a tu propio futuro. Pero esta es la peor parte: que tú no eres la única víctima. Cada vez que te llevas un cigarrillo a tus labios, estás cometiendo un crimen contra tus familiares y amigos a quienes amas y necesitas ahora y más adelante. Incluso si no vives mucho tiempo, existen muchas probabilidades de que si continúas fumando, aunque sólo sea ocasionalmente, tu cuerpo sufra daños y no envejezcas de la forma más saludable y afortunada.

Cualquier persona que quiera vivir 100 años felices y saludables no podrá seguir fumando: es así de simple. Son dos cosas mutuamente excluyentes y punto. Y si crees que solo estoy hablando de los efectos del cigarrillo en tus pulmones, prepárate, porque te voy a mostrar que el hábito de fumar tiene efectos en todos los sistemas y órganos del cuerpo, de tu cerebro a tus hormonas, pasando por tu densidad ósea, tus riñones, tu sistema reproductivo… y por todo tu organismo.

#5: Suplementos

No te voy a decir que tendrás una mejor salud y que vas a detener los efectos del envejecimiento por el simple hecho de tomarte una píldora. Muchas personas creen poder reemplazar todos los nutrientes que tienen los alimentos tomando vitaminas, minerales y suplementos. Por ejemplo, si odias los vegetales (y por cierto, haré que los ames), tomar una multivitamina masticable todas las mañanas no cubrirá tus necesidades nutricionales.

Este es el trato: quiero que obtengas la mayoría de tus nutrientes esenciales, incluyendo vitaminas y minerales, de los alimentos que consumes. Creo que los suplementos sintéticos no son tan buenos como los naturales. Siempre te recomendaré las soluciones más naturales, ya que las vitaminas se encuentran en su forma más natural en los alimentos. Sin embargo, en cada sección de este libro encontrarás recomendaciones de suplementos para tus diversos sistemas corporales, ya que muchas veces es difícil conseguir los alimentos más frescos y ricos en nutrientes, y quiero que sepas cuáles son los mejores nutrientes para tus sistemas y funciones. Creo que seguramente decidas consumir estos nutrientes para detener el envejecimiento si sabes por qué son buenos para ti. Si te enteras de que ciertos sistemas corporales necesitan un estímulo adicional, encontrarás suplementos específicos que te ayudarán en esas áreas.

En este libro leerás mucha cosas acerca de los antioxidantes como el betacaroteno y la vitamina C, y admirarás las maravillas que pueden hacer contra el envejecimiento de todos tus sistemas. Por lo tanto, te recomiendo que empieces a comer frutas y vegetales, además de las multivitaminas que tomas todos los días. Sin embargo, puedes hacer más por el bien de cada uno de tus sistemas, y garantizar así que recibes los nutrientes más benéficos.

Sin importar cuál sistema de tu cuerpo quieras mejorar, estos elementos esenciales estarán en el centro de tu cuerpo nuevo y revitalizado, que podría vivir 100 años o más. Sígueme ahora en un viaje por cada uno de los sistemas increíbles de tu cuerpo, donde podré mostrarte mis estrategias para fortalecer cada uno de ellos contra los embates del tiempo. Estás en tu camino a vivir 100 años felices y saludables.

SEGUNDA PARTE

· ·

Ciclo 1: Restaurar

Podrías pensar que el corazón, los pulmones y el cerebro son órganos aislados de los sistemas circulatorio, respiratorio y neurológico, pero lo cierto es que afectan y son afectados prácticamente por todas las partes del cuerpo. Las enfermedades pulmonares crónicas como el enfisema, pueden agrandar el corazón y afectar la presión sanguínea, para citar un solo ejemplo. La insuficiencia renal leve aumenta la probabilidad de un ataque al corazón o un accidente cerebrovascular. Los problemas endocrinos relacionados con anomalías en la insulina y la glucosa asociadas con la diabetes pueden conducir al deterioro de los pequeños vasos sanguíneos del cerebro, causando demencia. Aún más, la depresión, la ansiedad y el estrés crónico pueden producir enfermedades del corazón o empeorarlas. La hipertensión arterial, la obstrucción de las arterias causada por el colesterol, la inflamación y otros factores de riesgo de enfermedades del corazón están relacionadas con la enfermedad de Alzheimer.

Podría seguir y seguir, pero quiero que comiences ya con el Ciclo 1: Restaurar, donde revitalizaremos estos tres sistemas, que están interconectados. Prevenir problemas en estos sistemas es un requisito previo para garantizar tu salud y longevidad.

Pasemos entonces al Ciclo 1. Estás a punto de descubrir lo que considero que son las cosas más efectivas que puedes hacer para restaurar estos tres sistemas, las mejores estrategias para tener salud y longevidad, y el mejor plan en el que puedo pensar para que permanezcas alejados del consultorio médico.

CAPÍTULO 3

El meollo del asunto

¿Qué pasaría si pudieras prevenir un ataque al corazón? Sí, te estoy preguntando si harías lo que se requiere para no pasar por algo que todos hemos oído: la horrible experiencia de sentir un dolor abrasador y punzante en el pecho, el cual se irradia a los brazos, el cuello o la mandíbula y te das cuenta que tu vida está en peligro. No estoy diciendo que evitar esto sea tan simple como seguir mi receta, pero sí sabemos que es posible prevenir hasta el 80 por ciento de los diagnósticos de enfermedades del corazón en este país.

Cada año, 1,25 millones de estadounidenses sufren un ataque al corazón. Esto me produce una gran frustración, pues como médico, sé que muchas causas de enfermedades del corazón se pueden prevenir y son incluso reversibles. Tampoco estoy diciendo necesariamente que los productos farmacéuticos sean la solución. Estoy tan sorprendido como cualquier persona por los avances que hemos logrado en nuestras opciones de tratamientos (cirugías, procedimientos ambulatorios y medicamentos). Pero cuando realmente piensas en esto, gran parte de la "medicina moderna" se centra en contener una enfermedad que ya tienes. En otras palabras, se reduce a un tratamiento, mientras que lo que estoy diciendo aquí es que debemos prevenir las enfermedades y preservar la buena salud. Los ataques al corazón, la angina (dolor de pecho), el accidente cerebrovascular, la presión arterial alta, el colesterol alto y la acumulación de placa en las paredes de los vasos —conocida como aterosclerosis— son condiciones graves y potencialmente mortales que afectan a tu sistema circulatorio. Piensa en personas conocidas que hayan sufrido un ataque al corazón. Piensa ahora que ocho de cada diez dejaran de padecerlos, así como ocho de cada diez de sus familias. ¡Te aseguro que se puede hacer!

Introducción al sistema circulatorio

Soy el tipo de médico que cree en educar a los pacientes como parte de la curación, así que te daré de una pequeña introducción al sistema circulatorio. Tu cuerpo tiene *dos* sistemas circulatorios: uno lleva la sangre desde el corazón a los pulmones, y de nuevo al corazón (circulación pulmonar), y el otro envía la sangre del corazón al resto del cuerpo (circulación sistémica). Cada día, tu sistema circulatorio transporta sangre a los tejidos de tu cuerpo, llevando oxígeno y nutrientes a cada célula, y bombeas diez pintas de sangre a través de las 60.000 millas de vasos sanguíneos que conectan las células de nuestros órganos y partes del cuerpo.

El corazón

El corazón dirige a todo el sistema circulatorio. Algunas estadísticas fascinantes: tu corazón late unas 100.000 veces al día, más de 30 millones de veces al año, y alrededor de 2,5 mil millones durante una vida normal. Tu cerebro le envía mensajes al corazón, y le dice cuándo bombear más sangre o menos, según tus necesidades y lo que estés haciendo. Mientras duermes, el corazón bombea apenas lo suficiente para cubrir las cantidades más bajas de oxígeno que necesita tu cuerpo en reposo. Cuando haces ejercicio o sientes miedo, el corazón bombea más rápido para recibir más oxígeno y alimentar los músculos.

El papel de los vasos sanguíneos

Tenemos tres tipos de vasos sanguíneos. En primer lugar están las arterias, que llevan la sangre desde el corazón. Son los vasos sanguíneos más gruesos, y sus paredes musculares se contraen para mantener el flujo sanguíneo. En la circulación sistémica, la sangre oxigenada es bombeada desde el corazón a la aorta. Dos arterias coronarias rematan el corazón; se ramifican en el comienzo de la aorta y se dividen en ramas de arterias más pequeñas que oxigenan y alimentan los músculos del corazón.

El segundo tipo de vasos sanguíneos son las venas, que llevan la sangre de nuevo a las válvulas del corazón y tienen pequeñas válvulas que hacen fluir la sangre en la dirección correcta.

Finalmente, están los capilares, que conectan las arterias y las venas, y les proporcionan nutrientes y oxígeno a las células. Son como los hombres que recogen la basura, pues son responsables de remover desechos del cuerpo como el dióxido de carbono. Todo tu cuerpo depende de la labor de tu sistema circulatorio y está interconectado con todos los otros sistemas. Es como una red gigantesca de carreteras y caminos que transporta nutrientes vitales y hormonas a donde necesitan ir.

Cómo envejece tu sistema circulatorio

No hace mucho tiempo, los médicos consideraban las enfermedades del corazón como una consecuencia del taponamiento de los vasos sanguíneos. Cuando aumentan los niveles de colesterol en la sangre, los depósitos de grasa obstruyen las paredes y suspenden el suministro de sangre, o se rompen y crean coágulos. Sin embargo, ahora sabemos más sobre el colesterol y su papel en nuestros cuerpos.

Todo el mundo cree que el colesterol es una palabra negativa. Tal vez te sorprenda saber que el colesterol realmente es esencial para la salud de tu cuerpo en general, y que juega un papel integral en la producción de hormonas. ¡Apuesto a que no sabías eso!

Entre el 60 y el 80 por ciento de tu colesterol es transportado por lipoproteínas de baja densidad (LDL), una especie de "carteros" moleculares que llevan el colesterol desde el hígado a las células para construir las membranas celulares. Desafortunadamente, las células no necesitan todo el colesterol que reciben; así, el exceso de colesterol se acumula como placa en las paredes arteriales y puede conducir a la aterosclerosis. Es por eso que el LDL es lo que llamamos colesterol "malo". Entre el 20 y el 40 por ciento de tu nivel de colesterol es transportado por lipoproteínas de alta densidad (HDL), conocidas como colesterol "bueno", ya que recorre el torrente sanguíneo, recoge los residuos de colesterol malo y los lleva de vuelta al hígado, donde son eliminados.

Es necesario entender la diferencia que hay entre el LDL y el HDL, por si el médico te habla de los niveles de colesterol, o por si te haces una prueba casera de colesterol, algo que recomiendo a quienes necesitan monitorear de cerca sus niveles de colesterol, o no tienen seguro médico.

Alrededor del 85 por ciento del colesterol que necesita el cuerpo es producido por tu hígado; el 15 por ciento restante proviene de los alimentos que consumes. Normalmente, tu cuerpo mantiene un equilibrio en lo que se refiere a la cantidad de colesterol que necesita. Si consumes muchos alimentos altos en colesterol, tu hígado compensará esto produciendo menos colesterol. Ese sería el mejor de los escenarios, pero obviamente, no siempre es el caso; lo que realmente puede aumentar tus niveles de colesterol es ingerir una gran cantidad de grasas saturadas provenientes de grasas animales y de proteínas. Esto hace que la grasa se acumule en las arterias y en otros vasos sanguíneos.

A comienzos del siglo XX, los científicos sospechaban que el colesterol jugaba un papel importante en las enfermedades del corazón, pues siempre que las personas morían de ataques cardiacos, encontraban colesterol en sus arterias. Pero el colesterol no se convirtió en el enemigo público número uno hasta los años 50 y 60, cuando las muertes por ataques al corazón se dispararon en los Estados Unidos.

El colesterol no es el único factor de riesgo de enfermedad cardíaca. Es extraño, pero cierto: ahora sabemos que casi el 50 por ciento de todos los ataques cardiacos se dan en personas con niveles normales de colesterol y con presión arterial normal. Hay algo que hace que estallen unos depósitos relativamente pequeños, provocando grandes coágulos que bloquean el flujo sanguíneo. Y ese "algo" es la inflamación.

La proteína C-reactiva (PCR) es una señal de la inflamación de la sangre. Las investigaciones han revelado que las personas con los más altos niveles de PCR tienen tres veces más riesgo de sufrir un ataque al corazón que aquellos con niveles más bajos.

Esto se debe a que la inflamación envejece el músculo cardíaco, creando una gran presión en tu músculo más preciado, y haciéndolo trabajar más para bombear sangre que cuando eras joven. Además, la inflamación puede hacer que tus vasos sanguíneos sean menos flexibles y que los depósitos de grasa se acumulen en las paredes internas de las arterias (aterosclerosis), lo cual las endurece. Y a medida que tus arterias se endurecen, tu corazón tendrá que trabajar horas extras para hacer que la sangre pase por ellas. Y eso, amigos míos, es lo que muchas veces conduce a algo que no me gusta ver en los pacientes: presión arterial alta (hipertensión).

Ciertos comportamientos, como no hacer ejercicio, comer demasiada sal, beber demasiado alcohol y comer mucha comida chatarra, suelen conducir a una presión arterial alta. Cuanto mayor sea la presión arterial con el paso del tiempo, más corta será tu expectativa de vida. Aunque la presión arterial alta es una "enfermedad silenciosa", los síntomas suelen ser inconfundibles, como problemas de visión, falta de aire y hemorragias nasales. Además de visitar a tu médico para los chequeos de rutina, incluyendo la toma de la presión arterial, observa cuidadosamente estos síntomas y no dudes en avisarle a tu médico si sientes alguno de ellos.

Pregúntale a tu médico por las estatinas si tienes el colesterol alto y los cambios en tu estilo de vida no te han ayudado. Es probable que hayas oído acerca de la capacidad de las estatinas para reducir el colesterol, pero las investigaciones recientes demuestran que también tienen propiedades anti-inflamatorias. Los estudios señalan que las estatinas pueden reducir los niveles de proteína C-reactiva (PCR), el principal indicador de inflamación. Pregúntale a tu médico si puedes tomar estos fármacos. (Ten en cuenta que estos medicamentos tienen una gran cantidad de efectos secundarios potenciales, incluyendo dolores musculares y de cabeza, náuseas, debilidad, malestar estomacal y dolor en las articulaciones; todo el tiempo veo estos efectos). En el cuadro de los suplementos que apoyan el sistema circulatorio —y que incluyo en este capítulo— encontrarás una lista de suplementos de venta libre que les recomiendo a los pacientes que no toleran las estatinas.

Un sistema circulatorio sano y en buenas condiciones suele ser esencial para vivir 100 años saludables. Pero al igual que con muchos aspectos de nuestra salud, sólo le prestamos atención cuando surgen complicaciones. Si tienes hipertensión (presión arterial alta), tendrás un mayor riesgo de sufrir un accidente cerebrovascular y un ataque cardíaco. ¿Entendiste? Permíteme repetir: la presión arterial alta significa que tienes más probabilidades de sufrir un ataque al corazón. ¿Crees que eso es todo? No. Con el paso del tiempo, la presión arterial alta también puede producir insuficiencia renal y daños en tu visión. Así que tienes que ponerle fin a eso ahora mismo, y cuidar tu sistema circulatorio antes de que comiencen los problemas.

Las principales estrategias para un corazón saludable

La nutrición

Como médico de familia, paso mucho tiempo aconsejando a mis pacientes sobre dietas y asuntos de nutrición. Las estrategias nutricionales evitarán que tu sistema circulatorio envejezca si sigues una dieta anti-inflamatoria. Sí, hay alimentos que te ayudarán a apagar las llamas de la inflamación que pueden causar estragos en tu cuerpo, retrasando así el proceso de envejecimiento. ¿No te asombra que el simple hecho de consumir los alimentos adecuados puedan salvarte la vida? Sé que parece elemental, pero mucha gente se pierde de esto. Si estás esperando vivir un siglo al igual que yo, te sugiero consumir una mayor cantidad de los siguientes alimentos anti-inflamatorios:

Salmón. Tiene un alto contenido de ácidos grasos omega-3, que reducen la inflamación. La mejor opción es el salmón silvestre. (Evita el salmón de crianza, ya que es más alto en ácido araquidónico, así como en toxinas, todas las cuales aumentan la inflamación). El arenque, la macarela y las sardinas también tienen un gran contenido de omega-3.

Nueces. Estos frutos secos son otra gran fuente de omega-3 y de otros compuestos saludables, incluyendo la vitamina E, un gran agente inmunológico.

Cebollas. La cebolla es rica en quercetina, un tipo de antioxidante que evita que las enzimas perjudiciales produzcan inflamación. Las cebollas también contienen compuestos de azufre que refuerzan el sistema inmunológico. Otras buenas fuentes de quercetina son las manzanas, el brócoli, el vino tinto, las uvas rojas, el jugo de uva y el té.

Arándanos azules. No alcanzaría a decir todas las cosas buenas que tienen los arándanos. Están llenos de antocianinas, un tipo de antioxidante que mejora la inmunidad y protege el cuerpo contra el daño de los radicales libres (un productor de inflamación). Otras buenas fuentes de antocianinas son las moras, las fresas, las frambuesas, y los arándanos rojos.

Camotes. Los camotes son ricos en carotenoides, un tipo de antioxidante conocido por estimular la inmunidad y prevenir la inflamación. ¿No te gusta el camote? Trata de acompañarlo con frutas y vegetales rojos, amarillos, naranjas o verdes, como zanahorias, calabaza amarilla, pimientos y mangos.

Espinacas. La espinaca también contiene carotenoides, así como vitamina E, un estimulante inmunológico. Cualquier vegetal de hoja verde ofrece un gran soporte inmunológico.

Ajo. Al igual que las cebollas, el ajo es rico en compuestos de azufre que estimulan la actividad de las células inmunes. También es un gran agente anti-inflamatorio.

Piña. La bromelina, que se encuentra en la piña, es una enzima que disminuye la inflamación y produce algunos efectos que aumentan la inmunidad. También es una gran fuente de vitamina C, un poderoso antioxidante.

Jengibre. La raíz de jengibre fresco actúa como un anti-inflamatorio, pues reduce la acción de las enzimas que producen inflamación.

Cúrcuma. Este tubérculo —imprescindible en el curry— contiene curcumina, una sustancia que tiene efectos anti-inflamatorios.

Granada en jugo o en fruta. Venerada desde la antigüedad, la granada ha sido aclamada recientemente por los beneficios que tiene en la salud cardiovascular. Es un poderoso antioxidante que parece proteger el corazón y los vasos sanguíneos. El jugo de granada tiene propiedades para combatir el taponamiento y frenar la progresión de las placas arteriales. También disminuye la presión sanguínea.

Todos y cada uno de los vegetales. Además de los que he mencionado anteriormente, quiero hacer hincapié en la importancia que tienen los vegetales en la salud circulatoria. Los vegetales contienen fitonutrientes, unas sustancias que protegen contra las enfermedades. Algunas de estas sustancias le ayudan al cuerpo a producir óxido nítrico, que es un vasodilatador y puede reducir la presión arterial. Un estudio publicado en la edición de julio 2011 del *Boletín Americano de la Nutrición Clínica,* ha vinculado las dietas ricas en vegetales y frutas a una mejor salud cardiovascular y longevidad en general. Básicamente, este estudio se centró en el consumo total de vegetales, de frutas y de vegetales crucíferos en dos grandes grupos de personas chinas, y encontró que un consumo elevado de vegetales, en particular de crucíferos (como brócoli, coliflor y col), se asoció con una reducción significativa en riesgo de muerte por enfermedad cardiovascular. Los vegetales crucíferos son grandes fuentes de unas sustancias llamadas sulforafanos, que actúan como antioxidantes y antiinflamatorios en el cuerpo. Estos dos efectos son de particular importancia con respecto a la enfermedad cardíaca.

¡LLAMANDO A TODOS LOS ENEMIGOS DE LOS VEGETALES!

Si la idea de una ensalada de espinacas te hace revolver el estómago y crees que no te comerías una zanahoria aunque fuera el último bocado de comida que quedara en la Tierra, te estás programando para algunos efectos del envejecimiento poco atractivos. Por lo tanto, escúchame.

Puedes comer muchos vegetales diferentes, y no sólo los que menos te gustan. Además, les puedes agregar miles de hierbas y especias, y prepararlos de muchas maneras, como al horno, al vapor, asados, a la parrilla, hervidos, y también camuflados en la salsa de espaguetis. (Nota: encontrarás algunas ideas deliciosas en el Apéndice). Pero por amor de Dios, ¡dales una oportunidad! Si suprimes los vegetales de tu dieta, estarás renunciando a nutrientes realmente claves que tu cuerpo necesita, aunque no me estés escuchando.

Ensaya este experimento: reemplaza un alimento "malo" (esa bolsa diaria de papas fritas o rebanadas de pan blanco) por un vegetal todos los días durante el Ciclo 1. Estoy dispuesto a apostar a que perderás peso. ¿Por qué? Porque cuando comas vegetales, podrás hacerlo hasta que te sientas lleno, y sin tener que consumir casi el mismo número de calorías que cuando comes alimentos procesados y otras opciones no saludables.

Un estudio realizado por la Universidad de Tufts reveló que las personas que comían la mayor variedad de vegetales tuvieron la menor cantidad de grasa corporal. ¿Vivir más tiempo y ser más delgados comiendo simplemente unos pocos vegetales al día? ¿Quién podría negarse a esto? Esfuérzate un poco en aprender a amar los vegetales, tal como lo hacen todas las personas que llegan a una edad avanzada y tienen una vida feliz y saludable. ¡Te reto a que lo hagas!

Aunque hay muchísimos alimentos y recetas excelentes que puedes incorporar a tu dieta para tener una buena salud circulatoria, sería negligente si no te hablara de algunos alimentos que pueden aumentar la inflamación en tu cuerpo y en tu sistema circulatorio. Estos alimentos incrementan los niveles de endotelina, una sustancia que produce inflamación en los vasos sanguíneos y finalmente, obstrucción. La lista es larga, y sobra decir que seguramente querrás reducir su consumo.

Mi lista comienza con alimentos ricos en azúcares simples. Están relacionados directamente con el desarrollo de la inflamación en el cuerpo y agravan los síntomas de la inflamación.

Reduce el consumo de:

Arroz blanco

Pan blanco

Snacks empacados, como galletas, papas fritas y palomitas de maíz

Harina blanca

Sirope de maíz

Pasta normal elaborada con harina blanca

Cereales azucarados

Productos de repostería como pasteles, donas, muffins y pies

Comida rápida

Refrescos azucarados

Mermeladas, jaleas y conservas

Bebidas alcohólicas, especialmente la cerveza

También deberías evitar los alimentos altos en colesterol LDL, las grasas trans y las saturadas, ya que pueden aumentar el riesgo de inflamación. Estos alimentos perjudiciales incluyen los siguientes:

Reduce el consumo de:

Mantequilla

Carnes fritas y en conserva

Tocino de cerdo

Manteca de cacao

Queso crema

Leche entera y productos lácteos ricos en grasa

Aceite de maíz

Aceite de algodón

Margarina, manteca, manteca de cerdo y aceites hidrogenados
Vísceras como el hígado

En mi práctica médica, aconsejo a mis pacientes que observen lo que comen con el fin de reducir la inflamación y el colesterol LDL en sus cuerpos. Esto puede ser difícil, porque no todos los cuerpos responden de la misma forma: mientras que algunos pacientes hacen estos ajustes en su dieta y disfrutan al reducir sus niveles de inflamación y de colesterol, otros hacen un gran esfuerzo para eliminar la comida chatarra, pero no ven mejoras importantes. Afortunadamente, hay otras estrategias que puedes seguir, además de una dieta.

SUPLEMENTOS QUE ESTIMULAN TU SISTEMA CIRCULATORIO

Si tienes el colesterol alto y no toleras las estatinas debido a sus posibles efectos secundarios, recomiendo por lo general una combinación de suplementos para reducir el colesterol sin necesidad de fórmulas médicas. Sin embargo, es imprescindible que tu médico de cabecera te los formule, en vez de automedicarte estos suplementos.

SOLO PARA PACIENTES CON COLESTEROL ALTO

- **Niacina:** 250 miligramos al día durante dos semanas o más, hasta que no presentes enrojecimiento de la piel, un efecto secundario común de la niacina. Aumenta la dosis a 500 miligramos al día después de dos semanas. Aumenta a 750 miligramos al día cuando toleres bien esta dosis.

- **Aceite de pescado:** 3 gramos al día

- **Aceite de linaza:** 1 cucharada al día (posiblemente como aderezo para ensaladas)

- **L-carnitina:** 500 mg dos veces al día

- **Coenzima Q10:** 50 miligramos dos veces al día

- **Vitamina C:** 1,000 miligramos al día, ya sea mezclada (ascorbato de calcio) o pura (ácido ascórbico)

Si *no* tienes colesterol alto, de todos modos deberías tomar los siguientes suplementos para fortalecer el funcionamiento general de tu sistema circulatorio:

- **Vitamina C:** 1.000 miligramos
- **Aceite de linaza:** 1 cucharada
- **Coenzima Q10:** 50 miligramos

RAZONES

La niacina es un tipo de vitamina B y puede aumentar el HDL, o colesterol bueno. El aceite de pescado puede reducir tus niveles de triglicéridos y disminuir la inflamación. El aceite de linaza puede incrementar tus niveles de HDL. El aminoácido L-carnitina puede reducir el LDL, o colesterol malo, y fortalecer los músculo del corazón. La coenzima Q10 les suministra más oxígeno a los tejidos circulatorios. La vitamina C ayuda a prevenir los coágulos de sangre.

Las bases contra el envejecimiento y tu sistema circulatorio

 # 1: Muévete. ¿Cómo afecta el ejercicio tu corazón y circulación? Muchos estudios han demostrado que tu cuerpo produce menos sustancias químicas inflamatorias si estás en forma. Y ¿cómo haces para estar en forma? Mi respuesta: con el ejercicio cardiovascular regular. Hacer ejercicio cardiovascular es una herramienta eficaz para reducir los niveles de PCR y de grasa abdominal, y también te ayudará a estar en mejor forma. El "cardio" puede incluir actividades como caminar, trotar, andar en bicicleta, nadar o tomar una clase de danza aeróbica, por nombrar sólo algunas opciones. Si no estás haciendo ninguna actividad física, tu objetivo será hacer al menos de 30 a 45 minutos de ejercicio tres o más días por semana, de forma moderada. Eso significa que debes respirar más intensamente de lo normal y sentir un poco más de calor. También recomiendo que entres a tu *zona cardio*, que es del 60 al 80 por ciento de tu frecuencia cardíaca máxima, 30 minutos cada día. Encontrarás la fórmula para esto en el Apéndice. Nota: un monitor de ritmo cardíaco puede ser útil.

 # 2: Mantén un peso saludable. El sobrepeso es uno de los mayores factores de riesgo para todas las enfermedades del sistema circulatorio. Hay una multitud de formas directas e indirectas en que la obesidad afecta negativamente tu sistema circulatorio, pero el resultado final es que el exceso de grasa afecta tu corazón y circulación. La buena noticia es que cuanto más nos acercamos a un rango de peso saludable, más bajos serán tus factores de riesgo de enfermedad cardíaca. Si llenas tu dieta con todos los alimentos saludables mencionados en este capítulo y reduces o eliminas los perjudiciales, estarás dando un paso gigante hacia el logro de este objetivo.

 # 3: Permanece hidratados. Toma agua para tu corazón. El agua es la mejor fuente de hidratación; regula la circulación de la sangre, ayuda en la digestión y lleva nutrientes y oxígeno a las células. Si no estás debidamente hidratado, podrías experimentar latidos irregulares del corazón y una mayor probabilidad de placa acumulada en las arterias con el paso del tiempo.

 # 4: No fumes. Las toxinas que recibe tu cuerpo cuando fumas puede aumentar la frecuencia cardíaca y la presión arterial, y disminuir el gasto cardíaco con el paso del tiempo. Además, fumar aumenta el riesgo de desarrollar coágulos de sangre.

 # 5: Suplementos. Encontrarás una lista de suplementos específicos divididos en dos grupos: uno para las personas que han sido diagnosticadas con colesterol alto pero que no toleran las estatinas y otro para las personas con niveles normales de colesterol.

Controla el consumo de sodio

El exceso de sodio puede aumentar la presión arterial. Es importante seguir las recomendaciones de la cantidad de sodio que debes consumir al día: 2.300 miligramos en total. Sin embargo, no deberías consumir más de 1.500 miligramos al día si perteneces a cualquiera de estas categorías:

- Mayor de 51 años
- Afro-americano
- Diagnosticado con hipertensión
- Diagnosticado con diabetes
- Diagnosticado con enfermedad renal crónica

Las fuentes más comunes de sodio son los alimentos procesados o envasados. Lee las etiquetas nutricionales de los alimentos que comes para saber la cantidad de sodio que consumes cada día. ¡Podrías sorprenderte! Debes tomar medidas inmediatas para reducir el consumo de sodio.

Antes de entrar al Ciclo 1: Restaurar, haz la siguiente prueba para mejorar el estado actual de tu sistema circulatorio. Hazla de nuevo después de completar mi Plan de 17 días; tu mejora te sorprenderá.

¿Tu sistema circulatorio va camino a 100 años felices y saludables?

Responde cada pregunta con honestidad y asígnate los puntos designados para cada respuesta. Suma el total de tu puntuación.

1. **¿Tienes un sobrepeso de 15 libras o más, basado en las listas del Capítulo 2?**

    A. Sí □ 0 puntos   B. No □ 4 puntos

2. **¿Sufres dolores de cabeza o te siente hinchado, confuso, lento o somnoliento después de comer?**

    A. Sí □ 0 puntos   B. No □ 4 puntos

3. **¿Tienes una gran cantidad de estrés en tu vida?**

    A. Sí □ 0 puntos   B. No □ 4 puntos

4. **¿Alguna vez has tenido un coágulo de sangre, accidente cerebrovascular o un ataque al corazón?**

    A. Sí □ 0 puntos   B. No □ 4 puntos

5. **¿Fumas actualmente?**

    A. Sí □ 0 puntos   B. No □ 4 puntos

6. **¿Con qué frecuencia haces ejercicio?**

    A. No hago ejercicio □ 0 puntos
    B. No hago ejercicio, salvo actividades livianas como labores domésticas □ 1 punto
    C. Hago ejercicio una o dos veces por semana durante 30 minutos o más □ 2 puntos

D. Hago ejercicio tres veces a la semana durante 30 minutos o más
☐ 3 puntos

E. Hago ejercicio más de tres veces a la semana durante 30 minutos o
más ☐ 4 puntos

---

7. **¿Con qué frecuencia sientes falta de aliento, enrojecimiento de las mejillas o dolor de cabeza al subir escaleras?**

A. Con frecuencia, casi a diario ☐ 0 puntos

B. Ocasionalmente, un par de veces a la semana ☐ 1 punto

C. Unas pocas veces al mes ☐ 2 puntos

D. Rara vez ☐ 3 puntos

E. Nunca ☐ 4 puntos

---

8. **Mira la lista de alimentos anti-inflamatorios. ¿Con qué frecuencia los consumes?**

A. Nunca ☐ 0 puntos

B. Una o dos porciones por semana ☐ 1 punto

C. Cuatro porciones por semana ☐ 2 puntos

D. Cinco a seis porciones por semana ☐ 3 puntos

E. Tres o más porciones al día ☐ 4 puntos

---

9. **La última vez que me hice la prueba del colesterol LDL, fue de:**

A. 190 mg /dL o más ☐ 0 puntos

B. 160 a 189 mg/dL ☐ 1 puntos

C. 130 a 159 mg/dL ☐ 2 puntos

D. 100 a 129 mg/dL ☐ 3 puntos

E. Menos de 100 mg/dL ☐ 4 puntos

---

10. **La última vez que me hice la prueba del colesterol HDL, fue de:**

A. Menos de 40 mg/dL ☐ 0 puntos

B. 40 mg/dL o más ☐ 4 puntos

---

11. **La última vez que me hice la prueba de los triglicéridos, fue de:**

A. 500 mg /dL o más ☐ 0 puntos

B. 200 a 499 mg/dL ☐ 1 punto

C. 150 ☐ 199 mg/dL ☐ 2 puntos

D. Menos de 150 mg/dL ☐ 4 puntos

12. **Mi presión arterial es:**

   A. 160 o más (el número mayor) y 100 o mayor (el número menor)
   ☐ 0 Puntos

   B. 140 a 159 (el número mayor) y 90 ☐ 99 (el número menor)
   ☐ 1 punto

   C. 139 o menos (el número mayor) y 89 o menos (el número menor)
   ☐ 4 puntos

13. **Mis niveles de proteína C-reactiva (PCR) en la sangre son:**

   A. No sé ☐ 0 puntos
   B. Más de 3.0/L ☐ 0 puntos
   C. 1.0 a 2.9/L ☐ 2 puntos
   D. Menos de 1.0/L ☐ 4 puntos

14. **Mi ritmo cardíaco en reposo es: (puedes tomarte fácilmente el pulso en la parte inferior de la muñeca, debajo del pulgar, o en la arteria carótida, que se encuentra en el cuello, a ambos lados de la tráquea. No presiones demasiado).**

   A. Más de 100 ☐ 0 puntos
   B. 60 a 100 ☐ 3 puntos
   C. 40 a 60 ☐ 4 puntos

Puntuación:

0–12: URGENTE; consulta con tu médico lo antes posible en relación con la salud de tu sistema circulatorio.

13–24: PELIGROSO; cambia de inmediato los hábitos que están poniendo en peligro tu corazón.

25–36: MODERADAMENTE ARRIESGADO; cambia tus malos hábitos del corazón e incorpora más técnicas mías que pueden ayudarte a mejorar la salud de tu corazón.

37–48: PROMEDIO; puedes implementar cambios adicionales.

49 Y MÁS: EXCELENTE; permanece en esta senda positiva.

El resultado final: el corazón es tu compañero constante, pues te apoya cada segundo de cada día. De hecho, es el soporte de tu vida. Sé que es fácil dar esto por sentado. Después de todo, es un músculo que nunca tienes que flexionar a propósito. Pero si lo descuidas, lo ignoras o abusas de él, tu corazón y tu sistema circulatorio comenzarán a debilitarse, y entonces te arrepentirás de no haberle agradecido por su ardua labor durante todos estos años. Así que nutre tu corazón un poco y le ayudarás a allanar el camino a tu cumpleaños número 100.

CAPÍTULO 4

Respira sin dificultad

Mira a tus hijos subir y bajar escaleras o correr por el campo de juego sin ningún esfuerzo. ¡Ni siquiera necesitan detenerse para recobrar el aliento! Sin embargo, nosotros los adultos tenemos que hacer —con mucha frecuencia— una pausa para tomar aire mientras realizamos alguna actividad. Cuando llegamos a los 40 años, la falta de aire queda al descubierto con más frecuencia después de subir las escaleras, de correr en el aeropuerto para no perder un vuelo, o —seamos honestos— cuando tenemos sexo. Si crees que la edad se pondrá al día contigo, piénsalo de nuevo.

El envejecimiento no causa dificultad para respirar. Si así fuera, yo no podría explicar por qué veo a personas mayores de 80 años ejercitándose en el gimnasio, ¡y dejando atrás a otros que son 20 años más jóvenes que ellos! Sí, esas personas mayores hacen ejercicio y no respiran con dificultad. ¿Sabes qué es lo que causa dificultad para respirar? La falta de acondicionamiento físico y de hábitos saludables. Si caminas, trotas, nadas, o montas en bicicleta con frecuencia —y no fumas— tendrás la capacidad respiratoria para poder respirar toda tu vida sin problemas. ¡Sigue así! Para el resto de ustedes que piensan que tal vez deberían mejorar un poco (¡o mucho!) en este aspecto, sigan leyendo.

Introducción al sistema respiratorio

Cada día, inhalamos y exhalamos 20.000 veces aproximadamente. En este proceso participan todos los órganos del sistema respiratorio: la nariz, la garganta, la laringe, la tráquea y los pulmones

Los pulmones parecen árboles que estuvieran boca abajo. Tienen ramas que van a los alvéolos, una especie de bolsitas de aire que proporcionan oxígeno a la sangre y eliminan el dióxido de carbono. Si el aire que respiramos está sucio o contaminado, los contaminantes serán expulsados, destruidos por los jugos digestivos, o devorados por los macrófagos, unas células inmunes que recorren el cuerpo en busca de gérmenes para destruirlos. Estas acciones son ejemplos de las formas maravillosas en que tu sistema respiratorio filtra las toxinas y protege tu salud.

Sin embargo, hay muchos factores —en nuestros cuerpos y entorno— que pueden afectar nuestra capacidad pulmonar. Citemos el ejemplo de un brote de gripe o neumonía. Estas infecciones pueden afectar tu capacidad pulmonar si tienes una edad avanzada. Y si la capacidad pulmonar disminuye, podrías sufrir un ataque cardíaco o un accidente cerebrovascular, pues tu corazón o cerebro recibirán muy poco oxígeno. Incluso el hecho de consumir grandes cantidades de azúcar le hace daño a tus pulmones. El exceso de glucosa en la sangre crea productos de glicación avanzada, esos AGEs desagradables que he mencionado antes. Los AGEs hacen que el tejido pulmonar se endurezca y se vuelva rígido, por lo que tendrás más dificultades para respirar.

Los pulmones también son muy vulnerables al aire libre. La sobreexposición a los gases del medio ambiente, es decir, al humo del cigarrillo y a la contaminación del aire, pueden disminuir la capacidad pulmonar y acelerar el envejecimiento. Las agresiones potenciales a la salud pulmonar están a nuestro alrededor y en nuestro cuerpo, aunque afortunadamente podemos protegernos de ellos con algunas defensas simples pero claves.

Los problemas más comunes de pulmón

Antes de describir todos los problemas respiratorios que pueden aparecer con la edad, aquí están los problemas más comunes que tienen personas de todas las edades. Los incluyo aquí porque suelen estar relacionados con el estilo de vida, lo que significa que pueden evitarse fácilmente.

Asma. Más de 20 millones de estadounidenses sufren de asma. Es una enfermedad inflamatoria de los pulmones que hace que las vías respiratorias se vuelvan rígidas y estrechas si una persona afectada tiene contacto con sustancias irritantes como el humo del cigarrillo, el polvo o la caspa de las mascotas.

EPOC (enfermedad pulmonar obstructiva crónica). Esta es una enfermedad pulmonar común que causa muchas dificultades para respirar.

Los estudios han encontrado que una gran causa de la EPOC es el tabaco de cualquier tipo, así como la exposición constante al humo de segunda mano. Los síntomas incluyen tos, sibilancia, fatiga y falta de aire.

Enfisema. Realmente es un tipo de EPOC, y su causa principal también es el tabaquismo. Ocurre cuando los alvéolos (las pequeñas bolsas de aire en los pulmones) sufren daños y se deterioran considerablemente. En ciertas ocasiones, los pacientes no experimentan ningún síntoma inicialmente, pero esta condición conduce con frecuencia a dificultad respiratoria y a taquicardia. Hay opciones de tratamiento, pero no tiene cura.

Bronquitis. La bronquitis es una enfermedad respiratoria de dos tipos: aguda (de corta duración) y crónica (que dura mucho más). Produce una gran cantidad de mucosa y de inflamación que se forman en los tubos bronquiales, lo que lleva al paciente a toser con flema. La bronquitis se debe a la inflamación de los bronquiolos, o de las vías respiratorias, y suele ser causada por los virus y/o bacterias.

El resfriado común. Los resfriados, que veo a diario en mi consultorio, son causados por más de 200 virus diferentes que inflaman las vías respiratorias superiores. Los síntomas comunes de un resfriado incluyen tos, estornudos, dolor de garganta, congestión nasal y dolor de cabeza.

Neumonía. La neumonía es una inflamación de los pulmones causada por una infección bacteriana o viral. La neumonía causa fiebre e inflamación del tejido pulmonar inflamado; los afectados tienen dificultades para respirar porque los pulmones tienen que trabajar más para llevar oxígeno al torrente sanguíneo y eliminar el dióxido de carbono de la sangre.

Cómo envejecen los pulmones y el sistema respiratorio

Muchos factores, como la genética, el tabaquismo, los contaminantes, las sustancias irritantes y las enfermedades infecciosas, pueden hacer que los pulmones y las vías tengan problemas y envejezcan más rápido de lo normal. Los problemas del sistema respiratorio relacionados con el envejecimiento incluyen:

Capacidad vital forzada (CVF). Esto se refiere a la cantidad de aire que puedes expulsar después de inhalar. Un dato importante: las personas con pulmones sanos tienen una CVF alta, lo cual indica que todos los órganos están recibiendo oxígeno, algo fundamental para una buena salud. Seré bastante claro: querrás mantener tu capacidad pulmonar para tener buena salud y longevidad.

Fibrosis intersticial. En esta condición, el material fibroso se acumula en los pulmones y engrosa las paredes de los alvéolos, y puede obstruir también los conductos de aire o bronquiolos, a los que están adheridos los alvéolos. Los síntomas de la fibrosis intersticial incluyen dificultad para respirar, dolor en el pecho y tos con esputo teñido de sangre.

Con el paso del tiempo también ocurren otros cambios: la elasticidad pulmonar se reduce, la pared torácica se hace más rígida y la fuerza muscular de las vías respiratorias disminuye. El cigarrillo y todo aquello que se fume aceleran todas estas condiciones, las cuales se agravan con el paso del tiempo.

SUPLEMENTOS QUE APOYAN EL SISTEMA RESPIRATORIO

COMPLEJO B

- **Ácido fólico:** 0,4 mg
- **B-12:** 2.4 mcg
- **B-6:** 1.3mg

¿Por qué? La vitamina B-12 y el ácido fólico (otro tipo de vitamina B) ayudan a tu cuerpo a metilar correctamente y equilibrar tu metilación del ADN es un factor muy importante en la prevención y el retraso del envejecimiento de los pulmones y vías respiratorias. Te recomiendo que tomes una vitamina del complejo B y que consumas muchos alimentos ricos en estas vitaminas.

Todo esto suena un poco deprimente, ¿verdad? Pero no tiene por qué serlo. Como señalé anteriormente, el sistema respiratorio puede ser más sano y más fuerte con la edad. Tus pulmones son muy sensibles a la metilación, un proceso que, cuando se equilibra, ocurre en el ADN de las células y evita anormalidades en el funcionamiento del ADN. Cuando la metilación del ADN se desequilibra, puede conducir al cáncer, incluyendo el de pulmón. Para prevenir las enfermedades pulmonares graves, tenemos que asegurarnos de que nuestros cuerpos estén metilando correctamente. Puedes hacer esto con facilidad, asegurándote de consumir vitamina B-12 y ácido fólico en cantidades suficientes. Ambos nutrientes son claves para garantizar el equilibrio en la metilación de tus células. El ácido fólico en particular, es de vital importancia para el crecimiento y la regeneración celular. Esta vitamina abunda en los siguientes alimentos.

Alimentos ricos en ácido fólico

Vegetales de hojas verdes (acelgas, col rizada, hojas de mostaza,
      espinacas, lechuga romana, hojas de nabo)
Espárragos
Brócoli
Frutas cítricas
Frijoles y lentejas
Aguacate
Okra
Coles de Bruselas
Semillas y frutos secos
Coliflor
Remolacha
Maíz
Apio
Zanahoria
Calabacín

La vitamina B-12 está relacionada con el metabolismo de cada célula del cuerpo humano, y particularmente con la síntesis y regulación del ADN. Solo necesitas una pequeña cantidad —alrededor de dos microgramos— de B-12 al día. La deficiencia de B-12 puede causar anemia, daño en los nervios y problemas cognitivos. Una deficiencia severa puede causar una división anormal de las células sanguíneas, lo que podría incluso conducir al cáncer.

A medida que envejeces, tu cuerpo tendrá más dificultades para absorber la vitamina B-12, debido en parte a una reducción en la cantidad de ácido estomacal que producimos. Los expertos médicos estiman que hasta un 30 por ciento de las personas mayores de 50 años o más se ven afectadas por esta disminución del ácido estomacal, y por la menor capacidad de absorber B-12 y otras vitaminas. Después de los 60 años, se cree que una de cada 10 personas en Estados Unidos tiene deficiencia de vitamina B-12. Puedes contrarrestar esta deficiencia con un suplemento vitamínico del complejo B. También puedes obtener esta vitamina de los siguientes alimentos:

Alimentos ricos en vitamina B-12:

Almejas
Ostras
Mejillones
Langosta
Cangrejo
Carne de res
Cordero
Queso
Huevos
Yogur
Cereales y alimentos de origen vegetal fortificados con vitamina B-12

Estrategias de apoyo

Las bases contra el envejecimiento y tu sistema respiratorio

 # 1: Muévete. Hablaré específicamente sobre el simple acto de caminar, pero no de dar un pequeño paseo por la calle. La rapidez —o lentitud— con la que caminas normalmente puede indicar cuánto tiempo vivirás, de acuerdo con un estudio publicado en el *Boletín de la Asociación Médica Americana*. En este estudio, los investigadores midieron la velocidad de desplazamiento de más de 34.000 personas que tenían 65 años o más.

Los individuos que caminaron a 2,25 millas por hora o más rápido, vivieron más que quienes caminaban más despacio. Ahora, no estoy diciendo necesariamente que esto significa que vivirás más si decides caminar más rápido. Más importante aún, si ves que no puedes hacerlo, esto podría ser un indicador de que tienes un problema de salud. Procura determinar la velocidad a la cual caminas durante el Ciclo 1, y si tienes dificultades, habla con tu médico para descubrir la causa.

 # 2: Mantén un peso saludable. El exceso de peso le crea una mayor carga a tus pulmones y compromete a todos tus músculos respiratorios, haciendo que trabajen más y que sean menos eficientes. Aquí es donde te remito de nuevo a *La dieta de 17 días*, donde encontrarás ayuda. Es un programa de cuatro ciclos, diseñado para bajar de peso con rapidez. La dieta es segura en términos nutritivos, fácil de seguir y funciona. Pero independientemente del programa de nutrición y ejercicio que sigas, debes tomarlo en serio y perder esas libras de más.

 # 3: Permanece hidratado. Beber mucha agua todos los días ayuda a mantener una textura delgada y saludable en el revestimiento mucoso de las vías respiratorias y pulmones. La deshidratación puede hacer que la mucosa se espese y se vuelva pegajosa, por lo que la respiración será más lenta y tendrás más probabilidades de contraer enfermedades.

 # 4: No fumes. Fumar afecta los pulmones y la salud respiratoria al producir inflamación, acelerando el estrés oxidativo de las células respiratorias y causando muerte celular. Esto puede producir enfisema, enfermedad pulmonar crónica (que aumenta el riesgo de neumonía y de insuficiencia cardiaca), bronquitis crónica y cáncer de pulmón.

Existen numerosos métodos para dejar de fumar. Encontrarás varios recursos en el Apéndice de este libro. El truco está en seguir intentándolo hasta que encuentres uno que funcione para ti. Brad, un paciente mío, se fumaba tres paquetes diarios y quiso dejar de fumar cuando nació su primer nieto. Había fumado durante casi 30 años.

Se levantaba y caminaba alrededor de la cuadra cuando sentía deseos de fumar. Ensayó con chicles de nicotina, pero le dieron dolores de cabeza. Intentó reemplazar el cigarrillo chupando palillos untados con aceite y canela. Pensó constantemente en su familia para mantenerse motivado. Finalmente dejó de fumar, y lleva tres años sin tener problemas respiratorios. Si has intentado dejar el cigarrillo y no has podido, es el momento de hacerlo una vez más porque es lo mejor que puedes hacer por tus pulmones. Fumar le hace un gran daño a tu sistema respiratorio, pero la buena noticia es que el daño se puede revertir.

Recuerda: aunque nunca hayas fumado un solo cigarrillo, puro o pipa, es posible que estés respirando una gran cantidad de contaminantes todos los días. Por lo tanto, el fortalecimiento del sistema respiratorio es útil incluso para los no fumadores, porque estarás protegido contra todos los invasores posibles: alérgenos, bacterias y virus. Además, no querrás estar conectado a un tanque de oxígeno cuando tengas 100 años, ¿verdad? Unos pulmones fuertes son un componente clave para la buena salud en general a medida que envejecemos.

 # 5: Suplementos. Asegúrate de que tu multivitamínico tenga la dosis recomendada de vitaminas del complejo B que mencioné anteriormente. En caso contrario, deberás tomar un suplemento extra de complejo B.

Aprende técnicas de respiración del yoga. ¿Respiras superficialmente? Tal vez lo hagas si casi siempre respiras desde el pecho. Te sugiero que aprendas a respirar profundamente, para que el oxígeno llegue a la parte inferior de tus pulmones. Esto no sólo hará que funcionen mejor, sino que puede producir también una sensación de calma. En el Apéndice encontrarás descripciones de una técnica de yoga de respiración profunda, llamada *Respiración de fuego*, que está incluida en tu ciclo Restaurar, de 17 días. También encontrarás una *Técnica de respiración diafragmática*, que te enseñará a respirar desde el abdomen, flexionando y fortaleciendo tu diafragma. Es un ejercicio renovador y excelente para los pulmones. Con el tiempo, puede aumentar tu capacidad pulmonar.

Estira tu pecho. Te invito a expandir y a estirar los músculos del pecho, y enviar así más oxígeno a lo más profundo de tus pulmones. En el Apéndice encontrarás la descripción de la *Expansión del tórax* y de *Estiramientos cobra* para lograr esto.

Desafía tus pulmones. Los ejercicios simples pero exigentes, como respirar a través de un popote o pitillo pueden mejorar tu función pulmonar mediante el aumento de su capacidad. Otras actividades que desafían tus pulmones en el buen sentido son cantar, tocar instrumentos de viento y nadar. En general, quiero que seas más consciente de tu respiración para que puedas mejorar y tener buenos pulmones para toda la vida.

Inhala vapor. Especialmente si sufres de bronquitis crónica, deberías inhalar vapor con frecuencia para aflojar la mucosidad espesa que tus pulmones producen de forma natural cuando tratan de librarse de una infección. El objetivo es hacer que la mucosa tenga de nuevo una consistencia suave y saludable. Si inhalas vapor, quiero que le agregues unas gotas de aceite esencial como de eucalipto, no sólo por su olor agradable, sino también porque purifica tus pulmones. Puedes hacer esto con una simple ducha de vapor.

Considera la posibilidad de un tratamiento quiropráctico. Muchas personas dicen cosas como, "Siento que estoy tomando más aire" después de someterse a un tratamiento quiropráctico. Un estudio realizado a más de 5.000 personas mostró que la intervención quiropráctica mejoró la respiración del 25 por ciento de los participantes en el estudio. Si eliges esta opción, habla con tu médico general y trabaja con él o ella para coordinar el tratamiento con un quiropráctico. No recomiendo que busques tratamientos quiroprácticos sin avisarle a tu médico.

Responde este cuestionario antes de comenzar el Ciclo 1: Restaurar del plan de 17 días. Respóndelo de nuevo cuando termines los 17 días. ¡Tus mejoras podrían sorprenderte!

¿Tu sistema respiratorio está en camino a 100 años felices y saludables?

Responde las siguientes preguntas y asígnate los puntos asociados con tu respuesta. Suma tu puntuación total para ver cómo te fue.

1. **¿Has tenido dificultad para respirar o falta de aire?**

   A. Sí □ 0 puntos   B. No ☑ 4 puntos

2. **¿Te falta el aire cuando:**

   A. Descansas? □ 0 puntos
   B. Haces actividades mínimas? ☑ 1 punto
   C. Haces actividades moderadas? □ 2 puntos
   D. Haces actividades extenuantes? □ 3 puntos
   E. No siento falta de aire? □ 4 puntos

3. **¿Tienes tos crónica?**

   A. Sí □ 0 puntos   B. No ☑ 4 puntos

4. **¿Con qué frecuencia comes alimentos con alto contenido de B-12 (como huevos, queso, mariscos y yogur)?**

    A. Nunca ☐ 0 puntos

    B. Una vez o dos veces por semana ☐ 1 punto

    C. Tres o cuatro veces por semana ☐ 3 puntos

    D. Todos los días ☐ 4 puntos

5. **¿Has expectorado sangre recientemente?**

    A. Sí ☐ 0 puntos   B. No ☐ 4 puntos

6. **¿Alguna vez has sentido sibilancia cuando te esfuerzas (por ejemplo, cuando haces ejercicio o subes escaleras)?**

    A. Sí ☐ 0 puntos   B. No ☐ 4 puntos

7. **¿Con qué frecuencia comes frutas y vegetales?**

    A. Nunca ☐ 0 puntos

    B. Una vez por semana, en promedio ☐ 1 punto

    C. Un par de veces por semana, en promedio ☐ 2 puntos

    D. Todos los días ☐ 4 puntos

8. **¿Cuántos días has dejado de trabajar en el último año debido a problemas en los pulmones?**

    A. Un mes o más ☐ 0 puntos

    B. Tres semanas ☐ 1 punto

    C. Dos semanas ☐ 2 puntos

    D. Nunca ☐ 4 puntos

9. **¿Actualmente fumas cigarrillos, puros o pipa?**

    A. Sí ☐ 0 puntos   B. No ☐ 4 puntos

10. **Si no fumas en la actualidad, ¿has fumado uno o más paquetes al día durante 10 años o más?**

    A. Sí ☐ 0 puntos   B. No ☐ 4 puntos

11. **¿Con qué frecuencia estás expuesto al humo de segunda mano?**

    A. Con frecuencia ☐ 0 puntos

    B. De vez en cuando ☐ 1 punto

    C. Nunca ☐ 4 puntos

12. **¿Con qué frecuencia estás expuesto a contaminantes o toxinas, como contaminación del aire, polvo o humo?**

    A. Con frecuencia ☑ 0 puntos

    B. De vez en cuando ☐ 1 punto

    C. Nunca ☐ 4 puntos

13. **¿Alguna vez has estado expuesto al asbesto?**

    A. Sí ☐ 0 puntos   B. No ☐ 4 puntos

14. **¿Te dan muchos resfriados o catarros, y los resfriados te duran por lo general más de una semana?**

    A. Sí ☑ 0 puntos   B. No ☐ 4 puntos

Puntuación:

0–11: URGENTE; consulta con tu médico lo antes posible sobre la salud de tu sistema respiratorio.

12–22: PELIGROSO; elimina inmediatamente la conducta que le hace daño a tus pulmones.

23–33: MODERADAMENTE ARRIESGADO; comienza a seguir más recomendaciones mías que pueden mejorar tus pulmones.

34–44: PROMEDIO; puedes hacer cambios adicionales.

45–56: EXCELENTE; permanece en esta senda positiva.

Té de tomillo del Dr. Mike

El tomillo es una hierba de bajo costo que utilizaron los egipcios, griegos y romanos en la antigüedad para usos medicinales y con fines rituales. Haz del té de tomillo una parte de tu ritual diario para fortalecer tu respiración, gracias al timol, un gran antioxidante. Un valor agregado: ¡Se ha demostrado que alivia la tos y la bronquitis!

2 tazas de agua
2 cucharadas de tomillo fresco o 1 cucharada de tomillo seco

Hierve el agua en la estufa o en el microondas.

Pica el tomillo finamente, colócalo en una bola de té*, e introdúcelo en la taza.

Vierte agua caliente sobre el tomillo y deja reposar al menos por cinco minutos.

Si no tienes una bola de té, cuela las hojas después de hervirlas.

¡Disfrútalo!

Rinde: 2 tazas

Realmente no quiero verte conectados a un tanque de oxígeno cuando seas mayor; no es la form a más agradable de vivir, y nuestro objetivo aquí es que estés activo y en forma cuando tengas 100 años! Si tomas estas medidas sencillas a una edad temprana, tendrás unos pulmones sanos y fuertes. Así que no fumes, evita la exposición a los contaminantes, mantente activo y come alimentos saludables. Estas son medidas que puedes tomar en tu estilo de vida para tener un sistema respiratorio saludable y vibrante.

CAPÍTULO 5

El poder del cerebro

Cuando "sea grande", quiero ser tan lúcido como Rhonda, una paciente mía. Tiene más de 80 años, siente mucho entusiasmo por la vida, y cada día es una nueva aventura para ella.

Un día le pregunté: "¿Qué haces para tener una mente tan clara?". Rhonda ha tenido muchas aficiones en los últimos años, incluyendo la pintura y el canto. Es activa en la iglesia y ve a sus amigos con frecuencia. Siempre está probando cosas nuevas, desde alimentos a programas de televisión. Toma incluso rutas diferentes cuando hace diligencias para asegurarse de no hacer las cosas en piloto automático.

Las personas como Rhonda parecen desafiar el envejecimiento. Ella irradia entusiasmo y juventud. Es físicamente saludable, sus facultades están intactas, casi siempre está radiante, y su vida está llena de amigos y familiares maravillosos en quienes puede confiar. ¿No quisieras tener lo mismo que ella?

Podrás alcanzarlo con un poco de esfuerzo. Y en este capítulo, te diré cómo canalizar esos esfuerzos. Cuando cuidas tu cerebro y tu sistema nervioso, la sensación de felicidad, esperanza, optimismo y juventud aparecen de forma natural. Si haces los cambios simples que te sugiero, estoy dispuesto a apostar a que verás y sentirás algunas mejoras sorprendentes en solo 17 días.

Introducción al sistema nervioso

En la parte superior de la médula espinal, y no muy diferente a una flor sobre el tallo, se encuentra el órgano más complejo y sorprendente de la Tierra: el cerebro humano. Este órgano húmedo y de color gris rosáceo es el centro del control humano ya que regula todo lo que hacemos: el pensamiento, la razón, la intuición, la emoción, la vista, el oído, el tacto, los movimientos, el habla, la memoria, la creatividad y todo aquello que nos hace humanos. El cerebro es el órgano más vital del cuerpo. ¡Así que tienes que protegerlo!

Imagina que tu cerebro es como el centro de comando de tu cuerpo. Tu sistema nervioso es similar a un sistema de comunicaciones, que envía y recibe mensajes desde el cerebro a todas las otras partes de tu cuerpo. Y tu médula espinal es la autopista, que actúa como una ruta para estas comunicaciones, con sus pequeños nervios que se ramifican a cada órgano y sistema de tu cuerpo.

Digamos por ejemplo que un auto está a un paso de atropellarte. Los nervios de tu piel le envían un mensaje a tu cerebro y le dicen "muévete de ahí". Entonces, tu cerebro transmite un mensaje para que los músculos de tus piernas se muevan y estés fuera de peligro. Por suerte, esta carrera neurológica de relevos se lleva a cabo de forma instantánea, en mucho menos tiempo del que tardo en explicarlo.

El sistema nervioso tiene tres partes, que están conectadas entre sí:

El sistema nervioso central (SNC). Está conformado por el cerebro y la médula espinal. En general, el SNC envía impulsos nerviosos y analiza la información de los órganos de los sentidos (oídos, ojos, etc.). Cuando el SNC funciona con eficiencia, podrás oír con claridad, ver muy bien, oler los aromas y olores más sutiles, y ser muy sensible al tacto.

El sistema nervioso periférico (SNP). Este sistema es como ramas de nervios que se extienden a partir de la médula espinal a cada parte de tu cuerpo. El SNP se encarga de transmitir los impulsos nerviosos desde el SNC a tus músculos y glándulas. Las enfermedades, las lesiones físicas, la mala nutrición y la exposición a toxinas o venenos pueden causar daño a los nervios del SNP, y es posible perder sensibilidad o sufrir parálisis.

El sistema nervioso autónomo (SNA). Este sistema controla la respiración, los latidos del corazón, la digestión, la presión arterial y otras funciones corporales que se producen de forma automática, sin que pensemos en ellas. El SNA se divide en dos partes diferentes: el sistema simpático y el parasimpático.

El sistema parasimpático le envía señales al cuerpo para ralentizarse y funcionar a un ritmo normal (descansar y digerir), mientras que el sistema simpático ayuda a acelerar el cuerpo cuando estás activo o estresado (por ejemplo, cuando huyes de un agresor). Un buen ejemplo de esto es la presión arterial; si sube de repente, la actividad simpática aumentará y la actividad parasimpática disminuirá. Estos dos sistemas mantienen el cuerpo en equilibrio al producir efectos opuestos. Cuando el SNA deja de funcionar por alguna razón, puede ocasionar graves problemas que suelen ser debilitantes, como presión arterial anormal, problemas en el corazón, dificultades para respirar y tragar, y disfunción eréctil en los hombres. Obviamente, mantener este sistema en óptimas condiciones de salud previene muchas complicaciones.

¿Cómo envejece el sistema nervioso?

Cuando yo estudiaba medicina, nos enseñaron que el sistema nervioso central no podía repararse a sí mismo después de un daño por traumatismo, como por ejemplo, lesiones en la cabeza o trastornos como el Alzheimer, y que el cerebro tampoco podía producir nuevas células cerebrales. En esencia, aprendimos que el cerebro se degenera poco a poco con el paso de los años. Afortunadamente, esta noción ha cambiado por completo, pues ahora sabemos que el cerebro y el sistema nervioso central tienen la capacidad de regenerarse. Esta es una noticia fantástica, porque significa que no estás destinado a sufrir problemas en el cerebro ni en el sistema nervioso como lapsos en la memoria, pérdida del juicio, falta de claridad, ni demencia.

Pero lo cierto es que muchas partes del sistema nervioso pueden sufrir cambios a medida que envejecemos, así que hablaré de esto. En primer lugar, las células nerviosas del cerebro y de la médula espinal tienden a contraerse y a no transmitir mensajes con la misma rapidez. A medida que las células nerviosas se degeneran, los desechos pueden acumularse en el cerebro y formar placa, lo que aumenta tu riesgo de accidente cerebrovascular, enfermedad de Alzheimer y otros problemas graves.

Cuando los nervios no funciona muy bien, tus sentidos se ven afectados. Pongamos el ejemplo del sentido auditivo. ¡No es sólo todo ese pelo en los oídos de tu abuelo lo que hace que tenga problemas para oír! El funcionamiento interno del oído tiende a debilitarse a medida que envejeces y tu audición podría disminuir. Animo a mis pacientes a que se hagan chequeos anuales de audición para monitorear esta condición y decidir una opción de tratamiento, como por ejemplo, audífonos. Este proceso también puede afectar tu equilibrio, ya que este tiene mucho que ver con el oído interno. El nombre científico para esta pérdida de la audición relacionada con la edad es "presbiacusia". Otra palabra para tener en cuenta, ya que también es común con el paso de los años, es el tinnitus. Es un ruido constante y anormal (a menudo con tono alto) en el oído. Habla con tu médico si tienes estos síntomas para ver cuál es la mejor solución para ti.

El envejecimiento también afecta la visión. Casi todos mis pacientes que tienen 55 años o más, necesitan gafas, al menos en ciertas ocasiones. Esto puede significar un simple par de anteojos para leer, o lentes bifocales.

Por lo general, las personas tienen más dificultades para ver objetos cercanos o leer, una condición conocida como presbicia. Otras tampoco toleran el resplandor, o pueden tener dificultes para ver cuando hay poca luz. Es desagradable e incómodo no poder leer el menú en un restaurante, pero la solución podría ser tan simple como un par de lentes de lectura, así que hazte exámenes oculares anuales para saber cómo está tu visión.

A medida que los nervios se deterioran, tu sentido del gusto también se ve afectado. Sé que es un poco triste pensar en la posibilidad de no poder degustar tus alimentos (o vinos) favoritos, pero el proceso de envejecimiento se caracteriza porque pierdes una parte de tus papilas gustativas, que disminuyen entre los 40 y los 60 años. Además, las que quedan se reducen en tamaño, por lo que tendrás una menor capacidad para degustar, especialmente los alimentos salados y dulces.

Además, producimos menos saliva a medida que envejecemos. Esto puede causar sequedad en la boca y dificultades para tragar. La saliva es importante en la digestión y si hay menos saliva, la digestión será menos eficiente.

El envejecimiento también afecta tu sentido del olfato. La pérdida gradual del olfato sucede normalmente después de los 70 años. Puede ser causada por la pérdida de terminales nerviosas en la nariz, o por ciertos medicamentos. A medida que se hacen mayores, muchas personas toman más medicamentos, algunos de los cuales pueden afectar el olfato, como el estrógeno, los descongestionantes nasales (con uso a largo plazo) y los suplementos de zinc. No hay una "cura" efectiva para la pérdida del olfato debido al envejecimiento. La prevención será tu mejor apuesta.

Luego está la memoria, y nadie quiere perder esta facultad. Es cierto que los jóvenes también olvidan ciertas cosas. ¿Quién no ha olvidado la contraseña de su computadora, la clave bancaria en el cajero automático, cuándo estacionó el auto o dónde dejó las llaves? A medida que envejecemos, nuestra memoria declina, especialmente si llevas mucho tiempo sin cuidar tu cerebro y tu sistema nervioso. Sucede que el cerebro se reduce de forma natural, perdiendo hasta un 10 por ciento de su peso a los 90 años de edad. Esto es causado por la contracción de las células nerviosas en el cerebro y se considera una consecuencia normal del envejecimiento. Pero con una contracción significativa, pueden presentarse demencia, convulsiones y una condición llamada afasia, que es la incapacidad de hablar o de comprender el lenguaje.

Sé que estás pensando "¡No es divertido ser viejo!". Pero, un momento. Hay muchas cosas que puedes hacer ahora para prevenir —o al menos retrasar— todo esto.

¡ATAQUE CEREBRAL!

El riesgo de sufrir un accidente cerebrovascular, o lo que puede considerarse como un "ataque cerebral", aumenta definitivamente a medida que envejeces. Hay dos tipos de accidente cerebrovascular: la cardiopatía isquémica (cuando un coágulo de sangre impide que esta llegue al cerebro, suspendiendo así el suministro de oxígeno), y la hemorrágica (cuando un vaso sanguíneo de tu cerebro se revienta). Ambas son emergencias médicas extremadamente graves y pueden causar daño cerebral permanente. Puedes reducir significativamente el riesgo de accidente cerebrovascular, aunque tengas antecedentes familiares, si mantienes tu colesterol bajo, tu peso en un rango sano, no fumas y previenes la diabetes.

SUPLEMENTOS DE APOYO A TU SISTEMA NERVIOSO

- **Vitamina C:** 1.000 mg al día
- **Vitamina E:** 200 UI al día
- **Aceite de pescado:** 3 gramos al día
- **Complejo B:**
    Ácido fólico: 0.4 mg
    B-12: 2.4 mcg
    B-6: 1.3mg
- **Selenio:** 0.2 mg
- **Cúrcuma:** 750 mg al día

Por qué: Un estudio realizado en 2004 por la Universidad Johns Hopkins a más de 4.700 ancianos encontró una menor incidencia de la enfermedad de

Alzheimer en los participantes que recibieron una combinación de vitamina C y de suplementos de vitamina E. Además, se ha demostrado que el DHA (que se encuentra en el aceite de pescado) aumenta la capacidad intelectual. Por lo tanto, si no consumes alimentos con alto contenido en DHA, deberías tomar suplementos de aceite de pescado.

La cúrcuma es una especia natural de la India que tiene muchas propiedades medicinales. En un estudio realizado por la Universidad de California en Los Ángeles, la curcumina, un antioxidante potente y antiinflamatorio que se encuentra en la cúrcuma, ayudó a reducir la acumulación de las placas de la proteína amiloide en ratones, las mismas placas presentes en la enfermedad de Alzheimer. Investigaciones anteriores han demostrado una baja incidencia de la enfermedad de Alzheimer entre los ancianos en la India, posiblemente debido a la abundancia de la cúrcuma en la cocina india. Y según mi opinión, la cúrcuma también tiene un sabor delicioso. Recomiendo usarla para aderezar pollos, pescados, o platos vegetarianos para un sabor suave y agradable a curry. Sin embargo, si no te gusta o no crees que vas a utilizarlo con frecuencia, puedes consumirlo en pastillas.

Las vitaminas del complejo B trabajan juntas para fortalecer el sistema nervioso. Por ejemplo, el ácido fólico disminuye la homocisteína si tienes niveles adecuados de vitaminas B-6 y B-12. Los bajos niveles de B-12 y B-6, así como los bajos niveles de ácido fólico, se han relacionado con la enfermedad de Alzheimer y el deterioro cognitivo.

El selenio es otro antioxidante saludable para el cerebro. Investigadores franceses encontraron que esta sustancia puede detener parcialmente el declive mental que se produce con la edad; un estudio a largo plazo reveló que los niveles de selenio en la sangre disminuyen en las personas mayores, así como las funciones mentales. Este estudio incluyó a casi 1.400 personas que fueron monitoreadas dos años después, y otra vez al cabo de nueve años, cuando se descubrió la conexión entre el selenio y el deterioro cognitivo. Los investigadores creen que el selenio puede prevenir el estrés oxidativo del cerebro, que podría ser parcialmente responsable del declive mental propio del envejecimiento.

LA CONEXIÓN ENTRE LO DENTAL Y LO MENTAL...

Un estudio reciente mostró que las personas que no cuidan mucho sus dientes y encías son más propensas a tener problemas cognitivos, como por ejemplo, problemas de memoria. Los investigadores trabajaron con más de 2.000

hombres y mujeres mayores de 60 años, quienes tenían periodontitis (enfermedad de las encías). Pusieron a prueba sus recuerdos y encontraron que cuanto mayor era el nivel de bacterias que causa la enfermedad de las encías, peores fueron sus resultados en las pruebas de memoria. Y mientras menos bacterias tenían, mejor les fue en las pruebas cognitivas.

Así que sigue los consejos de tu dentista; usa hilo dental todos los días y cepíllate los dientes por dos minutos completos al menos una vez al día. No es que los dientes bonitos no sean una motivación suficiente, ¡pero ahora puedes pensar en preservar la salud de tu cerebro de cada vez que te cepillas los dientes y usas hilo dental!

La estrategia número uno: combatir los radicales libres

Con un peso de tan sólo tres libras, el cerebro sólo representa el 2 por ciento del peso total de tu cuerpo: sin embargo, utiliza hasta la *mitad* del total de oxígeno del cuerpo. ¡Se necesita una gran cantidad de O_2 para mantener las ruedas girando allá arriba! Debido a esta gran actividad metabólica, el cerebro es susceptible al daño de los radicales libres, unos subproductos destructivos de procesos normales en el cuerpo, por lo que es muy vulnerable al estrés oxidativo, así como a la inflamación. Este daño puede afectar la función cognitiva, la memoria, el estado de ánimo, los movimientos y tu calidad de vida en general con el paso del tiempo.

La forma más fácil para evitar que tu cerebro y tu SNC envejezcan (si ya has olvidado que SNC es sinónimo de "sistema nervioso central", lee para que tu cerebro tenga un funcionamiento óptimo!), es aumentar el consumo de antioxidantes en tu dieta con cinco porciones diarias de alimentos como frutas coloridas (uvas, manzanas, melones y bayas) y vegetales de hojas verdes. Esto puede sonarte familiar, pues en el capítulo sobre el sistema circulatorio te aconsejé comer estas frutas y vegetales; estos alimentos realmente te ayudarán en todo, ¡y la buena noticia es que cuando los comes para fortalecer un sistema corporal, haces lo mismo con todos los demás!

Las personas que no consumen mucha vitamina del complejo B o ácido fólico, que se encuentra principalmente en los vegetales de hojas verdes, tienden a tener niveles elevados de homocisteína, que se ha relacionado con el deterioro cognitivo. Estudios realizados a personas mayores encontraron que los niveles elevados de homocisteína por deficiencia de ácido fólico se asocia con el deterioro cognitivo. ¡Esto no es nada bueno! Pero lo increíble es que tienes el poder para cambiar esto. Quisiera que sacaras el máximo provecho del ácido fólico de los alimentos, pero te sugiero que tomes también una vitamina del complejo B, para estar seguros.

No te daré permiso para que te excedas, pero sí te aconsejo que disfrutes de una copa de vino con frecuencia. El vino tinto tiene resveratrol, un poderoso antioxidante que se encuentra en la piel de la uva. Los estudios han demostrado que el resveratrol protege a las células al eliminar los radicales libres, que estimula a las células nerviosas para que crezcan de nuevo y que desactivan un gen que promueve la inflamación. Así, que salud (y con razón). Uno de mis pasatiempos favoritos aparte de mi trabajo es coleccionar y beber vino tinto, y asisto con frecuencia a catas de vino con mis amigos. ¡Es maravilloso haber encontrado un pasatiempo que también ayuda a mi sistema nervioso!

Las bases del envejecimiento y tu sistema nervioso

 # 1: Muévete. En la sección "úsalo o piérdelo", verás las maneras increíbles en que el ejercicio puede combatir el envejecimiento de tu cerebro, aumentar tu creatividad, ¡y hacer que pienses con más claridad ahora mismo!

 # 2: Mantén un peso saludable. Los estudios han revelado una relación entre el volumen o tamaño del cerebro, y el índice de masa corporal (IMC). Se encontró que los participantes del estudio cuyo índice de masa corporal estaba en la categoría de sobrepeso u obesidad, tenían cerebros más pequeños en general. Por otra parte, las investigaciones señalan que tener sobrepeso aumenta las probabilidades de contraer Alzheimer con el paso de los años.

 # 3: Permanece hidratado. ¡Riega tu cerebro para mejorar tu memoria! No, no viertas agua en tu cabeza: ¡Bébela! ¿Sabías que incluso un poco de deshidratación puede afectar tu pensamiento? He tenido a muchos pacientes que creían haber perdido sus facultades mentales, cuando simplemente estaban deshidratados. Toma suficiente agua —por lo menos seis a ocho vasos de agua pura al día— para que tu orina tenga siempre un color pálido. Bébela despacio; tu cuerpo no puede absorber más de una taza en 20 minutos.

Si no te gusta el agua potable normal, haz algo —lo que sea necesario— para que sea más agradable. Por ejemplo, agrégale un chorrito de limón, unas rodajas de pepino o de fresas... o toma agua con gas.

 # 4: No fumes. Los investigadores han descubierto recientemente que uno de los productos químicos del tabaco hace que las células inmunes ataquen el tejido sano del cerebro, causando daño. Así es, esta respuesta inmune e inflamatoria puede causar daño cerebral.

 # 5: Suplementos. Mira mi lista de suplementos en este capítulo, los cuales fortalecen tu sistema nervioso y tu cerebro.

¿UNA MANZANA AL DÍA PREVIENE ACCIDENTES CEREBROVASCULARES?

Una manzana al día mantiene alejados a los médicos (como yo), pero ¿podría ayudarte también a prevenir un accidente cerebrovascular? Así es: las manzanas y otras frutas y vegetales de pulpa blanca (las peras, las bananas y las coliflores son algunos ejemplos) parecen disminuir el riesgo de accidente cerebrovascular, según un estudio realizado en los Países Bajos, y publicado en 2011. Las manzanas también contienen catequinas y quercetina, así como potentes sustancias naturales llamadas flavonoides, que podrían ayudar a prevenir varios tipos de cáncer. Si te gusta la manzana tipo Granny Smith o Red Delicious, consúmela todos los días para ayudar a proteger tu cerebro.

Además de consumir alimentos antioxidantes, asegúrate de tomar ácidos grasos omega-3 con DHA. Este suplemento puede mitigar el mal humor, rejuvenecer el cerebro, mejorar la memoria, prevenir el Alzheimer, y tener un efecto positivo en la visión. La dosis recomendada de ácidos grasos omega-3 es de 300 a 500 miligramos, y de 800 a 1100 miligramos de DHA al día. Consume también alimentos ricos en grasas poliinsaturadas (conocidos como PUFAs) en tu dieta diaria.

Alimentos ricos en grasas poliinsaturadas

Frutos secos y semillas

Nueces

Semillas de girasol

Linaza

Semillas de sésamo

Pescados grasos

Salmón

Macarela

Arenque

Trucha

Aceites vegetales

Aceite de cártamo

Estrategias de apoyo: úsalo o piérdelo

Además de incluir muchos antioxidantes en tu dieta, hay otras formas en que puedes revitalizar y rejuvenecer tu sistema nervioso. Lo resumiré en tres palabras: úsalo o piérdelo.

El ejercicio físico (cardio, entrenamiento con pesas y cualquier otra actividad física) y el ejercicio mental (hacer crucigramas, resolver problemas y realizar actividades intelectuales) son el dúo dinámico para la salud del cerebro. Cuando se trata del ejercicio físico, lo que es bueno para el cuerpo también es bueno para el cerebro, y esto supone ejercitarse con frecuencia. El ejercicio bombea más sangre oxigenada a tu cerebro. Esto te ayudará a pensar de una forma más clara y creativa.

¿Has estado alguna vez en una clase de aeróbicos? Si es así, te felicito, porque este tipo de entrenamiento requiere de habilidades motoras complejas. Esto significa que tu cerebro está trabajando para aprender cosas nuevas y adquirir habilidades, mientras que tu cuerpo está impulsando oxígeno al cerebro. El resultado es que tu cerebro construye conexiones más fuertes y podrá procesar más información.

HAZ EJERCICIO

Sabemos que el ejercicio regular preserva las facultades mentales de los adultos mayores, pero un estudio reciente demuestra los mismos beneficios en adultos jóvenes. Los estudiantes universitarios que cumplieron con los requisitos de actividad de los Centros para el Control y Prevención de Enfermedades —actividad física moderada por lo menos cinco veces por semana durante 30 minutos, o una actividad física vigorosa durante 20 minutos al menos tres veces por semana— tuvieron una mayor capacidad de memoria que los estudiantes que no cumplieron con estos requisitos. Ya sea que estés en la escuela o no, cada día estás recibiendo nueva información, ¿por qué no mejorar tu capacidad de recordar toda esa información simplemente moviendo tu cuerpo?

El ejercicio físico también hace que reacciones con mayor rapidez ante una situación inesperada, como por ejemplo, agarrar a tu pequeño hijo antes de que lo atropelle un auto.

Si ejercitas tu cerebro, producirás más neurotransmisores, unos productos químicos que afectan el estado de ánimo, la memoria y la transmisión de mensajes en todo el cuerpo. Las enfermedades como el Parkinson son causadas por un suministro deficiente de neurotransmisores en el sistema nervioso. El ejercicio puede tener un importante efecto protector frente a estas condiciones.

Mantenerte activo protege al cerebro del envejecimiento de muchas otras maneras, principalmente mediante la producción de "factores de crecimiento", unas proteínas que ayudan a crear nuevas células cerebrales. Estos factores de crecimiento establecen mayores conexiones entre las células del cerebro, lo que significa que la información, la resolución de problemas y otras funciones mentales se hagan en un santiamén.

En cuanto a las actividades mentales, hay muchas cosas que puedes hacer para mantener tu cerebro joven, como por ejemplo, navegar en la Internet. Al hacer esto, activas los principales centros del cerebro que controlan el razonamiento y la toma de decisiones. Esos pocos clics pueden ser más benéficos en términos mentales que leer, sostienen los científicos de UCLA, pero sólo en personas que hayan navegado en la Internet. Resultados de resonancia magnética mostraron casi tres veces más actividad cerebral en usuarios habituales de Internet que en novatos. En otras palabras, mientras más "navegues", más poder cognitivo podrás acumular con el paso del tiempo.

Por lo tanto, enciende tu computadora, inicia la sesión, y busca cualquier tema de tu interés (puedes hacerlo por 20 minutos). Podrás ver cómo lucía tu actriz favorita en los premios Oscar, planificar tus próximas vacaciones, o aprender algo acerca de tu salud. ¡No importa lo que busques, tu cerebro se beneficiará si navegas!

En cuanto a otras actividades mentales, podrías quitarte diez años de encima de tu edad cerebral haciendo crucigramas, jugando Scrabble, u otros "juegos mentales". ¡Tal vez tu más reciente adicción a los juegos por teléfono celular sea positiva! Los investigadores crearon un experimento en el que 3.000 adultos mayores realizan actividades cognitivas desafiantes, como crucigramas o rompecabezas en diez ocasiones, por una hora o más en cada sesión. ¿Quieres adivinar cuánto mejoraron el funcionamiento del cerebro? ¿Se quitaron dos años de encima? ¿Cinco? Lo creas o no, al final del estudio, los cerebros de estos participantes funcionaron al mismo nivel de alguien diez años menor que ellos. ¿Qué estás esperando entonces? Agarra un Sudoku, un crucigrama, o una actividad similar y pon tu cerebro a trabajar!

Ensaya también algunos aeróbicos cerebrales. ¿Te acuerdas de Rhonda —mi paciente— quien tomaba rutas diferentes para hacer sus recados con el fin de ejercitar su cerebro? Si haces las cosas de un modo diferente, activarás nuevos circuitos cerebrales y mejorarás la producción de neurotrofinas, unos factores de crecimiento en el cerebro. Un ejemplo: si eres diestro, escribe un rato con la mano izquierda. (Puede que no quieras hacerlo si se trata de un documento importante, pero puedes comenzar con una lista de compras en la tienda) De repente, tu cerebro se enfrentará a una tarea que es interesante, desafiante y divertida (y tal vez frustrante en un comienzo, pero que funciona para beneficio tuyo). Otros consejos: toma una ruta diferente para ir al trabajo. Ensaya una nueva receta en vez de la misma de hace varias décadas. Escucha un género musical diferente. Camina de una habitación a otra habitación con los ojos cerrados. Organiza de nuevo los gabinetes de la cocina, lo que te obligará a romper con los viejos hábitos de encontrar siempre los platos o utensilios en el mismo lugar.

Ensaya también un ejercicio de relajación mental. Estoy hablando de la meditación, pues se ha demostrado que tiene algunos efectos excitantes en el cerebro. Los investigadores informan que quienes meditaron unos 30 minutos al día durante ocho semanas mejoraron su memoria, aumentaron su autoestima y redujeron sus niveles de estrés. Ellos escanearon el cerebro de los participantes para demostrar que los pacientes que meditaban tenían materia gris adicional en la zona del aprendizaje y de la memoria en el cerebro, así como menos materia gris en el área asociada con el estrés. (Más materia gris significa un mayor funcionamiento en esa área). Mientras tanto, el grupo de control no mostró cambios. ¿Mejor memoria y menos estrés? ¡Si meditas, ganarás por partida doble!

LA MEDITACIÓN DEL DR. MIKE

Compartiré algunos consejos basado en mi propia experiencia, en caso de que no hayas meditado antes. Siéntate con la espalda recta. No medites mientras estés acostado de espaldas porque te puedes dormir. Aunque el sueño también te relaja, la meditación te ofrece una sensación de paz, al mismo tiempo que estás totalmente alerta y consciente. Te recomiendo que medites temprano en la mañana. Algunos dicen que la hora ideal es a las tres de la mañana, pero creo que es más importante dormir toda la noche, así que yo medito a las 6:30 a.m. No comas antes de meditar, porque las comidas pesadas producen modorra.

Concéntrate en un solo pensamiento: Cuando medites por primera vez, tal vez seas perfectamente consciente del caos que hay en tu mente. Trata de calmarla hasta que puedas concentrarte en un solo pensamiento, en lugar de tener varias ideas al mismo tiempo. Una clave para enfocar tu mente y concentrarte en un solo pensamiento es mediante el uso de un mantra, o repetición de una palabra sagrada. Por ejemplo, podrías repetir el mantra "ohm" un cierto número de veces.

Mente silenciosa: Después de haber practicado la concentración y aprender a concentrarte en una sola cosa, puedes pasar a la siguiente etapa: no pensar en absoluto. Es difícil lograr una mente silenciosa, pero es una experiencia muy poderosa cuando la dominas.

A través de la meditación, podrás controlar tus pensamientos y detenerlos por completo en ciertas ocasiones. No te desanimes si no puedes hacerlo a la perfección en un comienzo. Esto requiere tiempo y práctica, pero es una forma muy eficaz de estimular tu capacidad intelectual y de reducir el estrés.

Tal vez no puedas ejercitar tu cerebro en el gimnasio, pero usarlo una y otra vez expande las conexiones que hay entre las neuronas. Otra forma de lograr esto es aprender otro idioma. Diversas investigaciones muestran que esto contribuye a fortalecer tu cerebro. No tienes que inscribirte en un curso intensivo ni en clases costosas; consigue simplemente un CD para aprender otro idioma y escúchalo en el auto mientras conduces. ¿No te gustan los idiomas? Bueno, ¿qué tal escuchar música? Te recomiendo a Mozart, ya que los estudios muestran que estimula y aumenta las funciones utilizadas para procesar y ejecutar complejas tareas que requieren un razonamiento avanzado, como las matemáticas y la ingeniería. Dicho de otro modo, esto podría aumentar tu inteligencia.

Mantén tu cerebro vivo y tus neuronas radiantes con el aprendizaje constante. Ya sea que estudies economía o aprendas a coser una falda, tomar clases es muy bueno para tu cerebro. Considera la posibilidad de inscribirte en una clase para adultos con el fin de revitalizar tu cerebro y habilidades de pensamiento. Hoy en día, ni siquiera necesitas salir de tu casa, porque hay muchos cursos en línea.

EL PENSAMIENTO Y TU TIROIDES

Las personas con deficiencias en la hormona tiroidea (hipotiroidismo) pueden experimentar pérdida de memoria y pensamientos confusos. Y, ¿adivina cuándo disminuye la producción de la tiroides? A medida que envejecemos. Muchas mujeres tienen olvidos frecuentes durante la menopausia por esta razón. Sin embargo, existen opciones de tratamiento, así que hazte un chequeo completo para conocer tus niveles. ¡Cuanto más pronto lo hagas, tanto mejor!

Antes de pasar al Ciclo 1: Restaurar y al plan de 17 días para mejorar el funcionamiento de tu sistema nervioso, responde este cuestionario. Hazlo de nuevo 17 días después para medir tu progreso.

¿Tu sistema nervioso está en camino a vivir 100 años felices y saludables?

Responde las siguientes preguntas y asígnate los puntos por cada una. Suma el total y mira cómo te fue.

---

1. **¿Tu memoria está disminuyendo notablemente?**

    A. Sí ☑ 0 puntos

    B. Un poco ☐ 2 puntos

    C. No ☐ 4 puntos.

2. **¿Tienes dificultad para recordar nombres y números de teléfono?**

    A. Sí ☑ 0 puntos

    B. Un poco ☐ 2 puntos

    C. No ☐ 4 puntos

3. **¿Has perdido el entusiasmo por tus actividades favoritas?**

    A. Sí ☑ 0 puntos

    B. Un poco ☐ 2 puntos

    C. No ☐ 4 puntos

4. **¿Con qué frecuencia utilizas cúrcuma o tomas un suplemento?**

    A. Nunca ☑ 0 puntos

    B. De vez en cuando ☐ 2

    C. Todos los días ☐ 4 puntos

5. **¿Tus problemas de visión están afectando tu vida diaria?**

    A. Sí ☐ 0 puntos   B. No ☑ 4 puntos

6. **¿Tu dieta es deficiente?**

    A. Definitivamente, consumo un montón de comida chatarra y de alimentos grasosos ☑ 0

    B. Consumo algo de comida chatarra y trato de comer más frutas y vegetales ☐ 2 puntos

    C. Soy consciente de mi dieta y como alimentos básicamente naturales; muchas frutas, vegetales y granos enteros ☐ 4 puntos

7. **¿Tomas suplementos antioxidantes?**

    A. Nunca ☑ 0 puntos

    B. De vez en cuando ☐ 2 puntos

    C. Cada 4 días ☐ 4puntos

8. **¿Con qué frecuencia navegas por Internet?**

    A. Nunca ☐ 0 puntos

    B. De vez en cuando ☐ 2 puntos

    C. Todo el tiempo ☑ 4 puntos

9. **¿Tienes antecedentes familiares de accidente cerebrovascular?**

   A. Sí, mi padre, hermano o abuelo ☐ 0 puntos

   B. Sí, pero en parientes más lejanos, como primos ☐ 2 puntos

   C. No que yo sepa ☑ 4 puntos

10. **¿Con qué frecuencia meditas?**

    A. Nunca ☑ 0 puntos

    B. De vez en cuando ☐ 2 puntos

    C. Todos los días ☐ 4 puntos

11. **¿Cómo son tus hábitos de higiene oral en promedio?**

    A. Nunca uso hilo dental, pero me cepillo los dientes con frecuencia
       ☑ 0 puntos

    B. Me cepillo dos veces al día y uso hilo dental cuando me acuerdo
       ☐ 2 puntos

    C. Me cepillo dos o tres veces al día y uso hilo dental una vez al día
       ☐ 4 puntos

12. **¿Cuánta agua bebes a diario?**

    A. Casi nada ☑ 0 puntos

    B. Dos o tres tazas ☐ 2 puntos

    C. Ocho tazas o más ☐ 4 puntos

13. **¿Con qué frecuencia desafías tu mente con juegos y concursos?**

    A. Nunca ☑ 0 puntos

    B. Algunas veces a la semana ☐ 2 puntos

    C. Casi todos los días ☐ 4 puntos

14. **¿Estás tomando alguna clase o aprendiendo algo nuevo, como otro idioma?**

    A. No ☐ 0 puntos

    B. Sí ☑ 4 puntos

Puntuación:

0–14: URGENTE; habla con tu médico si has notado recientemente una pérdida considerable en tu memoria o habilidades cognitivas. De lo contrario, haz cambios inmediatos en tus hábitos relacionados con el sistema nervioso.

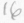 **15–24: PELIGROSO;** debes cambiar tus hábitos lo antes posible.

25–34: ARRIESGADO; comienza a incorporar más técnicas mías, las cuales ayudarán a tu cerebro.

35–44: PROMEDIO; puedes hacer cambios adicionales.

45–54: EXCELENTE; permanece en esta senda positiva.

Este es el trato: tu cerebro es muy hermoso; ¡es un regalo increíble! Realmente me gustaría decirte que tu sistema nervioso siempre funcionará tan bien como lo hacía cuando tenías 29 años, pero no puedo hacerlo. Sin embargo, hay muchas cosas que puedes hacer para aumentar tus probabilidades de vivir 100 años felices y saludables, y con la misma alegría de vivir que mi paciente Rhonda. Desafía los límites de tu capacidad intelectual todos los días, y seguramente cosecharás los frutos, ahora y más adelante.

CAPÍTULO 6

Restaurar: El plan de 17 días

El objetivo central del Ciclo 1: Restaurar significa restituir tus sistemas principales —circulatorio, respiratorio y nervioso— a un nivel básico de buena salud. Si sigues este plan, experimentarás importantes mejoras en tu rendimiento cardiovascular, salud de los pulmones y agudeza mental en los próximos 17 días. Estos son los objetivos específicos a tener en cuenta a medida que avanzas.

Objetivos de Ciclo 1: Restaurar

Llevar la frecuencia cardíaca en reposo a un rango saludable

Mejorar los niveles de colesterol

Reducir los niveles de PCR (proteína C-reactiva)

Perder peso

Aumentar la fortaleza física

Aumentar la capacidad pulmonar

Profundizar la respiración

Prevenir infecciones pulmonares

Mejorar la memoria

Prevenir la demencia

Estimular la creatividad

Renovar los cinco sentidos

Si obtuviste una puntuación baja en cualquiera de las tres pruebas del Ciclo 1: Restaurar, asegúrate de seguir todos los días las estrategias de apoyo para tus sistemas. Existen otros recursos para ver un cambio profundo en tu salud como resultado de lo que harás en los próximos 17 días. En primer lugar, puedes hacerte una prueba de colesterol en tu casa (se encuentra disponible en línea) antes y después de comenzar el ciclo. Otra opción, dependiendo de tu médico y de tu cobertura médica, es hacerte una prueba de PCR (proteína C-reactiva) antes y después de los 17 días. Esta prueba suele hacerse con otra de colesterol... ¡por lo que pueden ser dos por el precio de una!

También puedes medir tu capacidad pulmonar pidiéndole a tu médico que te haga una prueba sencilla de función pulmonar, o comprar un medidor de flujo máximo que puedes usar en casa. (Su precio oscila entre 15 y 30 dólares en Internet). Hazte la prueba cuando hayas completado el Ciclo 1. Te sorprenderá lo mucho que puede mejorar tu función pulmonar en un período de tiempo tan corto.

También puedes tomar una prueba de memoria antes del Día 1 y otra vez en el Día18 para ver lo rápido que puede mejorar tu memoria a corto plazo.

Prueba de la memoria

Pon a prueba tu memoria a corto plazo mirando esta lista de compras por un máximo de 30 segundos. A continuación, anota todo lo que recuerdes en una hoja de papel. Mira cuántos artículos puedes recordar. Haz la prueba de nuevo después de haber completado el Ciclo 1 y verás cuánto has mejorado. ¡Te sorprenderás!

Espinacas
Arándanos azules
Huevos
1 galón de leche descremada
Brócoli
Ejotes o habichuelas orgánicas
Zanahorias pequeñas
4 pechugas de pollo
Harina de avena
Yogur bajo en grasa
Detergente
Piña entera
Nueces

Antes de comenzar el Ciclo 1

Haz una limpieza a fondo de tu casa y sitio de trabajo (utiliza una máscara para el polvo). No se trata de sacar de tu armario la ropa que no usas, sino de eliminar el polvo y los alérgenos. Si sufres de alergias, toma tu medicamento para la alergia media hora antes de hacer la limpieza, y abre las ventanas para que entre aire fresco. **Por qué:** Esta limpieza aliviará tu sistema respiratorio, porque no respirarás tantas partículas de polvo ni de polen durante los 17 días del ciclo.

Lineamientos generales para el Ciclo 1

1. Lee la etiqueta de tu complejo multivitamínico todos los días para asegurarte de incluir las siguientes vitaminas y dosis. Si no es así, comienza a tomar suplementos además del multivitamínico, o reemplaza simplemente tu complejo multivitamínico con otro que contenga la mayor parte de estas cantidades.

   - Vitamina C: 1000 mg al día
   - Vitamina E: 200 UI al día
   - Aceite de pescado: 3 gramos al día
   - Complejo B:

     Ácido fólico: 0,4 mg
     B-12: 2.4 mcg
     B-6: 1.3 mg
   - Selenio: 0.2 mg
   - Cúrcuma: 750 mg al día
   - Aceite de linaza: 1 cucharada
   - Coenzima Q10: 50 mg.

2. No uses perfume, spray para el cabello, desodorante ambiental ni productos de limpieza en aerosol durante este Ciclo. (¡Unos pocos días con el cabello sucio y el baño oloroso son un pequeño precio a pagar a cambio de que tus pulmones funcionen al máximo!)

   Por qué: Estos productos aparentemente inocuos contienen ingredientes potencialmente tóxicos que interactúan negativamente con otros contaminantes internos (como el polvo y la caspa de los animales). Si dejas de usar estos productos, tus pulmones podrán disfrutar de un merecido descanso.

3. Como bien sabes, uno de los elementos esenciales contra el envejecimiento es mantenerse hidratado, así que esto servirá como un recordatorio para que tomes por lo menos de seis a ocho vasos de agua de 8 onzas cada día en este plan.

   Consejo: Consigue una botella de agua reutilizable y mantenla a la mano todo el día; mientras conduces, trabajas, etc. Llénala con frecuencia.

4. Utiliza un cronómetro para ver cuánto tardas en cepillarte los dientes por la mañana y por la noche. Sincronízalo en dos minutos y cepíllate hasta que suene la alarma. A continuación, usa hilo dental.

   Recordatorio: Las personas que tienen la menor cantidad de bacterias en la boca y encías suelen tener también un mejor funcionamiento cognitivo que aquellos con una pobre higiene dental.

Restaurar: Ciclo 1

¡Ya estás listo para comenzar a restaurar! Algunos días incluyen ejercicios específicos, técnicas de respiración y estiramientos que verás en cursivas; aparecen explicados con mayor detalle en el Apéndice.

Día 1

Después de levantarte: haz dos series de 15 *cuclillas*.

30 minutos después de levantarte: come un desayuno saludable que incluya por lo menos un elemento de la lista de alimentos anti-inflamatorios y una taza de té de tomillo (la receta aparece en la página 51).

- *Ideas:* tortilla de espinacas y claras de huevo, arándanos frescos con harina de avena, trozos de piña con yogur griego, jugo de granada y un huevo entero.

Mañana: practica la Meditación del Dr. Mike (que encontrarás en el capítulo 5) por 30 minutos. Si es posible, hazlo en un lugar oscuro.

Media mañana: llama a tu médico y pídele una cita si estás tomando medicamentos y tienes alguna pregunta acerca de las dosis, si estás tomando varios, o una nueva vitamina o suplemento.

- Si un médico no te ha examinado los pulmones hace más de un año.

- Si tienes alguna preocupación sobre tu corazón, cerebro o salud pulmonar.

Almuerzo: incluye un vegetal rico en carotenoides (vegetales de hojas verdes, zanahorias, tomates, sandía, brócoli, calabaza, camote).

Merienda: seis nueces y una manzana.

Mediodía: practica la *Respiración de fuego* durante un minuto. Descansa luego de 30 segundos si es necesario.

Por la tarde: toma una nueva ruta a casa desde el trabajo o cuando hagas diligencias.

Al atardecer: haz dos series de un minuto de *sentadillas contra la pared*.

Antes de la cena: camina, trota o corre 30 minutos, dependiendo de tu nivel de acondicionamiento físico.

- *Alternativas:* con un DVD de cardio en tu casa, en una clase de gimnasia, o en bicicleta.

- Aumenta tu ritmo de entrenamiento cada día de esta semana para ejercitar tu corazón y tus pulmones. Esfuérzate cada día un poco más.

Cena: incluye por lo menos dos elementos de la lista de alimentos anti-inflamatorios y espolvoréales cúrcuma. (No necesitas hacerlo si estás tomando un suplemento de cúrcuma).

Antes de dormir: vierte cuatro gotas de aceite esencial en una olla de agua hirviendo en la estufa. Respira el vapor durante 10 minutos. (Me gusta agregarle eucalipto).

Día 2

Después de levantarte: haz dos series de 30 *saltos en tijera* y luego haz una *expansión de tórax*.

A lo largo del día: concéntrate en inhalar y exhalar mientras pisas el suelo al caminar para ser más consciente de tu respiración. Concéntrate en mantener los dos pies planos sobre el suelo y tu espalda recta mientras estás sentada en el auto o en una mesa de trabajo para que tu pecho se expanda. Respira de manera lenta y profunda 30 segundos cada hora.

30 minutos después de levantarte: come un desayuno saludable que incluya por lo menos un elemento de la lista de alimentos anti-inflamatorios.

- *Idea:* Toma un vaso de jugo de granada, o vierte un poco de fruta en una taza de yogur.

Mañana: practica la Meditación del Dr. Mike por 30 minutos.

Mediodía: Escucha una nueva estación de radio y un tipo de música diferente.

En cualquier momento: ensaya varias estrategias para disfrutar de ocho vasos de agua al día.

- *Idea:* agrega unas cuantas rodajas de pepinos, fresas, limón o naranja en una jarra de agua helada.

Media mañana: si tienes problemas para respirar o en la espalda/cuello, pídele a tu médico de familia que te remita a un quiropráctico.

Merienda: un puñado de arándanos, una manzana y una taza de té de tomillo.

Al atardecer: haz dos series de 10 *estocadas*.

Antes de la cena: camina, trota o corre 30 minutos, dependiendo de tu nivel de acondicionamiento físico.

- *Alternativas:* con un DVD de cardio en tu casa, en una clase de gimnasia, o en bicicleta.
- Aumenta el ritmo de tu entrenamiento cada día de esta semana para ejercitar tu corazón y pulmones. Esfuérzate cada día un poco más.

Cena: incluye por lo menos dos alimentos anti-inflamatorios de la lista.

- *Idea:* rodajas de piña como postre. O vierte trozos de piña y leche de coco baja en grasa en la licuadora para una piña colada anti-inflamatoria.

Antes de dormir: haz un crucigrama. Puedes terminarlo después si no tienes tiempo. (Y no tienes que esperar el periódico del domingo: hay un montón de crucigramas gratis en línea.)

Día 3

Después de levantarte: mide tu *ritmo cardíaco en reposo*. A continuación, pon una canción alegre de cuatro minutos de duración y baila en la sala de tu casa. ¡Baila, salta, mueve y agita tu cuerpo! Mide tu ritmo cardíaco de nuevo. ¿Llegaste a tu *zona cardio*?

Mañana: haz *estiramientos cobra*.

30 minutos después de levantarte: come un desayuno saludable que incluya por lo menos un alimento de la lista de anti-inflamatorios.

- *Idea:* salmón ahumado con pan integral tostado.

Media mañana: practica la Meditación del Dr. Mike por 30 minutos.

Almuerzo: incluye un vegetal rico en carotenoides (vegetales de hojas verdes, espárragos, zanahorias, brócoli, frutas cítricas, calabaza, camote).

Al mediodía: practica diciendo frases sencillas en otro idioma por 15 minutos. Recuerda: ¡lo usas o lo pierdes!

Merienda: come una manzana, o un puñado de arándanos o un batido con una taza de leche de coco baja en grasa, arándanos y una cucharadita de miel de agave. (Nota: vas a comer muchas manzanas en este plan, así que compra diferentes tipos para variar).

Al final de la tarde: haz dos series de 15 *sentadillas*.

En la noche: ¡navega en la Internet!

- Busca algo que hayas querido saber, ¡o planea unas vacaciones imaginarias a un país lejano por una media hora!

Antes de la cena: camina, trota o corre 30 minutos, dependiendo de tu nivel de acondicionamiento físico.

- *Alternativas:* con un DVD de cardio en tu casa, en una clase de gimnasia o en bicicleta.
- Aumenta tu ritmo de entrenamiento cada día de esta semana para ejercitar tu corazón y pulmones. Esfuérzate cada día un poco más.

Cena: incluye por lo menos dos alimentos de la lista de anti-inflamatorios.

- *Idea:* prepara un banquete vegetariano anti-inflamatorio con brócoli, zanahoria, cebolla y coliflor al vapor, y agrega una buena cantidad de ajo.

Día 4

Después de levantarte: ¡haz 20 flexiones!

- Puedes apoyar las rodillas en el suelo, pero trata de no hacer esto en los próximos días. Haz tantas flexiones como puedas, y descansa si es necesario. La meta es hacer veinte.

Todo el día: concéntrate en tu postura. ¡No dobles la espalda! Deja que el oxígeno entre más profundamente a tus pulmones manteniendo tu pecho expandido.

30 minutos después de levantarte: come un desayuno saludable que incluya por lo menos un alimento de la lista de anti-inflamatorios.

Mañana: practica la Meditación del Dr. Mike por 30 minutos.

Almuerzo: incluye una manzana y un alimento rico en grasas poliinsaturadas.

- *Idea:* pica la manzana, y añade un par de nueces y una cucharadita de semillas de girasol.

Tarde: practica la *Respiración de fuego* para aumentar tu capacidad pulmonar.

Merienda: una o dos tazas de brócoli al vapor o crudas.

- Vamos, tú puedes hacerlo. Agrégale sabor con una mezcla sin sal como *Mrs. Dash* (es raro que yo recomiende una marca, pues casi nunca lo hago). O vierte un poco de vinagre balsámico.

Al final de la tarde: salta la cuerda durante dos minutos (puede ser imaginaria).

Tarde: dile adiós a la rutina y reorganiza tu gabinete de especias. Organízalo alfabéticamente o invierte el orden de los frascos para ejercitar tu mente al buscarlos.

Antes de la cena: camina, trota o corre 30 minutos, dependiendo de tu nivel de acondicionamiento físico.

- *Alternativas:* con un DVD de cardio en tu casa, en una clase de gimnasia, o en bicicleta.
- Aumenta tu ritmo de entrenamiento cada día de esta semana para ejercitar tu corazón y pulmones. Esfuérzate cada día un poco más.

Cena: incluye por lo menos dos alimentos de la lista de anti-inflamatorios y un vegetal rico en carotenoides, y espolvorea cúrcuma a tus vegetales.

Día 5

Recordatorio: ¿has estado tomando ocho vasos de agua al día?

- *Idea:* haz cubitos de hielo con bayas, uvas o trozos de fruta.

Después de levantarte: juega baloncesto imaginario durante tres minutos. Agarra la pelota imaginaria, salta y lánzala. (¡Nadie te está viendo!) Se trata de bombear tu corazón, así que levanta los pies y corre a la canasta imaginaria.

30 minutos después de levantarte: come un desayuno saludable que incluya por lo menos un alimento de la lista de anti-inflamatorios.

Media mañana: practica la Meditación del Dr. Mike por 30 minutos.

Tarde: practica la *Respiración diafragmática* por tres minutos.

Merienda: un puñado de tomates cherry y una manzana.

- *Idea:* Córtalos y mezcla con una cucharadita de vinagre y aceite de linaza, y añade especias sin sal.
- *Alternativa:* ¼ de aguacate.

Mediodía: aumenta tu ritmo cardíaco marchando tres minutos en el mismo lugar (¡levanta esas rodillas!).

Antes de la cena: camina, trota o corre 30 minutos, dependiendo de tu nivel de acondicionamiento físico.

- *Alternativas:* con un DVD de cardio en tu casa, en una clase de gimnasia, o en bicicleta.
- Aumenta tu ritmo de entrenamiento de esta semana para ejercitar tu corazón y pulmones. Esfuérzate cada día un poco más.

Cena: incluye por lo menos dos alimentos de la lista de anti-inflamatorios.

En la noche: haz un crucigrama, rompecabezas o Sudoku, o cualquier tipo de juego.

Antes de dormir: vierte cuatro gotas de aceite esencial en una olla de agua hirviendo sobre la estufa. Respira 10 minutos el vapor del agua. (Me gusta con eucalipto).

Día 6

Después de levantarte: haz dos series de 10 *estocadas*.

30 minutos después de levantarte: come un desayuno saludable que incluya por lo menos un alimento de la lista de anti-inflamatorios.

Media mañana: practica la Meditación del Dr. Mike durante 30 minutos.

Merienda: un puñado de zanahorias crudas o apio picado.

> • *Idea:* Acompaña con yogur bajo en grasa aderezado con eneldo, pimienta u otros condimentos.

Mediodía: practica la *Respiración de fuego* durante un minuto. A continuación, haz dos series de 20 *sentadillas en una silla*.

Al final de la tarde: practica diciendo frases sencillas en otro idioma por 15 minutos.

Antes de la cena: camina, trota o corre 30 minutos, dependiendo de tu nivel de acondicionamiento físico.

> • *Alternativas:* con un DVD de cardio en tu casa, en una clase de gimnasia, o en bicicleta.

> • Aumenta el ritmo de tu entrenamiento cada día de esta semana para ejercitar tu corazón y pulmones. Esfuérzate cada día un poco más.

Cena: incluye por lo menos dos alimentos de la lista de anti-inflamatorios y un vegetal rico en carotenoides. Espolvorea cúrcuma a tus vegetales.

Antes de dormir: cepíllate los dientes con tu otra mano. ¡Y no te olvides del cronómetro! Sincronízalo en dos minutos.

Día 7

Después de levantarte: haz dos series de 15 *cuclillas*.

30 minutos después de levantarte: come un desayuno saludable que incluya por lo menos un alimento de la lista de anti-inflamatorios.

Mañana: practica la Meditación del Dr. Mike durante 30 minutos.

Almuerzo: incluye un vegetal alto en carotenoides y un alimento rico en grasas poliinsaturadas.

Merienda: come seis nueces y una manzana.

Mediodía: practica la *Respiración con un popote* durante dos minutos.

Por la tarde: haz dos series de *sentadillas* contra la pared por un minuto.

Antes de la cena: camina, trota o corre 30 minutos, dependiendo de tu nivel de acondicionamiento físico.

- *Alternativas:* con un DVD de cardio en tu casa, en una clase de gimnasia, o en bicicleta.

- Aumenta tu ritmo de entrenamiento cada día de esta semana para ejercitar tu corazón y tus pulmones. Esfuérzate cada día un poco más.

Cena: incluye por lo menos dos alimentos de la lista de anti-inflamatorios.

Noche: juega a las cartas o en línea.

Día 8

Después de levantarte: haz dos series de 50 *saltos en tijera*.

30 minutos después de levantarte: come un desayuno saludable que incluya por lo menos un alimento de la lista de anti-inflamatorios.

Mañana: practica la Meditación del Dr. Mike durante 30 minutos.

Mañana: toma una ducha bien caliente y respira profundamente el vapor de agua durante dos minutos para mantener limpios tus pulmones.

Merienda: un puñado de bayas mixtas y una manzana.

Mediodía: salta la cuerda durante dos minutos (puede ser imaginaria).

Antes de la cena: camina, trota o corre 30 minutos, dependiendo de tu nivel de acondicionamiento físico.

- *Alternativas:* con un DVD de cardio en tu casa, en una clase de gimnasia, o en bicicleta.

- Aumenta tu ritmo de entrenamiento cada día de esta semana para ejercitar tu corazón y pulmones. Esfuérzate cada día un poco más.

Cena: incluye por lo menos dos alimentos de la lista de anti-inflamatorios.

Noche: haz un crucigrama o Sudoku o cualquier tipo de juego.

Día 9

Después de levantarte: mide tu ritmo cardíaco en reposo. A continuación, pon dos canciones alegres por ocho minutos y baila en la sala de tu casa. Bombea tu corazón y mira si estás en tu *zona cardio*.

30 minutos después de levantarte: come un desayuno saludable que incluya por lo menos un alimento de la lista de anti-inflamatorios.

Mañana: practica la Meditación del Dr. Mike durante 30 minutos.

Almuerzo: incluye un vegetal rico en carotenoides y prueba un nuevo vegetal o fruta.

- Otras opciones son pescados, frutos secos, o semillas que no hayas probado nunca.

Mediodía: haz el ejercicio de *Respiración diafragmática* durante tres minutos.

Merienda: una taza de pepino picado.

- *Idea:* añade eneldo, pimienta molida, vinagre balsámico y aceite de linaza para más sabor.

En cualquier momento: practica diciendo frases sencillas en otro idioma por 15 minutos.

Al final de la tarde: saca tu pelota de baloncesto imaginaria y practica tiros en suspensión durante dos minutos.

- *Idea:* si prefieres el voleibol, practica clavando la pelota. ¡Lo importante aquí es saltar!

Noche: ensaya tu memoria a corto plazo y trata de memorizar la matrícula del auto que está delante de ti en el semáforo en rojo. Mira si puedes recordarla cinco minutos después.

Antes de la cena: camina, trota o corre 30 minutos, dependiendo de tu nivel de acondicionamiento físico.

- *Alternativas:* con un DVD de cardio en tu casa, en una clase de gimnasia, o en bicicleta.
- Aumenta tu ritmo de entrenamiento cada día de esta semana para ejercitar tu corazón y tus pulmones. Esfuérzate cada día un poco más.

Cena: incluye por lo menos dos alimentos de la lista de anti-inflamatorios y espolvorea cúrcuma a tus vegetales.

Día 10

Después de levantarte: ¿Has estado tomando mucha agua todos los días? Haz *estocadas vigorosas* por cuatro minutos y luego una *expansión del tórax* durante dos minutos.

30 minutos después de levantarte: come un desayuno saludable que incluya por lo menos un alimento de la lista de anti-inflamatorios.

Mañana: practica la Meditación del Dr. Mike durante 30 minutos.

Todo el día: sé consciente de tu respiración. Concéntrate en mantener los dos pies planos sobre el suelo y tu espalda recta mientras estás sentado en tu auto o mesa de trabajo. Respira de manera lenta y profunda por 30 segundos cada hora.

Almuerzo: incluye un vegetal rico en carotenoides y un alimento rico en grasas poliinsaturadas. Espolvorea cúrcuma en los vegetales.

Merienda: un puñado de arándanos y una manzana.

Al final de la tarde: haz dos series de *sentadillas contra la pared* por un minuto.

Antes de la cena: camina, trota o corre 30 minutos, dependiendo de tu nivel de acondicionamiento físico.

- *Alternativas:* con un DVD de cardio en tu casa, en una clase de gimnasia, o en bicicleta.
- Aumenta tu ritmo de entrenamiento cada día de esta semana para ejercitar tu corazón y pulmones. Esfuérzate cada día un poco más.

Cena: incluye por lo menos dos alimentos de la lista de anti-inflamatorios y espolvorea cúrcuma a tus vegetales.

Noche: haz un crucigrama, rompecabezas de Sudoku, o cualquier tipo de juego.

Día 11

Después de levantarte: ¡haz 20 flexiones de brazos!

30 minutos después de levantarte: come un desayuno saludable que incluya por lo menos un alimento de la lista de anti-inflamatorios.

Mañana: practica la Meditación del Dr. Mike durante 30 minutos.

Media mañana: Haz un poco de aeróbicos cerebrales, intenta usar tu otra mano mientras trabajas en la computadora; es difícil, ¡pero no dejes de hacerlo!

Almuerzo: incluye un vegetal rico en carotenoides.

Merienda: un puñado de nueces y una manzana.

Mediodía: practica la *Respiración de fuego* durante un minuto.

Al final de la tarde: marcha en el mismo sitio a un ritmo rápido durante tres minutos. ¡Levanta esas rodillas! ¿Estás bombeando tu corazón con fuerza? Hazlo por 10 minutos si quieres ejercitarlo más.

Antes de la cena: camina, trota o corre 30 minutos, dependiendo de tu nivel de acondicionamiento físico.

- *Alternativas:* con un DVD de cardio en tu casa, en una clase de gimnasia, o en bicicleta.

- Aumenta tu ritmo de entrenamiento cada día de esta semana para ejercitar tu corazón y tus pulmones. Ve un poco más lejos y esfuérzate un poco más.

Cena: incluye por lo menos dos alimentos de la lista de anti-inflamatorios.

Noche: navega 30 minutos en la Internet. Busca información sobre otra cultura o país.

Día 12

Todo el día: sé más consciente de las calorías y porciones hoy, sobre todo si necesitas perder peso. Trata de comer sólo la mitad de lo que tienes en el plato y suelta el tenedor antes de sentirte llena.

Después de levantarte: salta hacia arriba y hacia abajo en el mismo sitio durante dos minutos. No necesitas saltar muy alto para obtener resultados. A continuación, haz *estiramientos cobra* durante cinco minutos.

30 minutos después de levantarte: come un desayuno saludable que incluya por lo menos un alimento de la lista de anti-inflamatorios y una manzana.

Mañana: practica la Meditación del Dr. Mike durante 30 minutos.

Almuerzo: incluye un vegetal rico en carotenoides.

En cualquier momento: practica diciendo frases sencillas en otro idioma por 15 minutos.

Merienda: un camote horneado. Agrégale una pizca de canela y una cucharadita de aceite de linaza.

Mediodía: haz dos series de 10 *sentadillas*. Descansa 10 minutos y luego practica la *Respiración con un popote*.

Antes de la cena: camina, trota o corre 30 minutos, dependiendo de tu nivel de acondicionamiento físico.

- *Alternativas:* con un DVD de cardio en tu casa, en una clase de gimnasia, o en bicicleta.
- Aumenta tu ritmo de entrenamiento cada día de esta semana para ejercitar tu corazón y tus pulmones. Esfuérzate cada día un poco más.

Cena: incluye por lo menos dos alimentos de la lista de anti-inflamatorios.

Noche: no veas televisión esta noche. Despierta tus células cerebrales escuchando música clásica mientras organizas el cajón de los calcetines o de la ropa interior.

Día 13

Todo el día: reduce hoy tu consumo de calorías si tiendes a comer mucho o si consumes más de 2.000 calorías diarias. Trata de comer sólo la mitad de lo que tienes en el plato, especialmente si estás tratando de perder peso.

Después de levantarte: haz dos series de 15 *cuclillas*. A continuación, haz una *expansión de pecho* durante dos minutos.

30 minutos después de levantarte: come un desayuno saludable que incluya por lo menos un alimento de la lista de anti-inflamatorios, una manzana y una taza de té de tomillo.

Mañana: practica la Meditación del Dr. Mike durante 30 minutos.

Almuerzo: incluye un vegetal rico en carotenoides.

Merienda: ¡Otra vez el día del brócoli! Come una o dos tazas de bró-coli al vapor (o crudo). Dale más sabor con una mezcla sin sal, como *Mrs. Dash*. O vierte un poco de de vinagre balsámico y una cucharadita de aceite de linaza.

Mediodía: escucha música alegre en tus auriculares y camina rápida-mente, o baila 10 minutos. (Tal vez quieras hacer esto en privado, o invitar a tus amigos!)

Antes de la cena: camina, trota o corre 30 minutos, dependiendo de tu nivel de acondicionamiento físico.

- *Alternativas:* con un DVD de cardio en tu casa, en una clase de gimnasia, o en bicicleta.

- Aumenta tu ritmo de entrenamiento cada día de esta semana para ejercitar tu corazón y tus pulmones. Esfuérzate cada día un poco más.

Cena: incluye por lo menos dos alimentos de la lista de anti-inflamatorios.

Noche: haz un crucigrama o Sudoku, o cualquier tipo de juego.

Día 14

¿Has estado tomando mucha agua? ¡Sigue haciéndolo!

Después de levantarte: haz tres series de *planchas*. A continuación, haz *estiramientos del gato/vaca* por un minuto.

30 minutos después de levantarte: come un desayuno saluda-ble que incluya por lo menos un alimento de la lista de anti-inflamatorios y una manzana.

Mañana: practica la Meditación del Dr. Mike durante 30 minutos.

Almuerzo: incluye un vegetal rico en carotenoides y un alimento rico en grasas poliinsaturadas.

Media tarde: practica la *Respiración diafragmática* por tres minutos.

Merienda: ejotes con ajo: cocina ejotes al vapor con ½ diente de ajo picado, o espolvorea ajo en polvo. (¡Tal vez quieras tener una pas-tilla de menta para el aliento!)

Por la tarde: haz dos series de 20 *sentadillas en una silla*.

Antes de la cena: camina, trota o corre 30 minutos, dependiendo de tu nivel de acondicionamiento físico.

- *Alternativas:* con un DVD de cardio en tu casa, en una clase de gimnasia, o en bicicleta.

- Aumenta tu ritmo de entrenamiento cada día de esta semana para ejercitar tu corazón y tus pulmones. Esfuérzate cada día un poco más.

Cena: incluye por lo menos dos alimentos de la lista de anti-inflamatorios y espolvorea cúrcuma a tus vegetales.

Día 15

Después de levantarte: haz dos series de 50 *saltos,* y *expande el tórax* por dos minutos.

30 minutos después de levantarte: come un desayuno saludable que incluya por lo menos un alimento de la lista de anti-inflamatorios y una manzana.

Mañana: practica la Meditación del Dr. Mike durante 30 minutos.

Media mañana: practica tres minutos de *combate imaginario.*

Almuerzo: incluye un vegetal rico en carotenoides.

Tarde: practica la *Respiración con un popote* durante dos minutos. (Nota: ¿Te parece más fácil así?)

Merienda: un puñado de zanahorias crudas o apio picado.

Al final de la tarde: practica diciendo frases sencillas en otro idioma por 15 minutos.

Mientras conduces: trata de memorizar la matrícula del auto delante de ti. Mira si puedes recordarla 10 minutos después.

Antes de la cena: camina, trota o corre 30 minutos, dependiendo de tu nivel de acondicionamiento físico.

- *Alternativas:* con un DVD de cardio en tu casa, en una clase de gimnasia, o en bicicleta.

- Aumenta tu ritmo de entrenamiento cada día de esta semana para ejercitar tu corazón y tus pulmones. Esfuérzate cada día un poco más.

Cena: incluye por lo menos dos alimentos de la lista de anti-inflamatorios.

Día 16

Todo el día: reduce hoy tu consumo de calorías. Trata de comer sólo la mitad de lo que hay en tu plato.

Después de levantarte: ¡haz 20 flexiones de brazos! A continuación, haz *estiramientos cobra* durante cinco minutos.

30 minutos después de levantarte: come un desayuno saludable que incluya por lo menos un alimento de la lista de anti-inflamatorios y una manzana.

Media mañana: Practica la Meditación del Dr. Mike durante 30 minutos.

Almuerzo: incluye un vegetal rico en carotenoides.

Merienda: un puñado de areolas de granada, o un puñado de arándanos y una manzana.

Por la tarde: practica la *Respiración de fuego* durante un minuto. A continuación, haz dos series de 50 *saltos en tijera*.

Antes de la cena: camina, trota o corre 30 minutos, dependiendo de tu nivel de acondicionamiento físico.

- *Alternativas:* con un DVD de cardio en tu casa, en una clase de gimnasia, o en bicicleta.
- Aumenta tu ritmo de entrenamiento cada día de esta semana para ejercitar tu corazón y tus pulmones. Esfuérzate cada día un poco más.

Cena: incluye por lo menos dos alimentos de la lista de anti-inflamatorios.

Noche: haz un crucigrama o Sudoku, o cualquier tipo de juego.

Día 17

Después de levantarte: ¡haz 20 flexiones! ¿Cuántas puedes hacer ahora?

30 minutos después de levantarte: come un desayuno saludable que incluya por lo menos un alimento de la lista de anti-inflamatorios y una manzana.

Media mañana: practica la Meditación del Dr. Mike durante 30 minutos.

A lo largo del día: concéntrate en hacer que tus inhalaciones y exhalaciones coincidan con tus pisadasmientras caminas. Ya deberías ser más consciente de tu respiración.

Media mañana: practica la *Respiración de fuego* por un minuto.

Almuerzo: incluye un vegetal rico en carotenoides y espolvorea cúrcuma a tu comida.

Merienda: un puñado de tomates cherry.

- Córtalos, y agrega vinagre y especias sin sal.
- *Alternativa:* ¼ de aguacate.

Mediodía: haz dos series de sentadillas en la pared por un minuto.

Noche: aléjate de tu rutina tomando una nueva ruta a casa cuando salgas del trabajo o hagas tus recados.

Antes de la cena: camina, trota o corre 30 minutos, dependiendo de tu nivel de acondicionamiento físico.

- *Alternativas:* con un DVD de cardio en tu casa, en una clase de gimnasia, o en bicicleta.
- Aumenta la intensidad cada día de esta semana para ejercitar tu corazón y pulmones. Esfuérzate cada día un poco más.

Cena: incluye por lo menos dos alimentos de la lista de anti-inflamatorios y otro rico en grasas poliinsaturadas.

¡Felicitaciones! Has completado el Ciclo1: Restaurar. Más allá de sentirte bien, puedes ver los resultados tangibles de tu mejoría luego de haber realizado los aspectos opcionales que hemos discutido. Compara tus niveles de colesterol y de PCR antes del Ciclo 1, y después de 17 días. Imagina ahora todo el progreso que puedes hacer si sigues haciendo estos esfuerzos tan simples.

¿Recuerdas el test de la memoria al comienzo del Ciclo? Mira cómo está tu memoria a corto plazo leyendo esta lista de compras por un máximo de 30 segundos y escribe lo que recuerdes. ¡Estoy dispuesto a apostar que puedes recordar una lista mucho más larga que esta! ¿Listos? Vamos.

Lista de compras para el test de la memoria

Brócoli congelado
Leche descremada
Harina de avena
Fresas
Calabacín
Zanahorias

Flores frescas
Carne de pavo magra y molida
· Frambuesas
Queso cottage
Mangos
Almendras
Suplementos de vitamina C

Al final del Ciclo 1:Restaurar, deberán sentirse fantásticos en general. Estarán respirando con más facilidad, pensando con más claridad, sintiéndose energéticos y probablemente la ropa también les quedará mejor. Sus sistemas circulatorio, respiratorio y nervioso responden rápidamente a estos esfuerzos menores y cambios sutiles, y en estos 17 días realmente han dado pasos agigantados para retrasar —e incluso revertir— los cinco factores del envejecimiento. ¿Ven lo fácil que puede ser controlar estos factores? Acaban de establecer las bases para equilibrar la metilación, prevenir el deterioro del corazón, de los pulmones y del sistema nervioso, evitar la glicación celular y mantener así sus órganos flexibles; detener el estrés oxidativo y extinguir las llamas de la inflamación. Todo esto con unos pocos ajustes en tu estilo de vida. Es muy sorprendente, ¿verdad?

Este es sólo el comienzo... sigue mis consejos para hacer más cambios simples en tu rutina diaria y preservar aún más la salud de todos los sistemas de tu cuerpo. Ahora que hemos iniciado la transformación de tu corazón, pulmones y cerebro, vamos a dirigir nuestra atención al sistema inmunológico, digestivo, endocrino y músculo-esquelético. Estos son tus sistemas de apoyo, los que te protegen, nutren, regulan y te permiten moverte. Es hora de revitalizarlos y regenerarlos para que puedas gozar de vigor y de una gran salud, mientras avanzas hacia tu cumpleaños número 100. ¡Continuemos!

TERCERA PARTE

....

Ciclo 2: Reconstruir

Quiero que se vean y se sientan tan bien como sea posible, que es el objetivo del Ciclo 2: Reconstruir. Este ciclo se centra en la inmunidad, la digestión, la salud hormonal y en la fortaleza y acondicionamiento del cuerpo. A medida que envejecemos, les suceden ciertas cosas a estas partes secundarias (pero súper-vitales) de nuestro cuerpo. Tu cuerpo se hace menos resistente a algunas enfermedades a medida que el sistema inmunológico comienza a debilitarse en la mediana edad. Tu digestión se hace más lenta. Tu cuerpo deja de procesar el azúcar en la sangre con la misma eficiencia de antes. El desgaste puede producir artritis en las articulaciones. Tu tejido muscular disminuye y comienzas a perder los contornos atractivos de tu juventud.

Comenzarás a revertir todos estos estragos del tiempo en el Ciclo 2. Te mostraré cómo reforzar tu sistema inmunológico para que casi nunca te enfermes, lo que significa nada de inactividad y más diversión en la vida. Te diré cómo proteger tu sistema digestivo para que todos los días te sientas con energías. Hay muchas cosas que puedes hacer para evitar condiciones hormonales como la diabetes. Te diré cómo hacerlo. Luego me concentraré en tus huesos y músculos, y en cómo lograr que estén tan fuertes y en forma como sea posible. Nadie quiere estar fuera de forma, pues tendrás el triple de probabilidades de morir prematuramente que quienes están en forma.

Recuerda que quieres vivir hasta los 100 años y aún más, y mantenerte saludable y en forma. Esto tampoco es muy difícil; sólo necesitas hacer unos pocos ajustes a tu estilo de vida. Te verás más atractivo, vibrante y en forma. ¿Cuáles son esos ajustes? Sigue leyendo y lo descubrirás.

CAPÍTULO 7

Tu cuerpo es tu guardaespaldas

uando tu sistema inmunológico falla, eres susceptible a tres cosas: infecciones, enfermedades autoinmunes y cáncer (¡para no mencionar que estarás de mal humor, pues a nadie le gusta enfermarse!). Te enseñaré cómo funcionan las células inmunes para que entiendas por qué debes protegerte y aprendas a hacerlo. Una vez entiendas esto, mi consejo para mantener el sistema inmunológico en plena forma tendrá más sentido, y estarás camino a vivir 100 años felices y saludables si sigues mi plan de 17 días.

Introducción al sistema inmune

Todos los días, tu cuerpo es atacado por gérmenes y otros organismos nocivos, ya sea que provengan de la mucosa que estornuda tu hijo o tus compañeros de trabajo en el cubículo de al lado, o de los agentes patógenos que podrías encontrar con sólo cruzar la calle. Afortunadamente, el cuerpo contiene varios tipos de células inmunes que te protegen. Algunas de estas células reconocen a los invasores, otras le envían advertencias a tu cuerpo sobre la invasión, se las tragan, o actúan como refuerzos. Funcionan como un ejército y cada una cumple su propia labor.

El sistema inmune es más complejo de lo que crees. Está conformado por el sistema inmune innato y el sistema inmune adaptativo. Y para que no te sorprendas, tu sistema inmune evoluciona a medida que envejeces.

La inmunidad innata funciona como los muros o el foso de un castillo, evitando que los gérmenes penetren en tu cuerpo. Tu piel, tu reflejo de la tos, las membranas mucosas de tu nariz, e incluso el ácido estomacal de tu sistema digestivo actúan como sistemas de bloqueo para detener los invasores virales, bacterianos, o de otro tipo. Y si los patógenos han sobrevivido, tu cuerpo tiene un conjunto especial de células que entrarán en acción. Estas células inmunes incluyen:

Las células T. Son un tipo de glóbulos blancos que utiliza tu cuerpo para atacar y matar a las células extrañas, como virus o bacterias. Lo bueno es que cuando has tenido una infección, estas células se programan para matar a ese agente patógeno si lo encuentran de nuevo. Permanecen mucho tiempo en tu cuerpo, en busca de una amenaza extraña y son como pequeños francotiradores que te protegen. Tal vez sepas que las personas con VIH o sida no tienen suficientes células T para combatir las infecciones.

Los macrófagos. Estas células son como la vigilancia del vecindario: patrullan tu cuerpo constantemente en busca de tejidos potencialmente peligrosos o de células que puedan ocasionar la muerte. ¡Y cuando encuentran un invasor, simplemente se lo engullen! Los macrófagos tienen productos químicos mortales que destruyen al enemigo mientras se lo comen. Sin embargo, a medida que envejecemos, nuestros macrófagos se hacen menos efectivos. Y como el cáncer es unas de las células extrañas y letales, esto puede explicar por qué somos más propensos a contraer esta enfermedad cuando somos mayores. El objetivo aquí es hacer todo lo que posible para que nuestros macrófagos se mantengan en buen estado.

Pasemos ahora a tu sistema inmune adaptativo, el cual es muy complejo, ya que está conformado por muchos órganos. Cuando se te inflaman los ganglios del cuello porque tienes faringitis estreptocócica, esas glándulas —que son parte de tu sistema linfático— juegan un papel importante en la inmunidad. Si has tenido dolor de garganta o resfriado, seguramente tu médico te palpó el cuello para revisarte los ganglios linfáticos. Y si estaban hinchados, era porque se estaban llenando de un líquido llamado linfa para combatir una infección en tu cuerpo. La linfa se compone básicamente de una mezcla de los glóbulos blancos que combaten la infección y de un líquido blanco o transparente (quilo) que se origina en el intestino delgado. Tu sistema linfático es como una red de filtros que se extiende por todo tu cuerpo, que recoge los invasores infecciosos y los destruye en los nodos. Los ganglios linfáticos se encuentran en grupos y en varias áreas clave de tu cuerpo: el cuello, la ingle, las axilas, el abdomen y el pecho. Otros órganos de tu sistema linfático son el timo, el bazo, la médula ósea, las adenoides y las amígdalas. En este capítulo hablaremos más sobre este sistema clave y cómo mantener su salud.

A veces, el sistema inmunológico comienza a fallar. Esto sucede cuando las células del sistema inmune se confunden y creen que las células sanas y otros tejidos son el verdadero enemigo, atacando así a células perfectamente sanas en una especie de fuego amigable, conocido como enfermedad autoinmune. Por ejemplo, cuando el sistema inmunológico ataca los folículos capilares, el resultado puede ser la calvicie completa, conocida en términos médicos como alopecia areata. Las células inmunes pueden atacar también a las células sanas en las articulaciones y causar artritis reumatoide.

El cuerpo necesita estar preparado para todo esto y contar con los recursos adecuados. Ahí es donde el estilo de vida entra en juego: una dieta saludable, el ejercicio, el control del estrés, y otras herramientas. Si fortaleces tu sistema inmunológico, seguramente te enfermarás con menos frecuencia y evitarás desde el resfriado común hasta el cáncer. Menos enfermedades significa una vida larga, saludable y productiva... muy probablemente 100 años felices y saludables.

MASAJE DE DRENAJE LINFÁTICO

Ya sea que simplemente quieras que la piel de tu cara tenga un aspecto revitalizado o mantener tus alergias a raya, deberías aprender a hacerte un masaje facial, pues fomenta el drenaje de la linfa. Lo mejor es que lo hagas antes de lavarte la cara por la noche. Comienza a hacerlo hacia el centro de tu frente, presionando suavemente la piel con tus dedos, moviéndolos en círculos. Hazlo de tres a cinco segundos y luego pasa en dirección a las sienes. Mueve los dedos hacia la nariz, pero no directamente debajo de tus ojos. Continúa con movimientos circulares por las mejillas y la parte exterior de la boca. A continuación, concéntrate en la mandíbula, justo delante de tus orejas y cuello. Ten mucho cuidado en esta área. Termina el masaje con movimientos muy suaves, comenzando desde los lados de tu cara y yendo hacia el cuello. Te recomiendo este masaje cuando tengas un resfriado o infección sinusal, ya que puede ayudar con la presión de los senos nasales. Además, puede estimular el sistema linfático.

Cómo envejece tu sistema inmunológico

Al igual que otros sistemas que ya hemos visto, tu sistema inmunológico envejece de formas que no son muy agradables:

La inflamación aumenta con la edad. Esto significa que somos más susceptibles a la enfermedad cardíaca, la artritis, la fragilidad, la diabetes tipo 2, la discapacidad física y la demencia, entre otros problemas.

Menos anticuerpos. Los anticuerpos son producidos por el sistema inmunológico cuando detectan un antígeno. Los antígenos son moléculas grandes que se posan sobre la superficie de células, virus, hongos, bacterias y algunas materias inertes como toxinas, productos químicos y partículas extrañas. El número de anticuerpos producidos en respuesta a un antígeno disminuye con la edad y tu cuerpo tendrá más dificultades para combatir las infecciones.

Células inmunes comprometidas. A medida que envejeces, tendrás que trabajar un poco más para mantener un sistema inmunológico saludable. Esto se debe a que tu cuerpo produce un menor número de células T, lo que afecta también la manera en que tu cuerpo responde a las vacunas. Digamos por ejemplo que este año te vacunaste contra la gripe. La razón por la cual funcionan estas vacunas es que tus células T (que no están programadas para luchar contra otro invasor) producirán una respuesta inmune en tu cuerpo de manera que la cepa de la gripe no pueda infectarte. Pero si tienes pocas células T, este proceso no será tan eficaz. (Por supuesto que hay excepciones a la regla, como la vacuna del herpes zóster, que puede ser muy eficaz en personas mayores que tuvieron el virus de la varicela cuando eran más jóvenes).

Otro dato: a medida que avanzan las manecillas del reloj de tu cuerpo, no producirás tantos glóbulos blancos como lo hiciste en tu infancia. Por lo tanto, tus defensas serán más débiles que antes.

Problemas autoinmunes. Si tu sistema inmunológico no puede combatir eficazmente las células extrañas, podrás contraer una enfermedad autoinmune o immuno deprimida como enfermedad celíaca, psoriasis, lupus, enfermedad de Lyme, artritis reumatoide o síndrome de intestino irritable. Estas dolencias son el resultado del "fuego amigo" que tiene lugar en tu sistema inmunológico. La enfermedad autoinmune puede afectar a personas de cualquier edad, pero tenemos un mayor riesgo de contraerla a medida que envejecemos.

El linfedema. Si tu sistema linfático no está funcionando correctamente a medida que envejeces, tu linfa se puede acumular, causando hinchazón visible en las piernas y a veces en los brazos, tal vez como consecuencia de un bloqueo u obstrucción en los ganglios linfáticos.

Riesgo de cáncer. Cuando tus células se convierten en invasores extraños, puedes desarrollar cáncer. En condiciones normales, el cuerpo elimina deliberadamente algunas células en un proceso llamado apoptosis, el cual significa básicamente que las células se suicidan. La apoptosis es algo que ocurre constantemente en tu cuerpo, cuando las células normales han hecho su trabajo. En términos concretos, la apoptosis trata de que solo las células nocivas sean eliminadas. Si el organismo elimina las células equivocadas, podrías desarrollar demencia. Si el cuerpo elimina las células equivocadas del corazón, podrías sufrir una enfermedad cardiaca. Y si una célula dañina no se elimina a sí misma como debería hacerlo —si pierde su capacidad de apoptosis— el cáncer podría invadirte. Las células cancerosas son células rebeldes que no se suicidan. La clave es fortalecer tu sistema inmunológico, para que tu cuerpo pueda encontrar esas células cancerosas y eliminarlas. De ahí la gran importancia que tienen las estrategias que describiré a continuación.

SUPLEMENTOS DE APOYO A TU SISTEMA INMUNOLÓGICO

- **Zinc:** 11 mg diarios para hombres y 8 mg para mujeres
- **Vitamina C:** 1000 mg al día
- **Ácido fólico:** 400 mcg al día
- **Ginseng:** Según las indicaciones

¿Por qué? El zinc, la vitamina C y el ácido fólico fortalecen el sistema inmunológico para defenderte con más eficacia contra los resfriados y todo tipo de infecciones. Lee la etiqueta de tu complejo multivitamínico para ver si contiene las dosis adecuadas y si no, tómalas por separado.

Otro suplemento que debes tener en cuenta, pero consumirlo con moderación, es el ginseng. A lo largo de los años se han publicado informes contradictorios acerca de sus beneficios, pero algunas de las investigaciones más completas muestran que puede ser muy benéfico para aquellas personas que sufren de enfermedades crónicas. Como siempre, consulta con tu médico sobre los suplementos y sus efectos secundarios. Sin embargo, deberías incluir el ginseng en tu dieta.

¿QUÉ TIENEN LAS ALGAS?

La espirulina es un tipo de algas verde-azules que pueden mantener la inmunidad de tu cuerpo. Aunque se requieren más estudios para demostrar esto, creo en los beneficios de esta sustancia. Los aztecas de México sin duda creía en ella; la secaban al sol y la utilizaban para complementar su dieta. La espirulina se compone de 62 por ciento de aminoácidos, y es una rica fuente de proteínas, B-12, y de beta caroteno.

Ahora, no creo en los "alimentos mágicos", y soy un gran creyente en volver a lo básico. Sin embargo, la espirulina está cargada de nutrientes y no te hará daño si la consumes con moderación. Consulta con tu médico antes de consumir suplementos como espirulina y no la mezcles con inmunodepresores.

La estrategia número uno: combatir la glicación

Como expliqué en el Capítulo 1, la glicación es un proceso dañino en el que las moléculas de azúcar se unen a las proteínas o a las grasas. Esta relación crea productos avanzados de glicación, que atacan prácticamente a todas las partes del cuerpo y tienden a afectar las células inmunes. Los AGEs son una de las principales causas de deterioro de muchos órganos. Producen inflamación, aumentan la producción de radicales libres y son responsables del envejecimiento.

Si la glicación es tan perjudicial, ¿podremos vivir 100 años felices y saludables reduciendo el consumo de azúcar? Creo que sí. Te diré por qué: la glicación altera la estructura de la proteína en el cuerpo. Esa proteína alterada es reconocida por el sistema inmune como extraña y es susceptible de sufrir un ataque autoinmune: es la situación de "fuego amigable" en la que el cuerpo cree erróneamente que sus propias sustancias, tejidos u órganos son enemigas, y las ataca. Por otra parte, las proteínas glicosi-

ladas están relacionadas con enfermedades del corazón, daño de órganos
—que sufren los diabéticos— insuficiencia renal, daño nervioso, diabetes,
cataratas, e incluso cáncer. ¿He sido contundente? Debido a que la glicación está relacionada con estas condiciones que acortan la vida, es fundamental que tomes medidas para reducirla tanto como sea posible para
estar saludable durante las próximas décadas.

¿Qué puedes hacer entonces? Reducir la cantidad de azúcar que consumes —especialmente el sirope de maíz alto en fructosa— es un paso
importante para minimizar la cantidad de glicación que ocurre en el
cuerpo. Las investigaciones son muy claras en este sentido. Consumir
grandes cantidades de sirope de maíz alto en fructosa (si tomas muchos
refrescos todos los días o comes muchos alimentos azucarados) saturará
la capacidad de tu cuerpo de metabolizar la fructosa. En consecuencia, el
exceso de fructosa entrará al torrente sanguíneo. Este exceso puede afectar
las reacciones autoinmunes, aumentar la inflamación y acelerar el proceso
de envejecimiento en general. Así que elimina las bebidas y snacks azucarados y reemplázalos por otros que sean saludables y sin azúcar. Algunas
opciones sencillas incluyen jugos naturales, bebidas sin azúcar, frutas frescas, frutos secos, vegetales crudos, productos lácteos bajos en grasa y granos integrales.

Estrategias de apoyo

Lávate las manos. Una gran cantidad de infecciones se transmiten a través de las manos, especialmente durante la temporada de la gripe. Es posible que tu cónyuge tosa y pienses: "Pescaré un resfriado". Sin embargo,
son los gérmenes que se encuentran en las superficies, y no los que están
en el aire, los que capturamos con mayor facilidad. He aquí un ejemplo:
supongamos que estás de viaje. La persona que va delante de ti en las
escaleras mecánicas tiene gripe y toca la barandilla (una de las superficies
más infectadas con gérmenes). Todas las personas que toquen la escalera
recibirán esos gérmenes en las manos y cuando se toquen la boca, los gérmenes entrarán a sus cuerpos. Por eso es importante lavarse las manos
habitualmente: antes de las comidas, después de ir al baño, de darle la
mano a alguien y de tocar cualquier cosa en lugares públicos. (¡No estoy
diciendo que no saludes con la mano a nadie! Simplemente quiero que te
tomes los gérmenes en serio).

Mantén saludables las bacterias de tus intestinos. Es probable que tu sistema digestivo no sea lo primero en lo que pienses cuando te imaginas cómo funciona tu sistema inmune. Sin embargo, el equilibrio bacteriano del estómago y de los intestinos juega un papel muy importante para evitar enfermedades. (¡Te dije que todo está conectado de formas desconocidas!) Tienes 100 trillones de bacterias en el abdomen, diez veces el número de células de tu cuerpo, y algunas de esas bacterias pueden ser mortales. Así que debes asegurarte de tener suficientes bacterias buenas para repeler a las malas. Los probióticos pueden ayudarte lograr el equilibrio saludable que necesitas. En esencia, los probióticos son bacterias "amigables" que proporcionan muchos beneficios para la salud, además de fomentar la inmunidad. Pueden ayudar en la digestión, a mejorar la absorción de nutrientes y a perder peso.

Los probióticos —clasificados normalmente como suplementos dietéticos— se encuentran en alimentos como el kéfir y el yogur, y tienen tantas propiedades que otros alimentos son enriquecidos con ellos. Hay un probiótico de cereal integral, Kashi Vive, que puedes comer para aprovechar estas bacterias saludables. O, simplemente, toma un suplemento probiótico diario, como Culturelle o Align. Los probióticos ayudan a lograr el equilibrio saludable que necesitas.

Come alimentos naturales e "integrales". Una dieta rica en alimentos integrales es aquella que contiene alimentos que están muy cerca de su estado natural, pues no han sido procesados ni refinados. Mientras más naturales sean los alimentos, mejores serán para tu inmunidad. Consume una gran cantidad de frutas y vegetales como zanahorias, camotes, cebollas, apio, brócoli, coliflor y de hojas verdes, ya que contienen antioxidantes como vitamina C y betacaroteno, que tu "ejército" inmunológico necesita para combatir las infecciones. Deberías comerlos tan cercanos a su estado natural como sea posible, es decir, crudos o ligeramente cocidos al vapor. (No tiene nada de "malo" saltearlos o asarlos, pero son más ricos en nutrientes si se comen crudos o al vapor). Si te parecen insípidos, condiméntalos con hierbas, prepáralos en batidos, o en cremas en puré. Haz que tu misión personal sea amar los vegetales. No tienes que comer siempre una ensalada aburrida. ¡Sé creativo! (Mira mi receta de puré de coliflor para inspirarte).

Puré de coliflor del Dr. Mike

Los vegetales, especialmente aquellos con alto contenido de antioxidantes, son grandes protectores de tu inmunidad. Y estoy dispuesto a apostar que cuando los pruebes, no volverás a comer el puré de papa tradicional, porque no extrañarás la mantequilla, la crema agria ni la cantidad de sal que suelen darle un sabor tan delicioso al puré de papas. Además, la coliflor es súper rica en vitamina C, un gran antioxidante. También contiene ácido fólico (¡que pertenece a la familia de la vitamina B!) y potasio. Pruébalo: confía en mí.

1 coliflor blanca
Agua para cocinarla al vapor
Especias sin sal
Pimienta al gusto
Opcional: pasta de wasabi

Corta la coliflor en trozos y cocínala al vapor hasta que esté suave.

Vierte en un procesador de alimentos o licuadora.

Mezcla hasta que esté suave, añadiendo tus especias favoritas sin sal, como ajo o condimentos italianos (o wasabi para un sabor picante) y pimienta.

Prueba mientras agregas las especias.

¡Sirve y disfrútalo!

Come bayas. Ahora que estoy en el tema de los antioxidantes, me gustaría sacar un momento para celebrar las propiedades de las bayas. Las fresas, los arándanos, las moras, las frambuesas y otras frutas similares son fuentes dulces y deliciosas de inmunidad. Están llenas de varios antioxidantes, incluyendo vitamina C. Agrega a la harina de avena o a un batido bajo en grasa, o come un puñado a modo de snack.

Elimina los alimentos "blancos" de tu dieta. Siempre les digo a mis pacientes: con la excepción de la coliflor y los yogures o quesos bajos en grasa, son muy pocos los alimentos blancos que son saludables para ti. Me refiero a los azúcares simples, a los carbohidratos refinados, a los alimentos que han sido despojados de sus nutrientes y fibras naturales, como la harina blanca de muchos productos horneados, las pastas blancas, el arroz blanco y, por supuesto, el azúcar blanco: todos estos productos contienen calorías vacías con un valor nutricional nulo. Te harán sentir y lucir de más edad aunque los consumas con moderación. En términos de inmunidad, los carbohidratos simples, como los que se encuentran en los dulces, hacen que tus niveles de azúcar se disparen después de comerlos. Cuando eso sucede, habrá un exceso de glucosa en la sangre, afectando así tu circulación y la sangre no podrá circular con la misma rapidez. Tus glóbulos blancos tampoco podrán hacerlo, por lo que tu cuerpo será incapaz de curarse a sí mismo o de combatir la infección con éxito. La regla de oro es esta: ¡si es blanco, sácalo de tu vista!

Consume alimentos ricos en selenio. El selenio, un oligoelemento que se encuentra en ciertos alimentos, es esencial para un buen funcionamiento del sistema inmunológico, y su deficiencia puede comprometer tu inmunidad en general. Este mineral es un componente de glutatión, un gran antioxidante y promotor inmunológico elaborado naturalmente por tu cuerpo. El selenio ayuda a descomponer en agua el peróxido de hidrógeno, uno de los radicales libres más nocivos. Diversas investigaciones demuestran que el selenio puede combatir las infecciones, mantener las funciones cerebrales a medida que envejecemos, y prevenir algunos tipos de cáncer. Debes consumir suficiente selenio en tu dieta, pero no en exceso, porque esto puede causar otros problemas de salud. Asegúrate de consumir cantidades moderadas de carnes magras, algunos pescados como atún y bacalao, semillas de girasol, o huevos. Una sola nuez de Brasil contiene todo el selenio que necesitas en un día, así que en vez de preocuparte por tu suplemento de selenio, come uno de estos deliciosos frutos secos diariamente.

Toma un poco de sol. La vitamina D, que tu cuerpo produce naturalmente cuando recibes los rayos del sol, también le ofrece un apoyo importante a tu inmunidad. Un estudio de la Universidad de Copenhague demostró que la vitamina D puede hacer que las células inmunitarias entren en acción. También señaló que si no tienes suficiente vitamina D, las células T no podrán reaccionar adecuadamente a la infección. Por lo tanto, sal a la calle y disfruta de un poco de sol. (Sin embargo, ¡ten cuidado en no quemarte! Todo lo que necesitas son 10 a 15 minutos diarios de sol).

Duerme bien. Dormir bien es imprescindible para mantener una inmunidad saludable. Sé que no siempre puedes tener un sueño reparador, así que no te culpes si alguna vez tienes que trabajar hasta tarde. Sin embargo, se ha demostrado que una mala noche de sueño aumenta la inflamación en tu cuerpo, y también el riesgo de enfermedades autoinmunes. Así que duérmete temprano: ¡tu sueño es más importante que eso!

Toma dos aspirinas para bebé todos los días. Tomar aspirina todos los días puede reducir el riesgo de muchos tipos de cáncer y prevenir la propagación de tumores, de acuerdo con una investigación reciente y prometedora. Este simple analgésico surte efecto al reducir la inflamación crónica en el cuerpo, que está relacionada con algunos tipos de cáncer. Un estudio publicado en *The Lancet*, una revista médica, encontró que el uso diario de aspirina durante varios años, puede reducir el riesgo de algunos tipos de cáncer hasta en un 75 por ciento, así como el de propagación del cáncer (enfermedad metastásica), particularmente en pacientes con cáncer colorrectal. Tu mejor apuesta es tomar dos aspirinas para bebé todos los días. Como siempre, consulta con tu médico antes de comenzar con este o con cualquier régimen de medicamentos, ya que podría tener efectos secundarios negativos, especialmente si tienes úlceras en el estómago.

Las bases del anti-envejecimiento y tu sistema inmune

 # 1: Muévete. Mover el cuerpo estimula el sistema inmunológico al aumentar tu circulación. ¿Recuerdas que los alimentos azucarados impiden la circulación, lo que significa que los glóbulos blancos de la sangre no pueden repeler a un invasor con la suficiente rapidez? Pues bien, el ejercicio hace todo lo contrario; bombea tu sangre y corazón de modo que los glóbulos blancos de la sangre y de otras células del sistema inmune puedan llegar a donde necesitan.

 # 2: Mantén un peso saludable. Las personas con sobrepeso tienden a sufrir más infecciones y enfermedades, y aunque los estudios no han identificado la razón exacta, sí han demostrado que las células inmunes de las personas obesas o con sobrepeso no responden adecuadamente a los invasores. Pero no te asustes: encontrarás algunos consejos simples que podrás aplicar de inmediato para bajar de peso a toda prisa.

 # 3: *Permanece hidratado*. El agua protege las membranas mucosas de la nariz y los pulmones, reduciendo la posibilidad de que los virus o bacterias te ataquen y te enfermes.

 # 4: *No fumes*. ¿Sabías que los fumadores faltan más al trabajo por enfermedades que los no fumadores? Son más propensos a los resfriados, la gripe y otras enfermedades porque sus sistemas inmunes tienen que trabajar más para limpiar todas las toxinas provenientes del cigarrillo. Desafortunadamente, también tienen un mayor riesgo de contraer todos los tipos de cáncer, enfermedad arterial coronaria, enfisema y bronquitis: la lista tiene una milla de largo. Pero tu inmunidad comenzará a mejorar tan pronto dejes de fumar.

 # 5: *Suplementos*. He incluido información sobre los mejores suplementos para mejorar el funcionamiento de tu sistema inmunológico.

Lee el Apéndice, donde encontrarás ideas, recursos y recomendaciones para poner en práctica los cinco elementos esenciales contra el envejecimiento. También encontrarás algunas ideas en el Ciclo 2: Reconstruir, del plan de 17 días.

SI NECESITAS BAJAR ALGUNAS LIBRAS...

Si eres obesa, tus células del sistema inmune y del sistema linfático no funcionarán correctamente. Te sugiero que hables con tu médico para que te recomiende una dieta de 1.200 a 1.500 calorías al día dieta y perder peso. Hacer dieta no es fácil, así que te daré algunos consejos prácticos para perder un poco de peso o mantenerlo. Requieren muy poco esfuerzo y las recompensas son muy altas:

- **No te atiborres.** Come sólo hasta que te sientas satisfecho. Comer es una de las principales razones para aumentar de peso. Retírate de la mesa antes de sentir esa sensación incómoda.

- **Come porciones más pequeñas.** Para lograr esto, compra alimentos con calorías controladas, ya sea de la sección de productos congelados del supermercado o de un servicio de alimentos dietéticos a domicilio si tu presupuesto lo permite. Las porciones asignadas te darán una idea de lo mucho (o lo poco) que necesitas comer para bajar de peso. Te sorprenderá que no tienes que comer toneladas de alimentos para satisfacer tu apetito.

- **Cambia las calorías.** Reemplaza el helado rico en grasa por yogur congelado bajo en grasa, por ejemplo; reducirás alrededor de 100 calorías de forma automática. Agrega mostaza a tus sándwiches en lugar de mayonesa para reducir otras 100 calorías. Elimina el pollo frito y reemplázalo por pollo al horno con un poco de condimentos y suprime así de 200 a 300 calorías. Dile "no" a los refrescos azucarados y bebe agua en su lugar. Cada refresco que dejes de beber reduce 150 calorías. Si haces estos tres cambios en un día, podrás reducir cerca de 500 calorías a tu dieta.

- **Desayuna siempre.** Las personas que siguen una dieta y comienzan el día con una comida saludable pierden más peso que quienes no desayunan; esto es un hecho conocido. Come un huevo o dos, una rebanada de pan integral tostada y una fruta fresca, o un tazón de cereal integral con yogur y fruta fresca. Este tipo de alimentos te mantendrán con energía y evitarán que comas en exceso.

- **Elimina la comida chatarra.** Saca los alimentos procesados de tu cocina, auto y oficina. Recuerda, "Ojos que no ven, corazón que no siente". No comerás comida chatarra si no la tienes a mano.

RÍETE PARA VIVIR MÁS

Seguramente has oído el refrán, "La risa es la mejor medicina". Así es: una buena carcajada aumenta enormemente la cantidad de oxígeno que recibe tu cuerpo. Esto a su vez nutre y les da energía a órganos importantes como el corazón y los pulmones. Además, se ha demostrado que la risa mejora el sistema inmunológico mediante el aumento en la producción de anticuerpos y células T. Los investigadores han observado este fenómeno mediante el análisis de muestras de sangre en experimentos diseñado para provocar la risa en voluntarios. No sabemos muy bien cómo sucede esto, pero definitivamente es una parte de la conexión mente-cuerpo en la salud y la longevidad.

La risa puede aliviar incluso el dolor gracias a la liberación de endorfinas naturales. Un dato más (aunque podría seguir todo el día): los expertos de la Universidad de Maryland encontraron que los vasos sanguíneos reaccionan de un modo diferente cuando ves una comedia en lugar de un drama. Los participantes del estudio que vieron comedias (y que se rieron) experimentaron un flujo normal de la sangre a través de los vasos, mientras que las personas que vieron dramas experimentaron un flujo interrumpido. ¿Cuál es la lección? Que la risa mejora la circulación, lo que a su vez aumenta la inmunidad.

Puede que parezca una tontería, pero el "yoga de la risa" se ha puesto de moda en estos días por una buena razón. Sólo necesitas pensar en algo divertido, o ver un video chistoso en YouTube durante 10 minutos.

Antes de iniciar el Ciclo 2, responde estas preguntas y califícate. Respóndelas de nuevo después de completar el plan. ¡Tus resultados podrían sorprenderte!

¿Tu sistema inmunológico está en camino a vivir 100 años felices y saludables?

1. ¿Con qué frecuencia te enfermas de un resfriado o gripe?

    A. Más de dos veces al año ☐ 0 puntos

    B. Tal vez sólo una vez al año ☑ 2 puntos

    C. Nunca ☐ 4 puntos

2. ¿Con qué frecuencia se enferman tus familiares?

    A. Con frecuencia; alguien siempre está donde el médico ☑ 0 puntos

    B. A veces, vamos al médico al menos una vez al mes ☐ 2 puntos

    C. Casi nunca, todos tenemos buena salud ☐ 4 puntos

3. ¿Con qué frecuencia te ríes?

    A. No recuerdo la última vez que lo hice ☐ 0 puntos

    B. Me río un par de veces por semana ☐ 2 puntos

    C. Todos los días ☑ 4 puntos

4. ¿Cuánto has dormido en las últimas semanas?

    A. Cinco horas por noche o menos ☐ 0 puntos

    B. Nueve o más horas por noche ☐ 2 puntos

    C. De seis a ocho horas por noche ☑ 4 puntos

5. **¿Cómo calificarías tu nivel de estrés?**

   A. Muy alto, siento estrés la mayoría del tiempo ☐ 0 puntos

   B. Alto, siento estrés unos días a la semana ☐ 1 punto

   C. Moderado; siento estrés por lo menos una vez a la semana
      ☐ 2 puntos

   D. Poco, no me estreso fácilmente ☐ 4 puntos

6. **Tu dieta incluye principalmente:**

   A. Un montón de basura: alimentos fritos, refrescos, comidas rápidas y
      procesadas (y empacadas) ☑ 0 puntos

   B. Carbohidratos como pizza, pan blanco, pastas, dulces, y un poco de
      proteínas, incluyendo carnes rojas ☐ 1 punto

   C. Muchos vegetales, frutas, granos integrales, pollo y pescados
      ☐ 4 puntos

                                                              18

7. **¿Tomas suplementos antioxidantes?**

   A. No, no me gustan ☑ 0 puntos

   B. Sólo cuando me acuerdo, lo cual es raro ☐ 1 punto

   C. Sí, todos los días ☐ 4 puntos

8. **¿Fumas?**

   A. Sí, con frecuencia ☐ 0 puntos

   B. Lo dejé el año pasado ☐ 1 punto

   C. Lo dejé hace cinco años o más ☐ 2 puntos

   D. Nunca he fumado ☑ 4 puntos

9. **¿Con qué frecuencia te lavas las manos?**

   A. Rara vez ☐ 0 puntos

   B. Una vez al día, en promedio ☐ 1 punto

   C. Sólo después de ir al baño ☑ 2 puntos

   D. Varias veces al día ☑ 4 puntos

10. **¿Cuánto tiempo pasas al aire libre?**

    A. Sólo el tiempo que tardo en subir a mi auto ☐ 0 puntos

    B. De 10 a 15 minutos en total por semana ☐ 1punto

    C. Al menos 10 minutos al día ☑ 4 puntos   14

11. **¿Estás siguiendo un método saludable para perder libras si tienes sobrepeso?**

    A. No ☑ 0 puntos

    B. Sí ☐ 4 puntos

    C. No tengo sobrepeso ☐ 4 puntos

12. **¿Cómo te sientes en general**

    A. Siempre estoy cansado, adolorido, o agotado ☑ 0 puntos

    B. Me siento bien, pero rara vez me siento genial ☐ 2 puntos

    C. Me siento muy bien la mayor parte del tiempo y con mucha energía. ☐ 4 puntos

13. **¿Tomas probióticos con frecuencia?**

    A. No ☑ 0 puntos   B. Sí ☐ 4 puntos

14. **¿Tus familiares, han vivido mucho (85 años o más) incluidos tus abuelos?**

    A. No ☑ 0 puntos   B. Sí ☐ 4 puntos

Puntuación:

0–11: URGENTE; consulta con tu médico sobre tu sistema inmunológico si todo el tiempo te enfermas y te sientes cansado.

12–22: PELIGROSO; realiza algunos cambios inmediato para fomentar tu inmunidad.

23–33: MODERADAMENTE RIESGOSO; comienza a incorporar mis sugerencias a tu rutina diaria.

34–44: PROMEDIO; puedes hacer cambios adicionales.

45–56: EXCELENTE; permanece en esta senda positiva.

Tu cuerpo tiene algunos sistemas de defensa de alta tecnología, pero requieren atención y cuidado. Sigue las sugerencias de este capítulo y le darás a tu sistema inmune la oportunidad de protegerte de cualquier daño. Mientras menos enfermedades tenga tu cuerpo durante toda la vida, ¡más tiempo podrás vivir y disfrutar de tu vida!

CAPÍTULO 8

Escucha a tu cuerpo

Veo muchos pacientes con problemas digestivos en mi práctica privada. No es de extrañar, teniendo en cuenta que cada año aproximadamente 70 millones de adultos en los Estados Unidos sufren problemas estomacales como diarrea, dolor abdominal, estreñimiento,y muchos otros síntomas que causan molestias o cosas peores. La mala digestión puede ser también la causa de muchos otros problemas como fatiga, erupciones cutáneas, dolor de cabeza, falta de concentración y cambios de humor; síntomas que no pensarías que están relacionados con la digestión

Además de que necesitamos consumir alimentos para sobrevivir, lo cierto es que la comida es una obsesión nacional. ¿No parece acaso que nuestras vidas giraran alrededor de ella? Siempre estamos planeando la próxima comida. Salimos a cenar la primera vez que tenemos una cita romántica. Desde el Día de Acción de Gracias a los asados y comidas al aire libre del Cuatro de Julio, cada día de fiesta que celebramos consiste en sentarnos alrededor de una mesa y llenarnos de comida. Aunque espero que tus hábitos alimenticios hayan cambiado para cuando termines de leer este libro (¡o incluso antes!), no puedo cambiar el hecho de que la alimentación juega un papel central en nuestras vidas. ¡Así que vamos a mantener tu sistema digestivo saludable!

La información contenida en este capítulo te ayudará a reducir tus posibilidades de padecer peligrosas enfermedades del aparato digestivo y gozar de buena la salud intestinal hasta la vejez. Órdenes del médico: tómate en serio tu salud digestiva. El primer paso es tener una comprensión básica de las estructuras y funciones relacionadas con la digestión. ¿Comenzamos?

Introducción al sistema digestivo

En pocas palabras, la digestión es el proceso de extraer los nutrientes y energía necesarias de los alimentos que consumes. Este proceso se da incluso antes de llevarte algo a la boca; la digestión comienza con el simple acto de oler el tocino que fríes en la sartén o las galletas de chocolate cuando salen del horno. ¡Puedes salivar sólo al pensar en ello! Esa saliva es el primer paso de la digestión. Una vez que comes, la saliva y el acto de masticar disuelven un poco el alimento, permitiendo que puedas tragarlo. Tu lengua también participa en este proceso, llevando el alimento hacia el esófago. La labor principal de tu esófago es llevar el alimento hacia abajo, a la siguiente parada en el camino, que es tu estómago. A continuación, tu estómago utiliza poderosos jugos gástricos para que los alimentos pasen de estado sólido a líquido y facilitar la labor de tu intestino delgado.

Si se extienden de punta a punta, tus intestinos pequeños tienen entre 15 y 20 pies de largo. Aquí es donde sucede buena parte de la magia. El intestino delgado trabaja con el páncreas, la vesícula biliar y el hígado para ayudarle a tu cuerpo a absorber todas las proteínas, grasas, minerales, vitaminas, agua y otros nutrientes vitales de los alimentos que has comido.

A continuación —y este paso es clave— los nutrientes proporcionados por la comida pasan del intestino al torrente sanguíneo. Esta sangre rica en nutrientes va directamente al hígado para su procesamiento. El hígado filtra las toxinas y desechos, lleva parte de estos a la bilis y ayuda a calcular cuántos nutrientes van al resto del cuerpo, y cuántos almacena. Por ejemplo, el hígado almacena vitamina A, vitamina D y glucógeno, un tipo de azúcar que el cuerpo utiliza como energía.

Lo que resta de los alimentos —y que tu cuerpo ya no necesita— es considerado como residuos, los cuales se dirigen al intestino grueso, que lleva las heces al recto, la última parada en el tracto digestivo. Los desechos permanecen allí hasta que sientes necesidad de ir al baño. ¡Creo que ya sabes el resto!

Pero regresemos un momento al intestino grueso. Allí se encuentra una enorme colonia de microflora local (probióticos), que desempeña un papel clave en la salud digestiva. La microflora intestinal ayuda a combatir el cáncer, a producir vitaminas, a reducir la bilis, a promover la inmunidad, y a digerir los nutrientes. Estas bacterias, amistosas en general, superan en número a las bacterias malas. Sin embargo, si comes mucha comida chatarra, te estresas mucho, tomas antibióticos con frecuencia, o sufres infecciones, este equilibrio puede desaparecer fácilmente. Las bacterias malas comenzarán a superar en número y a abrumar a las bacterias amistosas, poniendo en riesgo la salud de tu sistema digestivo. En realidad, el intestino grueso es el órgano inmunológico más grande de tu cuerpo, y es por eso que quiero que lo nutras, junto con el resto de tu sistema digestivo. Después de todo, sin una digestión saludable, no podrás obtener los nutrientes que necesitas para tener energías y buena salud.

LO QUE DICEN DE TI LAS MATERIAS FECALES

Como médico que soy, pienso en lo que sucede en nuestros cuerpos después de consumir alimentos. Y en última instancia, también pienso en lo que sucede cuando nuestros cuerpos terminan de digerirlos. A veces, la manera más eficaz que tiene un médico para saber lo que está pasando en tu cuerpo es inspeccionar lo que sale de él. Sí, estoy hablando de la materia fecal, de los excrementos, o de lo que se conoce popularmente como "caca". Es un tema que a nadie le gusta (bueno, a excepción de mis amigos gastroenterólogos). Pero la información revelada por los excrementos puede ser muy valiosa para descifrar tu estado actual de tu salud. Así que sigue leyendo.

Dura o como piedritas: oodría ser señal de estreñimiento o deshidratación; ¡bebe más agua!

Negra oscura: podría ser un signo de sangrado en el sistema digestivo superior (por ejemplo, una úlcera). También es común cuando consumes una gran cantidad de proteínas de origen animal o tomas una gran cantidad de suplementos de hierro.

Textura cremosa o líquida: la evacuación líquida puede apuntar a la intolerancia o sensibilidad a ciertos alimentos, o a una infección viral o bacteriana.

De color rojo: podría indicar hemorroides, sangre del colon causada por diverticulitis, o incluso cáncer. Sin embargo, si estás comiendo una buena cantidad de remolacha o de alimentos rojos, también puede ser una causa.

Suave, pero consistente: la "A+" de las heces. En términos ideales, debería tener una forma de "S".

Tan delgada como un lápiz: Puede indicar estrechez en el intestino, lo cual es causado por un bloqueo o cáncer de colon.

Pide una cita con tu médico cada vez que notes un cambio en tus evacuaciones intestinales.

¿Cómo envejece tu sistema digestivo?

Si no quieres enfermarte (¿acaso hay alguien que quiera hacerlo?), deseas retrasar el envejecimiento (¿quién no?), y tener un buen estado de ánimo y sentirte fantástico en general, tu prioridad debe ser un sistema digestivo saludable. Cuando tu sistema digestivo está en problemas, ni siquiera la dieta más nutritiva te será de ayuda.

¿Recuerdas los cinco factores del envejecimiento que vimos al principio de este libro? El número uno de esa lista es la inflamación, que puede causar estragos en todo tu cuerpo y tu sistema digestivo no es la excepción. Si alguna parte del tracto digestivo se inflama, podrías sentir molestias o síntomas dolorosos, que pueden hacerse crónicos si no se tratan. La inflamación a largo plazo en el tracto digestivo también puede desgastar el estómago o el revestimiento intestinal y hacerte vulnerable a una serie de enfermedades graves, incluyendo cáncer. Así, una parte importante de la estrategia para proteger la salud de tu sistema digestivo es prevenir o detener la inflamación.

Los signos de un sistema digestivo envejecido incluyen síntomas más bien benignos, como el estreñimiento frecuente, otros más serios, como el reflujo gastroesofágico, úlceras y el síndrome de intestino irritable, y otros más que ponen la vida en peligro, como el cáncer colorrectal. Explicaré cada uno de ellos por separado, pero antes quiero darte una solución simple para retrasar el envejecimiento de tu sistema digestivo, y recomendarte un suplemento probiótico.

SUPLEMENTOS QUE APOYAN TU SISTEMA DIGESTIVO

- **Probióticos:** 1–10 mil millones de UFC (unidades formadoras de colonias) o de organismos vivos, diariamente.

    Toma la dosis recomendada en el frasco, pues los productos pueden variar.

    Adicionalmente, come una porción de yogur bajo en grasa diariamente.
- **Vitamina D:** 800–1000 UI diarias
- **Vitamina E:** 15 mg al día
- **Selenio:** 55 mcg al día

Por qué: has encontrado mucha información en este capítulo acerca de cómo los probióticos pueden mejorar tu digestión en general y a su vez, tu inmunidad. También pueden aliviar síntomas digestivos como la diarrea, que se presentan cuando tomamos antibióticos. Pero, como he mencionado anteriormente, no tienes porqué tomarlos en una pastilla; puedes obtener estas bacterias saludables de alimentos fermentados como el yogur, el kéfir y la leche acidophilus.

En cuanto a la vitamina D, hay cierta evidencia preliminar de que el mantenimiento de un nivel saludable de vitamina D en tu cuerpo puede reducir tu riesgo de cáncer colorrectal. Un estudio realizado a personas que tomaron suplementos de vitamina E y de selenio en China, mostró un menor número de muertes por cáncer de estómago.

Probióticos: la estrategia número uno

La mayor parte de los remedios actuales para los problemas digestivos tratan principalmente los síntomas (que proporcionan alivio a corto plazo) y alteran el equilibrio de las bacterias en tu intestino. Esto puede conducir a la digestión incompleta de alimentos o a trastornos más grave. Si las grandes moléculas de alimentos no pueden pasar a través de las paredes intestinales, provocarán una respuesta inmune en tu cuerpo, lo que podría conducir eventualmente a un trastorno autoinmune. Una digestión pobre puede impedir también que varios nutrientes importantes sean absorbidos por el cuerpo. Y algunos científicos creemos que la digestión incompleta de proteínas puede hacerte más susceptible a enfermedades graves.

Sin embargo, los suplementos probióticos serán tu salvación ya que eliminan las bacterias nocivas del intestino, apoyan la función inmune, mejoran de la producción de vitaminas, y destruyen las toxinas y los carcinógenos. Los probióticos, cuando se consumen correctamente, pueden hacer milagros, ya que son los mejores aliados de la salud digestiva.

Escoge un probiótico de varias cepas: es decir, que tenga varios tipos de bacterias amigables. Esto se debe a que cada una tiene diferentes beneficios. Una cepa puede mejorar la digestión en general, otra puede aumentar la inmunidad, algunas alivian la diarrea y los trastornos digestivos, y otras promueven la salud del colon.

Toma tus probióticos con el estómago vacío y sigue las recomendaciones del fabricante sobre la dosis.

Veamos ahora las estrategias específicas que le ayudarán a tu sistema digestivo a funcionar al máximo de sus capacidades, y en última instancia, a vivir 100 años de vida saludable.

Las bases del anti-envejecimiento y tu sistema digestivo

 # 1: Muévete. No me importa si esto significa inscribirte en una clase para bailar hip-hop, si saltas en la sala de tu casa, o trotas por tu vecindario: el movimiento es la clave para la digestión, sobre todo para evitar el estreñimiento.

 # 2: Mantén un peso saludable. El sobrepeso añade una presión indebida en la región abdominal y en el tracto digestivo, pudiendo causar o exacerbar los síntomas de la ERGE.

 # 3: Permanece hidratado. Incluso la deshidratación leve puede causar problemas digestivos, y estreñimiento en particular. Si tu materia fecal es seca y dura, eliminarás muy poca agua. En consecuencia, los músculos de la parte inferior del colon y del recto tendrán dificultades para expulsar heces grandes y secas de tu cuerpo. Esto no sólo produce estreñimiento, sino también calambres, hinchazón, gases, hemorroides, sangrado y otros síntomas molestos. Además, beber mucha agua puede ayudar a diluir la acidez de tu estómago, impidiendo la ERGE.

 # 4: No fumes. Se ha demostrado que el tabaquismo causa daño al revestimiento del estómago, y eso te hace más vulnerable a las causas de las úlceras. También aumenta el riesgo de cáncer colorrectal y gástrico. Adicionalmente, el tabaquismo compromete la parte inferior del esófago hasta el punto en el que no puedes llevar los alimentos al estómago de un modo adecuado.

 # 5: Suplementos. Consulta la sección de suplementos para más información sobre aquellos que contribuyen a una digestión saludable en general.

Condiciones del aparato digestivo relacionadas con la edad

Es todo aquello que puede manifestarse en tu sistema digestivo a medida que envejeces, y saber qué hacer al respecto.

ERGE (enfermedad del reflujo gastroesofágico)

Esta enfermedad es demasiado común. De hecho, se estima que más de 60 millones de estadounidenses sienten el ardor del reflujo gastroesofágico por lo menos una vez al mes. La ERGE es una enfermedad digestiva crónica que ocurre cuando el ácido estomacal o la bilis regresan al esófago, causando acidez. Esta molesta descarga de ácido irrita la mucosa del esófago y causa síntomas muy desagradables, como por ejemplo, ardor y dolor en el pecho, dificultad para tragar, tos seca o dolor de garganta. Definitivamente, la ERGE es muy desagradable.

Estrategias de apoyo para la ERGE

- Usa ropa cómoda. Las prendas demasiado apretadas o estrechas pueden promover esta molestia causada por el ácido estomacal.
- Come despacio y en cantidades más pequeñas.
- Permanece de pie o siéntate después de comer. No te acuestes por ningún motivo.
- Mantén la cabeza y el cuello ligeramente elevados mientras duermes. Esta posición evita que los ácidos del estómago regresen al esófago.

Diverticulitis

Después de los 40 años, es muy probable que aparezcan pequeñas bolsas en el revestimiento del colon o intestino grueso, lo cual es anormal. Si te sucede esto, tendrás una condición conocida como diverticulosis, pues cada bolsa se llama divertículo. Casi la mitad de las personas mayores de 60 años tienen esta condición.

La diverticulitis se presenta cuando estas bolsas se inflaman o infectan. Alrededor del 10 al 25 por ciento de las personas que tienen diverticulosis (las bolsas que se han formado en el colon) contraen diverticulitis. Esta condición suele ir acompañada de síntomas que producen dolor abdominal repentino y severo, fiebre, náuseas, y cambio de hábitos en el intestino (por ejemplo, estreñimiento o diarrea). No se sabe muy bien qué provoca la formación de divertículos, pero hay algunos factores de riesgo que deberías tener presentes: no consumir suficiente fibra, no hacer suficiente ejercicio y ser obeso pueden aumentar tus probabilidades de contraer la diverticulitis.

Si te han diagnosticado diverticulitis, tu médico probablemente te formule una dieta específica que suele incluir sólo líquidos durante dos días después de un episodio, para darle un descanso al sistema digestivo. Seguramente tu médico te aconsejará tener cuidado con ciertos alimentos como frutos secos y semillas, ya que pueden atascarse en los divertículos y producir un ataque de asma. Ten mucho cuidado con esto ya que puede producir perforación del intestino, una condición que puede ser mortal.

Estrategias de apoyo para evitar la diverticulitis

- Asegúrate de consumir suficiente fibra al día, preferiblemente en su forma natural (frutas, vegetales y frijoles).
- Nunca ignores la necesidad de ir al baño. Las heces pueden endurecerse si te aguantas y tendrás más dificultades para evacuar.

Síndrome del intestino irritable (SII)

El SII se ha convertido casi en una palabra de moda en estos días, lo que significa que, desgraciadamente, muchos pacientes se auto-diagnostican esta afección cuando sienten dolor abdominal y problemas con los movimientos intestinales. Pero es importante que le des a tu médico la oportunidad de descartar una gran cantidad de condiciones de salud graves antes de ponerse de acuerdo sobre un diagnóstico de SII. Pide una cita con tu médico si estás sintiendo dolor abdominal y síntomas digestivos crónicos. Estos problemas podrían ser indicadores de apendicitis, infecciones, diversos tipos de cáncer, enfermedad celiaca, diverticulitis, perforación intestinal, y muchas otras enfermedades graves. Sin embargo, si todo lo demás ha sido descartado y tus síntomas persisten, el SII podría ser la causa de ellas.

Todos tenemos diarrea, estreñimiento o hinchazón en algún momento de la vida. Pero cuando describo el SII, no estoy hablando de uno o dos episodios de heces acuosas después de comer mariscos en mal estado (aunque debes prestarle atención a los signos de deshidratación en este caso). Estoy hablando de un largo período de tiempo en el que sientes síntomas intestinales molestos e irregulares que no se detienen por su propia cuenta. Me refiero a esa sensación horrible y frecuente de "¿llegaré a tiempo al baño?". He tenido muchos pacientes que se lamentan por padecer esta condición.

Estrategias de apoyo para el SII

Hay muchos médicos que le atribuirán tu SII al estrés y a la depresión, y darán el asunto por terminado. Esa es la respuesta de un médico tradicional a una enfermedad intestinal mal definida.

No creo que el problema sea psicológico, es decir, que todo esté en tu cabeza. Si ese es el diagnóstico que te han dado, me temo que tendrás dolor y molestias continuamente y, tal vez, el estigma de ser diagnosticado con una enfermedad psicológica.

Pídele a tu médico que te haga una prueba de aliento simple para detectar la presencia de bacterias intestinales. Las personas con SII suelen mostrar una concentración sumamente alta y anormal de bacterias en el intestino delgado. En términos médicos, nos referimos a esta condición como "proliferación bacteriana intestinal", la cual se ha demostrado que es una posible causa de SII.

Si tienes un número muy alto de bacterias, tu médico debe hacer dos cosas: la primera consiste en introducir bacterias amistosas en el intestino en forma de suplementos probióticos. La segunda es eliminar de forma selectiva las bacterias malas con un antibiótico absorbible, como la rifaximina (Xifaxan). Los estudios clínicos de pacientes con SII respaldan esta última opción.

Puedes mejorar los resultados de esta terapia siguiendo las recomendaciones dietarias. Aunque ninguna dieta específica reduce completamente los síntomas del SII, animo a estos pacientes a que incorporen o eliminen ciertos alimentos de su dieta. Por ejemplo, las personas que consumen altas cantidades de productos lácteos deberían limitarlos durante dos o tres semanas y ver si hay algún cambio.

Además, y contrariamente a lo que puedas pensar, la fibra es muy importante en este caso. Recomiendo un mayor consumo de fibra a partir de los alimentos, pero un suplemento de fibra puede ser una solución para algunas personas; simplemente asegúrate de que no tenga una gran cantidad de azúcar o edulcorantes artificiales. Otra cosa: procura limitar los alimentos y los líquidos que estimulan el tracto digestivo. Algunos ejemplos son la cafeína, las comidas pesadas o sazonadas y ciertos medicamentos y suplementos. Así que ensaya esta opción, y el aumento bacteriano anormal tal vez sea cosa del pasado, al igual que el SII.

El estreñimiento

Todos sabemos que el estreñimiento es la incapacidad de tener una evacuación intestinal, pero esta condición también está relacionada con problemas durante la defecación. El estreñimiento es un síntoma de varias enfermedades, pero no es una enfermedad en sí misma. Puede aparecer si estamos de viaje, no seguimos horarios regulares, o tenemos cáncer colorrectal, pero las causas más comunes del estreñimiento son una dieta muy baja en fibra, no beber suficiente agua, y tomar antidepresivos o consumir narcóticos. El ejercicio regular también es importante para el movimiento adecuado de los intestinos. En las personas que son menos activas, los residuos del organismo no se mueven con mucha rapidez a través de los intestinos. Si vas al baño sólo tres veces por semana, la mayoría de médicos dirán que sufre de estreñimiento. Esta condición se vuelve más prevalente a medida que envejecemos.

El estreñimiento es un problema de movimiento. Si tus intestinos no se "mueven" correctamente, es probable que no estés moviendo tu cuerpo lo suficiente. Si tienes estreñimiento, un régimen de ejercicio podría ofrecerte un gran alivio con mucha rapidez. Otras causas del estreñimiento son la deficiencia de fibra en la dieta (¿ves una tendencia aquí?), los efectos secundarios de ciertos medicamentos, o no tomar suficiente agua.

LOS ALIMENTOS CON FIBRA PREFERIDOS DEL DR. MIKE

Fibra. Suena tan... poco apetecible. Cuando yo les decía a mis pacientes que necesitaban comer más fibra, me miraban como si yo acabara de robarles su mascota. Pero la fibra puede ser deliciosa en realidad. ¿A quién no le gusta comer una pera jugosa o tomar un batido de banana?

Puedes estar pensando, "¿Qué? No tengo por qué atragantarme con bebidas espesas y arenosas mientras me tapo la nariz para no sentir el olor". Así es: preferiría que obtuvieras tu fibra de los alimentos que nos da la naturaleza.

Estos son algunos de mis alimentos favoritos con fibra. Todos son naturalmente deliciosos, pero incluyo algunas opciones de recetas rápidas que puedes usar para complementarlos si así lo deseas.

- Una taza de frambuesas (8 gramos de fibra)

    Opción 1: mézclalas con ½ taza de leche de almendras para un batido de frambuesas.

    Opción 2: agrega una taza de avena (para 4 gramos extra de fibra).

    Opción 3: rocía sobre una ensalada verde.

- Una pera con piel (5,5 gramos de fibra)

    Opción 1: parte en rodajas y sirve con una porción de queso suizo bajo en grasa.

    Opción 2: parte en cubos y agrega a una ensalada de frutas.

    Opción 3: agrega jugo de limón y agua de coco para un néctar de pera.

- Una alcachofa cocida o una taza de corazones de alcachofa en conserva (10,3 gramos de fibra)

    Opción 1: cocínala al vapor y sumerge las hojas en una mezcla de mostaza Dijon, jugo de limón y condimentos.

    Opción 2: prepara corazones de alcachofa enlatados al horno, con un chorrito de aceite de oliva.

    Opción 3: agrega corazones de alcachofa picados al pollo y hornea o prepara en una sartén.

OTROS ALIMENTOS RICOS EN FIBRA

    1 taza de lentejas cocidas (15,6 gramos de fibra)

    1 taza de frijoles negros cocidos (15 gramos de fibra)

    1 taza de frijoles lima (13,2 gramos de fibra)

    1 taza de arvejas (8,8 gramos de fibra)

    1 taza de espaguetis integrales (6,2 gramos de fibra)

1 taza de brócoli (5,1 gramos de fibra)

¼ de taza de semillas de girasol (3,9 gramos de fibra)

1 banana (3,1 gramos de fibra)

1 naranja (3,1 gramos de fibra)

1 taza de harina de avena (4 gramos de fibra)

Mis pacientes se alegran cuando les "receto" más fibra. ¡Espero que tú también! Y si te estás preguntando cuánta fibra debes consumir al día, seguiré las recomendaciones actuales del Instituto de Medicina de la Academia Nacional de Ciencias: los hombres menores de 50 años deben consumir unos 38 gramos al día y las mujeres 25. Los hombres mayores de 50 años deben consumir 30 gramos al día y las mujeres 21.

Estrategias de apoyo para el estreñimiento

Si ya has incorporado los cinco factores anti-envejecimiento esenciales de este libro y todavía tienes problemas en el baño, creo que sería bueno pensar en otras opciones de tratamiento. Por ejemplo, soy partidario de la acupuntura, siempre y cuando escojas un profesional calificado y que tenga prácticas seguras.

También creo que los masajes pueden ser una buena opción para algunas personas ya que tienen un efecto relajante en los músculos y por lo tanto en tus intestinos.

Aumentar tu consumo de fibra también te ayudará, porque es fundamental para prevenir el estreñimiento. La fibra —las partes fragmentadas de la planta de alimentos de origen vegetal— no se digiere fácilmente. Piensa en la fibra como en un tren en tu sistema digestivo: los nutrientes, minerales y el agua salen y entran de él. Es básicamente un vehículo utilizado en la absorción a lo largo del tracto digestivo. Junto con el agua y líquidos, la fibra le agrega volumen a las heces. Este volumen mantiene las heces en movimiento, evitando que sean secas y duras.

Las úlceras (pépticas/estomacales)

¡Ah, las úlceras: probablemente sean uno de los problemas de salud más coloquiales y mal entendidos que existan. Estoy seguro de que todos tenemos un padre, amigo, o abuelo que se ha agarrado el estómago en un momento de tensión y ha dicho: "¡Mi úlcera está empeorando!". Permítanme compartir la verdad acerca de estas pequeñas llagas estomacales que causan tanto dolor.

En primer lugar, ¿por qué se les llama úlceras "pépticas"? Porque la pepsina es una enzima digestiva que se encuentra en el estómago. Las úlceras reciben nombres diferentes dependiendo de su localización. Por ejemplo, las gástricas aparecen en el revestimiento del estómago, mientras una úlcera esofágica lo hace en el esófago. Los pacientes con úlcera se quejan con mayor frecuencia de un dolor ardiente en la zona del estómago, pero puede presentarse en cualquier parte, desde el ombligo hasta la zona del pecho.

Sorprendentemente, entre medio millón y 850.000 estadounidenses son diagnosticados con úlcera péptica cada año. Y, contrariamente a lo que tus abuelos podrían decir acerca de las causas de una úlcera, la verdad es que no tiene nada que ver con los alimentos picantes ni con el estrés. La investigación ha revelado ahora que una bacteria llamada *Helicobacter pylori* suele ser la culpable. (Otras causas incluyen el consumo regular de diversos medicamentos de venta libre). Sin embargo, la presencia de *H. pylori* no significa necesariamente que tengas una úlcera. Por el contrario, hay personas que tienen úlceras, pero presentan resultados negativos en los exámenes de bacterias. Las bacterias *H. pylori* suelen ser inofensivas, pero algunas veces pueden alterar el equilibrio en el tracto digestivo y en última instancia, causar inflamación, dando lugar a una úlcera.

Así que, ¿te estás preguntando ahora si la bacteria que causa las úlceras es contagiosa? La respuesta es sí, puede ser contagiosa. Se ha demostrado que esta cepa de bacterias se propaga de una persona a otra, al igual que cualquier otro patógeno contagioso: a través de alimentos y de agua, con los besos, u otro tipo de contacto.

Estrategias de apoyo para las úlceras

- Limita o evita el alcohol. El alcohol agrava el revestimiento del estómago y aumenta muchísimo los niveles de ácido. Si tienes una úlcera, te recomiendo que no bebas alcohol en absoluto.

- Controla el estrés. Aunque el estrés no causa úlceras, sí las empeora. Sé que es algo más fácil de decir que hacer, pero quiero que lo intentes. El ejercicio regular ayuda a manejar la ansiedad a muchas personas, así como llevar un diario, sacar tiempo para relajarse y socializar, o buscar la ayuda de un terapeuta.

Hemorroides

En realidad, hay dos tipos de hemorroides: internas y externas. Cuando las hemorroides internas (que se encuentran en el interior del conducto anal) se hinchan y se inflaman, el paciente podría encontrar rastros de sangre en el tejido después de ir al baño. Este mismo síntoma puede presentarse cuando las hemorroides externas (localizadas cerca de la abertura anal) se irritan.

Una hemorroide es una vena que se ha inflamado debido a la presión, y son más comunes a medida que nos hacemos mayores porque las paredes de los vasos se debilitan con el tiempo. La mitad de la población tiene hemorroides a los 50 años. Aparte de la aparición de sangre en el papel higiénico o en las heces, otros signos de hemorroides incluyen un bulto duro en el orificio anal o a su alrededor, picazón e irritación.

Estrategias de apoyo para las hemorroides

- No permanezcas demasiado tiempo sin moverte, ya sea de pie o sentado. Si trabajas en una oficina, procura caminar un poco cada media hora.
- Es posible que aumentes el riesgo de hemorroides si acostumbras leer mientras haces tus necesidades.
- Trata de no pujar durante la defecación. Esto sólo aumenta la presión allá abajo.
- Una forma de evitar esto es mantener las heces blandas y saludables, tomando mucho líquido y comiendo... ya lo adivinaste... mucha fibra.

Enfermedad inflamatoria intestinal (EII)

La palabra clave en la EII es "inflamatoria". Sí, es desagradable que la inflamación contribuya a deteriorar tu salud una vez más. Si tus intestinos o cualquier otra parte de tu tracto digestivo se inflaman, sentirás todo tipo de síntomas desagradables y desafortunados. Los pacientes que tienen alguna condición relacionada con la EII, como enfermedad de Crohn o colitis ulcerosa, experimentarán una amplia gama de molestias, incluyendo dolores abdominales, diarrea, fiebre, sangrado rectal, pérdida de apetito y de peso saludable. Estas condiciones pueden detriorar tu vida y hacerte sentir completamente miserable. Los expertos no han podido determinar las causas específicas, pero hay algunas evidencias de que el tubo digestivo se irrita debido a un ataque de un virus o de bacterias extrañas, produciendo una reacción en cadena que conduce a la inflamación crónica. La genética también podría estar relacionada con esto; si tus familiares inmediatos padecen EII, podrías tener una mayor probabilidad de sufrir esta enfermedad, aunque la ciencia no está completamente segura de esto. Si te han diagnosticado alguna enfermedad inflamatoria intestinal, habla con tu médico sobre una nutrición adecuada y otras estrategias para mantener los síntomas bajo control.

Cáncer colorrectal y de estómago

El cáncer colorrectal es el tercer cáncer más diagnosticado en Estados Unidos y mata a más de 50.000 personas al año. Un factor de riesgo importante en este cáncer es la edad, con más del 90 por ciento de los casos ocurridos en personas de 50 años o más. Algunos síntomas de este tipo de cáncer son:

- Un cambio en los hábitos intestinales
- Sangre en las heces (ya sea de color rojo brillante o muy oscura)
- Diarrea, estreñimiento, o sensación de que el intestino no se vacía completamente
- Heces más delgadas de lo normal
- Dolores frecuentes producidos por gases, hinchazón, saciedad o calambres
- Pérdida de peso sin razón conocida
- Fuerte sensación de cansancio
- Vómitos

Los pólipos pueden formarse en el revestimiento del estómago donde hay inflamación. Cuando estos pólipos se tornan malignos (cancerosos), se llaman adenocarsinomas.

Estrategias de apoyo para prevenir el cáncer colorrectal y de estómago

- Consume menos sodio. Las investigaciones han relacionado el exceso de sal en la dieta con un mayor riesgo de un diagnóstico de cáncer de estómago. Los alimentos ya tienen suficiente sodio por naturaleza. Arroja tu salero a la basura y evita alimentos envasados y procesados, pues tienen un alto contenido de sodio. Intenta reemplazar la sal por ajo, ya que hay una relación entre el aumento en el consumo de ajo y un menor riesgo de algunos tipos de cáncer, incluyendo el de estómago.

- Come más frutas y vegetales, especialmente las ricas en vitamina C y betacaroteno. Hay investigaciones prometedoras, las cuales señalan que las dietas ricas en frutas y vegetales amarillos, naranjas y verdes oscuros pueden reducir el riesgo de cáncer de estómago.

Antes de comenzar el Ciclo 2: Reconstruir, responde este cuestionario para saber el estado de tu salud digestiva. Respóndelo de nuevo cuando termines el plan de 17 días para ver cuánto ha mejorado tu puntuación.

¿Tu sistema digestivo está en camino a 100 años felices y saludables?

1. **¿Con qué frecuencia tienes una sensación de saciedad o hinchazón en el estómago, especialmente después de comer?**

    A. Todos los días ☐ 0 puntos
    B. A menudo ☐ 1 punto
    C. Con poca frecuencia ☐ 3 puntos
    D. Nunca ☐ 4 puntos

2. **¿Con qué frecuencia tienes heces blandas (diarrea)?**

    A. Todos los días ☐ 0 puntos
    B. A menudo ☐ 1 punto

C. Con poca frecuencia ☐ 3 puntos

D. Nunca ☐ 4 puntos

3. **¿Con qué frecuencia sufres de estreñimiento?**

A. Todos los días ☐ 0 puntos

B. A menudo ☐ 1 punto

C. Con poca frecuencia ☐ 2 puntos

D. Nunca ☐ 4 puntos

4. **¿Evitas comer ciertos alimentos porque te producen una sensación de incomodidad?**

A. Sí ☐ 0 puntos   B. No ☐ 4 puntos

5. **¿Con qué frecuencia sientes dolores o cólicos abdominales?**

A. Todos los días ☐ 0 puntos

B. A menudo ☐ 1 punto

C. Con poca frecuencia ☐ 3 puntos

D. Nunca ☐ 4 puntos

6. **¿Alguna vez has tomado un antibiótico por más de un mes?**

A. Sí ☐ 0 puntos   B. No ☐ 4 puntos

7. **¿Con qué frecuencia tienes movimientos intestinales?**

A. Menos de dos veces a la semana ☐ 0 puntos

B. Menos de tres veces a la semana ☐ 1 punto

C. De cuatro a cinco veces a la semana ☐ 3 puntos

D. Todos los días ☐ 4 puntos

8. **¿De qué color son tus heces la mayor parte del tiempo?**

A. Amarillentas a verdosas ☐ 0 puntos

B. Café claras ☐ 3 puntos

C. Café oscuras ☐ 4 puntos

9. **¿Alguna vez has tenido heces negras?**

A. Sí ☐ 0 puntos   B. No ☐ 4 puntos

10. ¿Alguna vez has tenido sangre en las heces?

    A. Sí □ 0 puntos   B. No □ 4 puntos   *3 1*

11. ¿Tus movimientos intestinales suelen tener un olor más desagradable de lo normal?

    A. Sí □ 0 puntos   B. No □ 4 puntos

12. ¿Con qué frecuencia tienes antojos de dulces o almidones?

    A. Todos los días □ 0 puntos
    B. Varias veces a la semana □ 1 punto
    C. Algunas veces a la semana □ 2 puntos
    D. Rara vez □ 4 puntos

13. ¿Con qué frecuencia sientes indigestión?

    A. Todos los días □ 0 puntos
    B. Varias veces a la semana □ 1 punto
    C. Algunas veces a la semana □ 2 puntos
    D. Nunca □ 4 puntos

14. ¿Con qué frecuencia tienes eructos o flatulencia?

    A. Todos los días □ 0 puntos
    B. Varias veces a la semana □ 1 punto
    C. Algunas veces a la semana □ 2 puntos
    D. Nunca □ 4 puntos   *1 4*

Puntuación:

0–11: URGENTE; consulta inmediatamente con tu médico acerca de tu salud digestiva.

12–22: PELIGROSO; cambia tus peligrosos hábitos digestivos de inmediato.

23–33: MODERADAMENTE ARRIESGADO; comienza a implementar más cambios para mejorar tu digestión.

34–44: PROMEDIO; puedes hacer cambios adicionales.

45–56: EXCELENTE; permanece en esta senda positiva.

Tu tracto intestinal necesita un equilibrio de nutrientes para funcionar adecuadamente, así que escucha sus necesidades y haz todo lo que esté a tu alcance para satisfacerlas. Los síntomas relacionados con la digestión suelen ser incómodos y embarazosos, y pueden afectar fuertemente tu estado de ánimo y calidad de vida. Las medidas que debes tomar para evitar estos problemas no son muy difíciles. Espero que le prestes más atención a tu digestión, y que cumplas con tu parte y fortalezcas este sistema de modo que puedas disfrutar de 100 años de salud digestiva.

CAPÍTULO 9

¿Te sientes hormonal?

Muchos de nosotros anhelamos encontrar la fuente de la eterna juventud a medida que nos acercamos a la edad mediana y más allá. Muchos expertos en longevidad creen que el secreto mágico de la juventud se encuentra en las hormonas, unas sustancias químicas del sistema endocrino que actúan como mensajeras. Suelen ser producidas por una glándula y se dirigen a otras partes para ayudar a regular el funcionamiento de las células y órganos. Un ejemplo de esto es la insulina. Se produce en el páncreas, pero es liberada en el torrente sanguíneo para ayudar a controlar los niveles de glucosa (azúcar en la sangre).

¿El equilibrio hormonal puede retrasar el paso del tiempo? Estoy de acuerdo con algunos expertos en que las hormonas juegan un papel importante a medida que envejecemos. Pero si alguien se excede y comienza a abusar —por ejemplo— de la hormona del crecimiento humano (HGH) o hace un mal uso de terapias de reemplazo hormonal (TRH), podría tener problemas. Mi posición es la siguiente: tomar hormonas sexuales como estrógeno o testosterona, la hormona del crecimiento humano (HGH), o DHEA (un componente básico de las hormonas sexuales) no combate el envejecimiento de por sí, aunque estas hormonas muestran beneficios prometedores contra el envejecimiento si se complementan con otras medidas, como las que he explicado y voy a explicar.

Introducción al sistema endocrino

Endo significa "adentro" en griego, y *crinis* significa "secretar". Por lo tanto, la función principal del sistema endocrino es producir y secretar hormonas dentro de ciertas glándulas. Las glándulas a las que me refiero son el hipotálamo, el páncreas, las suprarrenales, los ovarios y testículos, la hipófisis, la tiroides, la pineal, el timo y la paratiroides. Las hormonas producidas en estas glándulas tienen muchas funciones, que van desde el control de la utilización de la glucosa (azúcar) en tu cuerpo para mantener tu metabolismo y tu sistema inmunológico fuerte, y crear incluso células reproductivas. ¡Sí, pasan muchas cosas en el sistema endocrino! Esta es una descripción más detallada:

Tiroides y paratiroides. La tiroides se localiza en la parte delantera del cuello, y su forma se asemeja a una corbata. Produce principalmente tiroxina (T-4) y triyodotironina (T-3). Las glándulas paratiroides son cuatro pequeñas glándulas anexas a la tiroides. Entre otras cosas, las hormonas producidas por la tiroides controlan tu metabolismo mientras que la HPT (hormona paratiroidea) regula adecuadamente el uso del calcio en el desarrollo de tus huesos.

Glándula pituitaria. Esta glándula del tamaño de una arveja está en el cerebro (aunque no forma parte de él) y actúa como el "capitán" de todas las glándulas endocrinas, enviando mensajes para que produzcan sus propias hormonas. La glándula pituitaria segrega la hormona del crecimiento humano en compañía de otras hormonas,

Hipotálamo. Esta parte del cerebro produce neuro-hormonas. El sistema endocrino y el sistema nervioso trabajan en estrecha colaboración, y este órgano es un ejemplo perfecto de tu conectividad. Las hormonas que se producen aquí tienen un efecto en la glándula pituitaria, así como en otras. El hipotálamo desempeña un papel muy importante en la regulación de la temperatura, la presión arterial, los hábitos de sueño, la actividad sexual, los estados de ánimo y muchas otras funciones corporales.

Ovarios. Estas glándulas reproductoras femeninas, aproximadamente del tamaño de una almendra, producen las células reproductoras y las hormonas sexuales que les dan a las mujeres sus atributos claramente femeninos. Los ovarios producen principalmente estrógeno y progesterona, pero también pequeñas cantidades de testosterona.

Testículos. Estos órganos reproductores masculinos del tamaño de una uva grande, y situados dentro del escroto y debajo del pene, son los encargados de producir de espermatozoides (las células reproductivas masculinas) y testosterona.

Páncreas. Esta glándula está situada detrás del estómago y crea la insulina, que es un componente vital en la capacidad del cuerpo para utilizar adecuadamente la glucosa. Tener un páncreas sano es necesario para una digestión saludable.

Glándulas suprarrenales. Son dos glándulas situadas justo encima de los riñones. Producen hormonas múltiples, particularmente en respuesta al estrés. La función de las hormonas producidas está relacionada con la reacción de huir o pelear, con el metabolismo, los niveles de azúcar en la sangre, y mucho más.

La glándula pineal. La glándula pineal se encuentra cerca del centro de tu cerebro. Produce la melatonina, que regula los patrones de sueño.

Cómo envejece tu sistema endocrino

Lo ideal sería que tu cuerpo sintetizara la cantidad adecuada de muchas hormonas para mantenerte saludable, pero esta síntesis cambia a medida que envejeces. Básicamente, la producción disminuye. La cadena de ensamblaje de la hormona no se mueve al mismo ritmo que cuando tenías 20 años. ¿Qué significa esto para tu salud? Uno de los efectos es una disminución en la capacidad para responder a varios tipos de tensiones debidas a una reducción de las hormonas hipotalámicas. Otro efecto es la reducción de la masa muscular, causada por una disminución en la hormona del crecimiento humano. Las glándulas suprarrenales crean una hormona llamada aldosterona, que ayuda a mantener tus niveles de hidratación. Tendrás un mayor riesgo de deshidratación debido a que tu cuerpo produce una menor cantidad de esta hormona con la edad. (¡Esta es sólo otra de las razones importantes para que tomes mucha agua!) Además, la tiroides puede comenzar a desarrollar nódulos con el paso del tiempo. Tu médico de cabecera puede detectar esto en un simple chequeo de rutina. Una tiroides en proceso de envejecimiento y una menor producción de hormonas tiroideas juega un papel en una disminución del metabolismo. El metabolismo se encarga de transformar los alimentos en energía, y ayuda a transformar las proteínas, carbohidratos y grasas en energía. Cuanto más eficiente sea tu metabolismo, con mayor eficiencia podrá quemar grasa tu cuerpo. En realidad, tu metabolismo llega a su apogeo alrededor de los 20 años y luego comienza a hacerse más lento. Es por eso que es más difícil mantener una figura delgada a medida que envejecemos. Afortunadamente, puedes recargar tu metabolismo haciendo ejercicio con frecuencia (en particular, levantando pesas) y con una dieta moderada que incluya alimentos naturales y proteínas magras.

Tu páncreas también experimenta cambios a medida que envejeces. Es probable que produzcas menos insulina con el paso del tiempo, y que esta sea menos eficaz. Recuerda que la función de la insulina es permitir que el azúcar que consumes se convierta en la energía que quemas. Así que una menor producción puede alterar la forma en que tu cuerpo reacciona al azúcar que contienen tus alimentos. La mejor táctica para prevenir problemas de insulina es controlar el tamaño de las porciones de alimentos y el consumo de azúcar. Les recomiendo a mis pacientes que recurran al método más sencillo: utilizar las manos. Un puñado equivale a la cantidad de vegetales y frutas que debes consumir en las comidas; la palma de tu mano es igual a una cantidad razonable de proteína, como pollo, pescado o carne magra. Un puño cerrado equivale a una porción de pasta, arroz o cereales integrales, y el tamaño de tu dedo pulgar equivale a la cantidad de aceite, aderezos para ensalada, mantequilla de maní, mayonesa, o de otro tipo grasas que debes consumir.

Se ha demostrado que el tamaño de la glándula pituitaria se reduce a medida que nos hacemos mayores. Como podrás imaginar, un menor tamaño disminuye su eficacia. Puesto que la glándula pituitaria es responsable de muchas funciones endocrinas, su mal funcionamiento puede aparecer en los síntomas atribuidos a la tiroides, los órganos sexuales y las glándulas suprarrenales. Los trastornos de la glándula pituitaria pueden causar disminución en la libido, dolor de cabeza, períodos irregulares, problemas de fertilidad y de otro tipo.

En resumen, debido a que las estructuras del sistema endocrino están unidas entre sí, al igual que en los demás sistemas del cuerpo, realmente querrás preservar la salud y la vitalidad de este sistema. ¡Te diré cómo!

SUPLEMENTOS QUE APOYAN TU SISTEMA ENDOCRINO

- **Calcio:** 1000 mg al día
- **Vitamina D:** 800–1000 UI al día
- **Té verde:** una taza al día

Por qué: El hipertiroidismo puede acelerar el envejecimiento de los huesos y hacer que se adelgacen, por lo que suplementar con calcio y vitamina D es una idea especialmente buena si tienes este trastorno. Pero, ¿sabías que los refrescos y otros productos con cafeína pueden hacer que absorbas menos calcio del que consumes? La sal de mesa también puede eliminar el calcio de tus huesos, aumentando tu riesgo de osteoporosis. Por lo tanto, así estés tomando la cantidad recomendada de calcio todos los días, puedes "borrar con el codo de la mano" los beneficios que has logrado si consumes muchas bebidas gaseosas y le agregas sal a todas tus comidas.

El té verde, ya sea con cafeína o descafeinado, te ofrece una gran cantidad de antioxidantes para mantenerte saludable, y podría incluso estimular tu metabolismo. Pero no arruines sus beneficios agregándole azúcar.

La estrategia número uno: manejar el estrés

La mayor prioridad del sistema endocrino es mantener algo que se llama la homeostasis en el cuerpo, de modo que tu salud sea estable. Suena bien, ¿verdad? ¿A quién no le gusta la estabilidad? Entonces, ¿qué se interpone entre tú y la homeostasis? El estrés. Y como cierta dosis de estrés en la vida es inevitable, el sistema endocrino tiene un plan incorporado para evitar que las glándulas de tu sistema endocrino liberen ciertas hormonas en respuesta a cualquier tipo de estrés que ponga tu salud en peligro. Ahora, el estrés se manifiesta de muchas formas. Tal vez sea una mala noticia financiera o una disputa familiar, un accidente automovilístico o un simple resfriado. Cualquiera que sea la causa, el estrés hace que tu sistema endocrino entre en acción y regrese a la homeostasis.

Sin embargo, cuando el estrés se presenta durante un período prolongado, tu sistema endocrino tiene que trabajar más para producir la cantidad adecuada de hormonas y mantener el funcionamiento correcto de todos los sistemas corporales. Este trabajo adicional puede ocasionar problemas en el sistema cardiovascular, incluyendo hipertensión, así como disminución en la inmunidad. ¿Has notado que eres más susceptible de contraer un resfriado o gripe cuando estás estresada? El estrés puede incluso tener un efecto negativo en el sistema reproductor, dando lugar a cambios en la menstruación, y en la producción de testosterona y de espermatozoides en los hombres. Sí, un desequilibrio hormonal debido al estrés a largo plazo puede tener consecuencias graves en todo el cuerpo.

El estrés es traicionero. Muchos pacientes tienen altísimos niveles de estrés, y lo más asustador es que no lo saben, pues se ha convertido casi en una forma de vida para ellos. En mi opinión, el estrés a largo plazo es una elección. No estoy diciendo que quieras que te sucedan cosas malas. Pero la forma en que reaccionas a situaciones potencialmente estresantes es algo que está completamente bajo tu control. Creo sinceramente que si descubres las claves para manejar el estrés en tu vida, podrás evitar muchos problemas de salud y aumentar en gran medida tus posibilidades de vivir 100 años felices y saludables.

Estrategias para reducir el estrés

Aprender a controlar tus niveles de estrés y entender que *tú* eres quien decides —al menos en cierta medida— la cantidad de estrés que le permites sentir a tu cuerpo, es un elemento clave para mejorar la salud de tu sistema endocrino, así como de todo tu cuerpo. Tal vez pienses que sólo puedes relajarte en un spa costoso, con unas vacaciones extravagantes o con la ayuda de un terapeuta caro. Todo esto puede ser fantástico, pero no es esencial para manejar tu estrés diario. ¡Te lo aseguro!

Mide tu estrés. En primer lugar, debes conocer tu nivel de estrés. Pregúntate a lo largo del día en que nivel se encuentra tu estrés en una escala del uno al diez. Uno significa estar calmado y relajado, pero alerta. Diez es cuando las sirenas suenan en tu cabeza, las palmas de tus manos sudan, y sientes mucho estrés. Si tu nivel de estrés está en el rango de seis a diez gran parte del tiempo, es el momento de hacer algunos cambios importantes.

Haz una lista para solucionar el estrés. Haz una lista de dos columnas, y anota todo aquello que te estrese en la columna izquierda. El simple acto de escribirlo puede ser útil y ayudar a reducir el estrés. Cuando termines la columna izquierda, comienza con una lista de posibles soluciones al lado derecho. Aunque tal vez lo primero que se nos venga a la mente sea exagerado (por ejemplo, "renunciar al trabajo y salir volando a Hawai"), ¡de todos modos escríbelo! No esperes encontrar una solución realista para todos los factores de estrés, pero anota siempre todo aquello que te estrese. Muy pronto, descubrirás que cada pequeño detalle que te produce estrés puede ser manejado, elaborado, delegado o eliminado.

Percibe el "movimiento" de un modo diferente. El movimiento tiene un efecto especial en el estrés psicológico, y cuando haces ejercicio, tu cerebro se ocupa de mantener todas tus funciones mientras te esfuerzas físicamente. Tu cerebro se concentrará entonces en llevar oxígeno a tu corazón y a tus músculos, y en hacer que te muevas con seguridad y eficacia. Esto significa que se preocupará menos por todos los factores estresantes de la vida. Sentirás que tu cabeza está "despejada". (Todo ese oxígeno fresco también te ayudará!) Pero, para muchos de ustedes, ¡el ejercicio diario podría terminar en la lista de cosas que los estresan! Si la idea de ir al gimnasio y ejercitarte en la caminadora te revuelve el estómago, haz un esfuerzo para cambiar tu percepción.

El ejercicio puede ser divertido. ¡Claro que sí! Debería ser algo que quisieras hacer porque es una especie de un escape de la rutina diaria. Pregúntate cuándo fue la última vez que te divertiste mientras respirabas con dificultad y sudabas. ¿Cuando estabas bailando con tu pareja o con un grupo de amigos hace varios años? Consigue entonces un DVD lleno de movimientos de baile rápidos y divertidos y haz una fiesta en la sala de tu casa! Si fue cuando jugabas kickball en quinto grado, inscríbete entonces en una liga de kickball para adultos (¡sí, existe!). Si fue cuando saltabas en la cama durante tu infancia, consigue un pequeño trampolín o rebotador, pon un música divertida, ¡y ríete a carcajadas mientras saltas arriba y abajo! En serio, no hay ninguna razón para sacarle el cuerpo al ejercicio. Te ofrece muchos beneficios, así que te recomiendo buscar la manera de disfrutar de 30 minutos de movimiento diario. ¡Tú eres el protagonista!

Maximiza el tiempo. Muchas personas que están estresadas, agotadas, abatidas y abrumadas tampoco manejan bien su tiempo. No importa cuántos malabares tengas que hacer para cumplir con tus tareas diarias, siempre podrás manejar tu tiempo de manera eficiente para no estar siempre retrasada ni sentirte agotada. Seguramente tienes un correo electrónico y acceso a algún tipo de calendario que te enviará avisos recordatorios. Esta es una gran herramienta que puedes utilizar para mantener un calendario detallado. Si tienes problemas para sincronizar tu agenda y la de tu familia, busca un área común en tu casa (posiblemente la cocina) para crear un calendario maestro. Asegúrate de que toda tu familia participe en su elaboración. En resumen: Encuentra una manera de organizar mejor tu tiempo. Te ayudará a sentirte menos ansioso y con más control.

Procura saber cuándo necesitas ayuda. Los trastornos de ansiedad son muy reales y pueden ser devastadores. Si crees tener un problema psicológico, acude a un consejero o terapeuta. Busca a alguien de confianza. La ayuda está disponible, y la terapia cognitiva-conductual, los consejos de un profesional o ciertos medicamentos podrían servirte.

Las bases del anti-envejecimiento y el sistema endocrino

 # 1: Muévete. Especialmente si estás estresado, querrás hacer ejercicio para mantener la salud de tu sistema endocrino, ya que esto puede retrasar la liberación de hormonas relacionadas con el estrés. Recuerda hacer movimientos NEAT (actividad de termogénesis sin ejercicio) durante todo el día. O busca la manera de hacer ejercicio; por ejemplo, estocadas, mientras pasas la aspiradora o doblas las rodillas cuando esperas en la fila del supermercado. Inscribirte en una clase de kickboxing o golpear un saco de boxeo son dos estrategias eficaces para liberar el estrés.

 # 2: Mantén un peso saludable. Si eres obeso, tu peso adicional puede generar algo que llamamos síndrome metabólico, que es una combinación de los factores de riesgo para diabetes tipo 2, enfermedades del corazón y accidente cerebrovascular. La grasa visceral, que tienes debajo de la pared abdominal y que aplasta tus órganos, es especialmente peligrosa en relación con tu riesgo de contraer diabetes. De acuerdo con los investigadores de la Escuela de Salud Pública de la Universidad de Harvard, el factor más importante para determinar si alguien va a desarrollar diabetes tipo 2 es el sobrepeso o la obesidad. La relación que hay entre el exceso de peso y un mayor riesgo de diabetes tiene que ver con la forma en que tus células procesan el azúcar, lo que puede causar hiperglucemia. Las células productoras de insulina también podrían tener que trabajar más para regular los niveles de azúcar en la sangre, lo que puede conducir a una

insuficiencia celular. Por lo tanto, el sobrepeso o la obesidad afectan todo tu cuerpo de manera negativa, incluyendo las células más pequeñas.

 # 3: Permanece hidratado. Mantener una hidratación adecuada todos los días puede ayudar realmente a tu metabolismo. Un estudio de la Universidad de Utah descubrió que los adultos que bebían entre ocho y doce vasos de 8 onzas de agua al día quemaron más calorías que las personas que estaban deshidratadas. ¿Quemar calorías extras tomando sólo agua potable? ¡Eso me parece increíble!

 # 4: No fumes. Fumar puede interferir con el funcionamiento de tu sistema endocrino, especialmente con la tiroides. También aumenta el riesgo de enfermedad de Graves (una forma de hipertiroidismo) y de diabetes tipo 2.

 # 5: Suplementos. Consulta mi lista de suplementos que apoyan el sistema endocrino.

Problemas endocrinos relacionados con la edad

En primer lugar, veamos algunas de las cosas que pueden fallar en tu sistema endocrino con la edad, y por supuesto, la manera de prevenirlas o por lo menos de retrasarlas.

Diabetes tipo 2

La Asociación Americana de la Diabetes informa que más de 25 millones de estadounidenses tienen esta enfermedad, y entre el 90 y el 95 por ciento padecen diabetes tipo 2. Esta condición está relacionada con la hormona de la insulina, y significa que el páncreas no produce suficiente insulina para controlar la glucosa (azúcar) en la sangre, o el cuerpo no la utiliza correctamente. Hablaré un poco má sobre este tema, no porque quiera asustarte, sino porque quiero que estés informado. ¿Sabías que los Centros para el Control de Enfermedades estiman que si seguimos por el camino en que estamos, uno de cada tres adultos en Estados Unidos podría ser diagnosticado con diabetes en el año 2050? Esta es una estadística terrible, pero no tiene porqué ser así. Los CDC informan que la diabetes es la séptima causa de muerte en los Estados Unidos. Además, las personas con diabetes tienen el doble de probabilidades de desarrollar enfermedades del corazón o de sufrir un accidente cerebrovascular que las demás personas. También es la causa número uno de ceguera en personas de 20 a 74 años de edad. Tendrás un mayor riesgo de sufrir diabetes si:

- Tienes más de 45 años
- Tienes libras de más alrededor de la cintura (y tal vez en otros lugares)
- Tu HDL es menos de 35 mg/d
- Si tienes presión arterial alta
- ¡No mueves tu cuerpo lo suficiente!
- Un miembro de tu familia tiene o ha tenido diabetes

No estoy diciendo que estés condenado a un diagnóstico de diabetes si cumples con uno o más de estos criterios. Pero quiero que tu mayor prioridad sea reducir aquellos factores de riesgo que puedes controlar.

Estrategias de apoyo para prevenir la diabetes tipo 2

Hazte la prueba. Si tienes factores de riesgo, hacerse la prueba es una buena idea. ¡El conocimiento es poder! Tu médico te puede hacer una prueba de azúcar en la sangre en ayunas o de hemoglobina glucosilada (A1C). Estas pruebas pueden ser útiles en el diagnóstico y la prevención.

Elije los alimentos con sabiduría. Llevar una dieta saludable es más sencillo de lo que piensas. El primer paso es tener conciencia de lo que comes. Trata de comer 14 gramos de fibra por cada 1.000 calorías que consumes. ¿Por qué menciono la fibra? Porque parece tener un efecto positivo en los niveles de azúcar en la sangre.

Consume diversos tipos de aceites. Utiliza aceite de coco con cierta frecuencia. Este aceite está compuesto de ácidos grasos de cadena media, los cuales producen energía, en lugar de los ácidos grasos de cadena larga que se encuentran en las grasas animales, como la manteca de cerdo y la mantequilla. Consumir diferentes tipos de grasas se ha asociado con una reducción del riesgo de diabetes de tipo 2, y de enfermedades del corazón. Por lo tanto, es más saludable consumir diversos tipos de aceites que usar siempre el mismo.

Problemas de tiroides

Haré énfasis en tres condiciones. La primera es el hipotiroidismo, que se refiere a una baja actividad de la tiroides, donde no se produce suficiente cantidad de ciertas hormonas necesarias para mantener tu metabolismo y varias reacciones químicas de tu cuerpo. La Asociación Americana de Endocrinólogos Clínicos estima que 27 millones de estadounidenses adultos tienen una tiroides hipoactiva o hiperactiva. Las mujeres tienen un riesgo casi siete veces mayor que los hombres de tener problemas de tiroides, específicamente de hipotiroidismo, a medida que envejecen. Los síntomas más comunes del hipotiroidismo son fatiga inexplicable, estreñimiento, ronquera, hinchazón y palidez en la cara, aumento inexplicable de peso, y una sensación general de desaliento.

La segunda condición es el hipertiroidismo, cuando la tiroides produce demasiada tiroxina, una hormona vital en tu metabolismo. Los signos típicos son la pérdida repentina de peso, pulso acelerado, exceso de sudoración o sensación de nerviosismo, aumento del apetito, sensibilidad al calor, y movimientos intestinales frecuentes. Es posible que no haya ningún síntoma, otra razón por la que es imprescindible hacerse un examen de tiroides.

Por último, está el cáncer de tiroides. Cualquier tipo de cáncer es aterrador. Pero hay algunas buenas noticias sobre este tipo de cáncer. Si te diagnosticaran cáncer de tiroides en fase I o II, tus probabilidades de supervivencia serán casi del 100 por ciento. Dicho esto, de todos modos querrás prestarle atención a la salud de tu tiroides y estar alerta a cualquier síntoma de este tipo de cáncer. Las personas que han tenido un bocio (aumento en el tamaño de la tiroides), o tienen familiares que han sufrido esta condición, tienen un alto riesgo de cáncer de tiroides, al igual que las personas con ciertos síndromes genéticos o que han estado expuestas a la radiación. Si sientes un bulto en tu cuello, un dolor que no desaparece después de un par de días, o dificultad para tragar, pídele a tu médico que te haga un examen de tiroides.

Estrategias de apoyo para una tiroides saludable

Hazte un examen de tiroides. La Asociación American de la Tiroides recomienda que las personas mayores de 35 años se hagan un examen cada cinco años. También puedes hacerte un auto-examen. Sería bueno que te hicieras esta prueba dos veces al año para detectar cualquier cambio en tu tiroides. Simplemente mírate al espejo, inclina tu cabeza hacia atrás, y traga saliva. La tiroides está en el centro de tu cuello y sobresale ligeramente; verás que se mueve cuando tragas. Haz esto varias veces, y trata de detectar algo anormal en tu tiroides o cerca de ella.

Presta atención a los síntomas. Deberías estar pendiente de cambios sutiles en tu salud, especialmente si eres mujer. No te vuelvas paranoica, pero no quiero que le restes importancia si has notado una sensación de letargo, aumento repentino de peso, u otros síntomas de hipotiroidismo. Hay medicamentos que pueden controlar esto, ¡así que dale a tu médico la oportunidad de ayudarte!

Consume suficiente calcio y vitamina D. El hipertiroidismo en particular, puede acelerar el envejecimiento de los huesos y adelgazarlos, así que es una buena idea suplementar con calcio y vitamina D.

Consume suficiente yodo. Los médicos no han visto a muchos pacientes con una gran deficiencia de yodo desde la década de 1970, cuando comenzó a agregarse yodo a la sal. Sin embargo, mientras más consciente seas de tu consumo de sodio, con mayor facilidad detectarás los efectos producidos por la deficiencia de yodo. Los alimentos que deberías incorporar a tu dieta son mariscos o pescados, huevos, cebollas, rábanos, perejil, y algas marinas.

Come algas marinas

Si has caminado por los pasillos de una tienda de alimentos saludables o por algunas tiendas de comestibles tradicionales, tal vez hayas visto paquetes de algas marinas, aunque también es probable que hayas pasado por alto este producto de aspecto extraño mientras ibas por la salsa de espagueti. Trataré de convencerte para que comas algas tostadas; son bajas en calorías pero llenan, y pueden ser un sustituto saludable a las papas fritas ya que son crujientes.

Las algas también contienen algunas vitaminas y minerales saludables como potasio, vitamina K, calcio, vitamina C, magnesio y yodo. Aunque es importante obtener yodo en la dieta, no veo a muchos pacientes que tengan deficiencia de yodo. Esto se debe especialmente a la cantidad de sal yodada que consumimos en nuestra típica dieta estadounidense. Por otro lado, y ya que un mayor número de personas tiene que monitorear su consumo de sal, tal vez veamos un mayor número de pacientes con efectos negativos en la tiroides debido al poco consumo de yodo. Una dieta deficiente en yodo puede causar bocio, o agrandamiento de la tiroides.

Esta es mi receta: prueba bocados de algas tostadas, especialmente si estás restringiendo la sal. ¡Te diré cómo prepararlos!

4 hojas grandes de nori tostado (se encuentra en la sección asiática de las tiendas de comestibles)
1 cucharadita de aceite de sésamo

Precalienta el horno a 275ºF. Corta las hojas de nori en cuadros del tamaño de papas fritas con un cuchillo o tijeras de cocina. Unta un poco de aceite de sésamo en ambos lados. Hornea de 10 a 15 minutos, hasta que estén crujientes. Sírvelas como un snack!

Tamaño de la porción: 10 a 12 bocados crujientes

Un metabolismo más lento

El metabolismo es la forma en que tu cuerpo convierte en energía los nutrientes de los alimentos y bebidas que consumes. Todo el tiempo necesitas energía, y no sólo cuando trotas o trabajas en el patio. La energía es esencial para que tu cuerpo funcione en todos los niveles.

Tu metabolismo se hace más lento a medida que envejeces. Por lo tanto, querrás hacer todo lo posible para mantenerlo fuerte. Mientras más rápido sea tu metabolismo, más energía tendrás, y tu cuerpo procesará los nutrientes con mayor eficacia.

Estrategias de apoyo para acelerar el metabolismo

Desayuna. Tu mamá te dijo siempre que el desayuno era la comida más importante del día. Ella estaba en lo cierto… ¡otra vez! Te recomiendo que desayunes media hora después de levantarte, para sacar a tu metabolismo de su modo de "descanso" y pasar al modo de "quemar". Si no desayunas, prácticamente le estarás pidiendo a tu cuerpo que almacene calorías en forma de grasa, ya que lo has preparado para el peor de los casos: ¡no darle comida! Además, es de sentido común que lo más probable es que te excedas en tu próxima comida si pasas hambre durante mucho tiempo.

Logra el equilibrio con proteínas magras. Tiendes a quemar más calorías cuando digieres proteínas. Un estudio encontró que la dosis ideal de proteínas magras (pechuga de pollo, pavo, carne de res magra, tofu, etc.) equivale a un tercio de tus calorías diarias totales. Así que si estás consumiendo 2.000 calorías al día, unas 650 calorías deberán provenir de alimentos con proteínas magras.

Mantén un patrón de sueño. Si no duermes el número de horas suficientes con frecuencia, tu metabolismo no funcionará al máximo de sus capacidades. Además, ¿has notado el hambre que sientes después de una pasar una mala noche? La ciencia no está segura todavía, pero es posible que la falta de sueño cause estragos en las hormonas reguladoras del apetito. Procura dormir siempre el mismo número de horas, ¡y no te trasnoches demasiado los fines de semana!

Toma agua con hielo. El consumo de agua helada puede impulsar el metabolismo de algunas personas. La razón: tu cuerpo se satura un poco si tiene que aumentar la temperatura. Aunque los efectos no se han demostrado a largo plazo, de todos modos debemos tener cuidado con esto.

Haz ejercicio en la noche. Si haces ejercicio de noche sin que interfiera con tu sueño, te sugiero que lo intentes. Hay cierta evidencia de que esto podría evitar que tu metabolismo sea muy bajo en la noche, lo que significa que estarás quemando más calorías, incluso mientras cierras los ojos. Pero asegúrate de consumir alimentos ricos en proteínas y evita los carbohidratos si hacer ejercicio de noche te despierta el apetito y te hace comer a altas horas de la noche.

ADVERTENCIA: LA FIEBRE DEL HGH CONTRA EL ENVEJECIMIENTO

Es posible que hayas escuchado recientemente de personas que recurren a las inyecciones de HGH para hacer retroceder las manecillas del tiempo. En ese caso, habrás oído decir que esta droga "milagrosa" aumenta la libido, rejuvenece la piel, y quita incluso las canas. Pero el hecho es que las inyecciones de HGH sólo son seguras para las personas que realmente tienen una deficiencia en las hormonas del crecimiento, lo cual es bastante raro. El HGH no es un milagro ni una fuente de la eterna juventud, y tampoco está aprobado por la FDA para usos contra el envejecimiento. Las inyecciones de HGH pueden causar efectos secundarios como dolor articular y muscular, hinchazón, y aumento del tamaño del tejido mamario en los hombres. Podría contribuir incluso a factores de riesgo de diabetes, enfermedad cardiaca y cáncer. Dado que se han realizado pocos estudios sobre esta sustancia, no sabemos realmente todos los riesgos que conlleva. Y eso me basta para decirles no a las inyecciones de HGH, a menos que un médico legítimo te las haya recetado por una causa legítima y aprobada.

Responde ahora este cuestionario para saber qué tan saludable es tu sistema endocrino. Respóndelo de nuevo cuando hayas completado el Ciclo 2: Reconstruir, para ver cuánto ha mejorado tu puntuación.

¿Tu sistema endocrino está camino a 100 años felices y saludables?

1. En la última semana, ¿casi un tercio de tus calorías diarias han provenido de proteínas magras?

   A. Sí ☐ 4 puntos   B. No ☐ 0 puntos

2. ¿Has tenido recientemente un aumento o pérdida de peso inexplicable?

   A. Sí ☐ 4 puntos   B. No ☐ 0 puntos

3. ¿Tu peso corporal es normal para tu estatura?

   A. Normal (dentro de unas pocas libras) ☐ 4 puntos
   B. Necesito bajar de cinco a diez libras ☐ 2 puntos
   C. Tengo más de 15 kilos de sobrepeso ☐ 0 puntos

4. ¿Alguna vez te has hecho un examen de glándula tiroides y tienes más de 45 años?

   A. Sí ☐ 4 puntos   B. No ☐ 0 puntos

5. ¿Algún familiar inmediato tiene diabetes?

   A. Sí ☐ 4 puntos   B. No ☐ 0 puntos

6. ¿Cuántas veces hiciste ejercicio cardiovascular en la última semana?

   A. Una vez o nada ☐ 0 puntos
   B. Dos o tres veces ☐ 2 puntos
   C. Cuatro veces o más ☐ 4 puntos

7. ¿Tienes dificultad para dormir?

   A. Sí ☐ 4 puntos   B. No ☐ 0 puntos

8. ¿Sientes debilidad o cansancio?

   A. Sí ☐ 4 puntos   B. No ☐ 0 puntos

9. ¿Pierdes energía en la tarde?

   A. Sí, muy a menudo ☐ 0 puntos
   B. A veces ☐ 2 puntos
   C. Nunca ☐ 4 puntos

10. **¿Has tenido algún cambio en las deposiciones?**

    A. Sí ☐ 4 puntos   B. No ☐ 0 puntos

11. **¿Te sientes estresado/a?**

    A. Sí, ¡todo el tiempo! ☐ 0 puntos

    B. De vez en cuando (no todos los días) ☐ 3 puntos

    C. No, me siento fresco/a como una lechuga ☐ 4

12. **¿Cuántas veces comes al día?**

    A. Una comida abundante y snacks ☐ 1 punto

    B. Tres comidas abundantes ☐ 2 puntos

    C. De cuatro a seis comidas pequeñas durante el día ☐ 4 puntos

13. **¿Has tenido diabetes durante el embarazo?**

    A. Sí ☐ 4 puntos   B. No ☐ 0 puntos

14. **¿Comes 25 gramos de fibra al día si eres mujer y 38 gramos si eres hombre?**

    A. Sí ☐ 4 puntos   B. No ☐ 0 puntos

Puntuación:

0–11: URGENTE; consulta a tu médico o endocrinólogo si tienes un aumento de peso inexplicable, letargo extremo, u otros síntomas alarmantes.

12–22: PELIGROSO; deja tus malos hábitos de inmediato y reemplázalos por otros que sean buenos para mejorar el funcionamiento de tu sistema endocrino. Consulta con tu médico si los síntomas no mejoran.

23–33: MODERADAMENTE ARRIESGADO; empieza a seguir mis recomendaciones para tener un sistema endocrino saludable.

34–44: PROMEDIO; puedes hacer cambios adicionales.

45–56: EXCELENTE; permanece en esta senda positiva.

Entiendo que reducir el estrés puede parecer una tarea casi imposible y que prevenir la diabetes podría parecerte una batalla cuesta arriba si tienes antecedentes familiares. Pero te prometo que es posible. Así que ahora que entiendes cómo funciona el sistema endocrino y cómo regula las funciones de tu cuerpo, te invito a que lo cuides, porque si lo haces, tendrás una energía ilimitada y evitarás muchas enfermedades que acortan la vida. ¡Los cambios simples en tu vida diaria pueden hacer maravillas en tu sistema endocrino y ayudarte a sentirte, verte y actuar más joven que nunca!

CAPÍTULO 10

No nos engañemos

Nuestros músculos comienzan a debilitarse a medida que envejecemos. Labores diarias, como subir escaleras, cargar maletas o bolsas con víveres, se hacen más difíciles. Podemos sentir desequilibrio si estamos de pie y nos cansamos fácilmente. También existe el riesgo de lastimarnos luego de caer. Estoy hablando de todas las lesiones posibles, incluyendo moretones, fracturas, cortes y contusiones; hay cientos de cosas malas que pueden sucederle al cuerpo humano cuando sufre una caída.

A propósito, una de cada tres personas mayores de 65 años sufrirá una caída. Y peor aún, tal parece que las probabilidades de morir a causa de lesiones relacionadas con caídas han aumentado bastante en los últimos diez años. Estas noticias no son buenas y nos mantienen muy ocupados a los médicos.

Prefiero que sean *ustedes* los ocupados, haciendo las cosas que les gustan sin importar la edad: practiquen deportes, váyanse de compras, esquíen, asistan a una convención política, o hagan lo que sea, sin preocuparse por nada. Puedes tener una vida maravillosa si cuidas tu sistema musculo-esquelético, es decir, tus músculos, huesos y articulaciones. Sin estas partes vitales del cuerpo, no podríamos estar de pie, caminar ni sentarnos, por lo que es esencial que los cuides a partir de ahora.

Introducción al sistema musculo-esquelético

Los músculos

Tu cuerpo tiene más de 650 músculos, que constituyen la mitad de tu peso corporal y están unidos a los huesos por unos tejidos duros llamados tendones, los cuales ayudan a los músculos a mover los huesos.

Tenemos tres tipos de músculos: esqueléticos, lisos y cardíacos.

Los músculos esqueléticos son los que ejercitas cuando vas al gimnasio. Se encuentran en todo el cuerpo, sobre todo en las piernas, brazos, abdomen, pecho, cuello, y en la cara. Los músculos esqueléticos se llaman "estriados", están conformados por fibras con franjas horizontales que son visibles bajo el microscopio. Estos músculos mantienen junto el esqueleto, le dan forma a tu cuerpo y te ayudan con los movimientos cotidianos.

Otros músculos que hay en el cuerpo son los "suaves". Están constituidos por fibras pero no son estriados y no son los que ves en los fisicoculturistas. Los músculos lisos se encuentran en tu cuerpo, incluso en el interior de tus órganos, incluyendo los recubrimientos del estómago, del intestino delgado, y del colon. No puedes decidir cuándo "flexionar" estos músculos; tu cerebro les envía una señal cuando necesita que entren en acción. Estos músculos ayudan a descomponer los alimentos, a pasarlos a través del aparato digestivo, y también exprimen la sangre de las paredes de los vasos sanguíneos para ayudar a mantener la presión arterial.

El tercer tipo de músculos es el músculo cardíaco. Cada vez que sientas el latido de tu corazón en el pecho, piensa que todas las fibras musculares cardiacas trabajan para bombear sangre a todo tu cuerpo.

Los huesos

Tu cuerpo tiene 206 huesos, los cuales comienzan a desarrollarse antes de tu nacimiento y se "remodelan" a lo largo de la vida. Piensa en el programa *Extreme Makeover: Edición de huesos*. Esencialmente, tu esqueleto sigue rediseñándose y transformándose a nivel celular. Tenemos tres tipos de células óseas: osteocitos, osteoclastos, y osteoblastos. Son semejantes a trabajadores y equipos en una construcción. Primero están los osteocitos, que actúan como una especie de grúas, y son responsables de recoger y transportar materiales (nutrientes y desechos) y de llevarlos de un lugar a otro. A continuación, están los osteoclastos: yo los comparo con una bola de demolición o buldócer, ya que desmantelan los huesos con el fin de reconstruirlos y hacerlos más fuertes. Por último, están los osteoblastos: son como los trabajadores de la construcción, pues construyen el nuevo material óseo. También reparan las áreas dañadas de los huesos. Las fibras de la proteína contienen cristales de calcio, fósforo, y otros materiales de refuerzo en su interior. Siempre has oído hablar de la importancia del calcio en la salud ósea, ¿verdad? ¡Y con razón! El calcio proporciona a los huesos la resistencia estructural que les permite soportar tu peso y tus músculos. El calcio que no se utiliza de inmediato es almacenado en tus huesos. El nivel de ciertas vitaminas y minerales que tomes, especialmente de vitamina D y de calcio, afecta directamente la cantidad de calcio almacenada.

Los huesos también tienen otra cosa mágica. La médula ósea —que está dentro de muchos de ellos— elabora las células sanguíneas. La médula ósea está llena de células madres que producen glóbulos rojos y plaquetas, y algunos tipos de glóbulos blancos. Los glóbulos rojos llevan oxígeno a los tejidos del cuerpo, y las plaquetas regulan la coagulación sanguínea en caso de cortarnos. Los glóbulos blancos ayudan a combatir las infecciones.

Los huesos están unidos por medio de una especie de correas largas y fibrosas, denominadas ligamentos. El cartílago, una sustancia flexible y gomosa de las articulaciones, protegen a las rodillas y codos cuando se mueven.

Articulaciones

El dolor articular es una de las dolencias más comunes a medida que envejecemos. Tus rodillas, caderas y codos son articulaciones; es decir, donde se unen dos huesos (o más). El hueso del muslo se une al hueso de la cadera… y así sucesivamente. Las articulaciones son responsables de la flexibilidad. De lo contrario, ¿cómo caminarías si no pudieras doblar las rodillas?

Cuando las articulaciones se vuelven rígidas, se presentan problemas como artritis o alguna otra dolencia que limita el movimiento. Empobrecen mucho nuestra calidad de vida, así que queremos evitarlas, siempre y cuando podamos. (¡O mejor aún, por siempre!)

¿Cómo envejece tu sistema musculo-esquelético?

El envejecimiento de tu sistema musculo-esquelético realmente puede hacerte sentir viejo. Los huesos son fuertes, pero es obvio que se pueden romper o debilitar. Los músculos también se pueden debilitar y las articulaciones (y los tendones, ligamentos y cartílagos) pueden deteriorarse luego de lesiones o enfermedades. Hay un montón de problemas que pueden afectar a los huesos, músculos y articulaciones a medida que envejecemos. Estos son algunos:

Reducción esquelética. Entre los 30 y 40 años empiezas a perder poco a poco la masa ósea. Los huesos se vuelven más delgados y débiles. El número de osteoblastos (células que elaboran los huesos) comienzan a disminuir, mientras que el número de osteoclastos (las células que destruyen el hueso) sigue siendo el mismo. Lo que sucede es que los osteoclastos eliminan el calcio con mayor rapidez de lo que los osteoblastos pueden volver a crecer, por lo que tus huesos se debilitan. Unos huesos débiles equivalen a una mayor probabilidad de fracturas.

Problemas hormonales. Es posible que no lo sepas, pero las hormonas —importantes mensajeros químicos del cuerpo— están relacionadas con la salud y la pérdida ósea. Tres hormonas están implicadas en el complejo proceso de la formación de huesos. Una de ellas es la hormona paratiroidea, producida por pequeñas glándulas en el cuello, y que extrae calcio de los huesos; esta hormona aumenta en el cuerpo a medida que envejeces. Esto significa que los huesos pierden calcio con mayor rapidez de la que éste es absorbido por los huesos.

La testosterona y los estrógenos también están relacionados con el mantenimiento de los huesos. La testosterona estimula la formación ósea y protege a los estrógenos contra la pérdida ósea. A medida que envejeces, hay una declinación natural en estas hormonas, un proceso que también contribuye a la pérdida ósea. Los hombres pierden testosterona y esto afecta su masa ósea, aunque muy lentamente. Después de la menopausia, las mujeres presentan una fuerte disminución de estrógenos, lo que lleva a una posible pérdida rápida de masa ósea. La incidencia de fracturas óseas es dos a tres veces mayor en las mujeres que en los hombres.

Tamaño y fortaleza de los músculos. Los músculos pierden un poco de tamaño y potencia con la edad, a medida que las fibras del músculo esquelético se hacen más pequeñas. El resulatado es menos fuerza muscular y resistencia, y una tendencia a cansarse rápidamente. Recuerda que el corazón es un músculo, y que su rendimiento también puede disminuir.

La pérdida de masa muscular se acelera alrededor de los 75 años. Esto puede hacerte frágil y aumentar el riesgo de caídas y fracturas. Tus músculos se sentirán más débiles y te cansarás con mayor facilidad. Aunque el ejercicio es el mejor remedio, es probable que no sientas deseos de estar activo, lo que podría afectar aún más tu masa muscular. Puede ser un ciclo desagradable si lo dejas avanzar mucho.

Mal funcionamiento de los huesos. La osteoporosis, que debilita y adelgaza el tejido óseo, es el tipo más común de enfermedad ósea. Esta condición hace que los huesos se fracturen más fácilmente, y que la columna vertebral pueda debilitarse. Los investigadores estiman que una de cada cinco mujeres estadounidenses mayor de 50 años tiene osteoporosis. Aproximadamente la mitad de todas las mujeres mayores de 50 años sufrirá una fractura de cadera, muñeca o vértebras de la columna vertebral.

La osteoartritis (OA). Es normal que muchas personas sientan dolor luego de correr mucho, tomar clases de danza aeróbica de alto impacto o de esquiar. Tal vez se te hinche la articulación de la rodilla o adquiera un color rojizo. Podrías tomar un par de calmantes para el dolor y sentirte bien… pero pensarás: "¡Ya no estoy joven!".

Sin embargo, otras personas sienten dolor, a veces durante varios años, aunque no se debe al dolor ni al exceso de trabajo muscular. Es la osteoartritis, el trastorno articular más común; es algo realmente triste, ya que nuestros pacientes sufren mucho. Esta enfermedad es causada por el envejecimiento y el desgaste de las articulaciones; en otras palabras, es como un daño articular. Cuando el cartílago alrededor de las articulaciones se rompe y se desgasta, los huesos se rozan entre sí. Esto produce dolor, hinchazón y rigidez. Los ligamentos y los músculos alrededor de la articulación se debilitan y se endurecen demasiado.

Gran parte del riesgo de osteoartritis proviene de ciertas articulaciones, en particular de las rodillas, muñecas o dedos, por exceso de trabajo debido a ciertas ocupaciones o actividades deportivas. Si trabajas de rodillas o en cuclillas, es posible que tengas artrosis en las rodillas. Lo mismo ocurre con movimientos repetitivos como escribir en el computador, lo que podría producir OA en tus manos. Para evitar esto, trata de crear un entorno de trabajo que sea ergonómico, utilizando programas de dictado; en lugar de escribirle un correo electrónico a un colega, anda y camina hasta su oficina (el beneficio adicional es que harás un poco de ejercicio). Otros factores de riesgo para la OA incluyen la herencia y el sobrepeso (que ejerce una presión perjudicial sobre las articulaciones).

¡ALIVIANA TU CARGA!

La Asociación Americana de Quiropráctica no recomienda que cargues bolsas de gran tamaño, maletines pesados ni bolsos grandes. Puede que estén a la moda, pero si pesan más de un 10 por ciento de tu peso corporal, no deberías cargarlos, ya que los efectos a largo plazo en tu esqueleto no son agradables. Estoy hablando de pérdida del equilibrio, disminución de la salud en la columna, curvatura de la columna vertebral, dolores crónicos de cabeza crónicos y de espalda, y un mayor riesgo de lesión.

Recuerda: Si eres mujer y pesas 150 libras, esa bolsa que estás cargando tiene que pesar menos de 15 libras. Después de todo, ¿realmente necesitas bolsas de maquillaje, botellas de agua, material de lectura, y toda la otra basura que echas ahí todos los días? ¡Si tu respuesta es sí, considera entonces usar una bolsa con ruedas!

Las bases del anti-envejecimiento y tu sistema musculo-esquelético

 # 1: Muévete. Cuando se trata de prevenir lesiones y de preservar la salud y vitalidad de tus huesos, músculos y ligamentos, esta debería ser tu prioridad número uno. Es un tema recurrente en este capítulo, y aprenderás los movimientos y ejercicios específicos que optimizan tus rutinas de ejercicio y tienen efectos positivos en todo tu sistema musculo-esquelético.

 # 2: Mantén un peso saludable. Seguramente vas a perder y a conservar tu peso ya que te moverás mucho. Disfrutarás de beneficios tan grandes como pérdida de peso, menos estrés en las articulaciones (por ejemplo, en las rodillas) y menores niveles de inflamación (que pueden ocasionar artritis). ¿Quién quiere ser rígido y sentirse adolorido y tullido cuando se acerca a los 100 años de edad? ¡No tú!

 # 3: *Permanece hidratado.* Una hidratación adecuada ayuda a lubricar las articulaciones. Cuando se trata de la articulación de la rodilla, la fricción es el mayor enemigo, porque puede romper el cartílago. El agua hace que las articulaciones se muevan suavemente. Y los huesos no son los únicos beneficiados: los músculos también necesitan agua. De hecho, están conformados principalmente por H2O. Así que toma agua para tener huesos fuertes y músculos saludables.

 # 4: *No fumes.* Fumar puede causar fracturas en los huesos después de cierta edad, porque las toxinas del humo debilitan la estructura ósea al limitar el suministro de sangre a los huesos, que estos necesitan para continuar su proceso de creación y fortalecimiento a través del tiempo. Además, el tabaquismo impide que tu cuerpo absorba adecuadamente el calcio de los alimentos se consumes. Si no fumas o has dejado de hacerlo recientemente, ¡felicitaciones! Tus huesos te lo agradecerán.

 # 5: *Suplementos.* Consulta mi lista de suplementos específicos que apoyan tu sistema musculo-esquelético… ¡especialmente el calcio!

La estrategia número uno: muévete

Haces ejercicio para mantenerte en forma, perder peso o mantener bien tu corazón, pero ¿has pensado en hacer ejercicio por el bien de su sistema musculo-esquelético? Bueno, deberías hacerlo, ya que el ejercicio tiene efectos casi milagrosos en este sistema, desarrollando los músculos, fortaleciendo los huesos y protegiendo las articulaciones.

El ejercicio desarrolla el tejido muscular al desmantelarlo y reconstruirlo de nuevo. Durante el proceso de desmantelamiento, unas células "satélite" que están afuera del tejido muscular se dividen y replican. Luego se fusionan y se unen a las fibras musculares dañadas con el fin de repararlas, así como soldarías algo con pegamento. Cuando el tejido muscular se repara de nuevo, será más grande y fuerte que antes.

Tus huesos responden de una manera similar con el ejercicio, especialmente con el entrenamiento de fuerza. Se hacen más grandes y más fuertes, pues los estás sometiendo a una mayor presión. Al igual que los músculos, los huesos se adaptan a la presión cada vez mayor. A nivel celular, las células de los huesos se multiplican y producen huesos nuevos. Es por eso que el ejercicio es una de las maneras más eficaces de prevenir la osteoporosis.

El ejercicio también puede proteger las articulaciones, lo que significa protección contra la osteoartritis. El ejercicio mantiene las articulaciones flexibles y les da un mayor rango de movimiento. ¡Es como aceite para tus articulaciones!

El ejercicio también alivia el dolor. Cuanto más músculo puedas construir alrededor de una articulación, más apoyo le dará, y la articulación tendrá que trabajar menos. Más músculos contribuyen a un mayor equilibrio y estabilidad, y evitan el riesgo de caídas.

Básicamente, el ejercicio soluciona casi todos los problemas de este sistema. Fuimos creados para estar activos. El ejercicio no sólo te ayudará a moverte mejor, sino también a dormir y a comer mejor, y a enfermarte con menos frecuencia.

Entonces, por favor: haz ejercicio vigoroso casi todos los días de la semana; esto te ayudará a vivir 100 años felices y saludables.

SUPLEMENTOS QUE FORTALECEN TU SISTEMA MUSCULO-ESQUELÉTICO

- **Calcio:** 1000 mg al día

- **Vitamina D:** 800–1000 UI diarias

Por qué: si tu objetivo es tener ánimos suficiente para jugar a la pelota con tus nietos algún día, deberías darle a tu cuerpo los nutrientes que necesita para la salud de tus músculos y huesos. El calcio fortalece tus huesos. Este mineral es como una especie de cemento que endurece tus huesos y los mantiene fuertes. Si no recibes suficiente calcio, podrías sufrir un mayor riesgo de que tus huesos se debiliten y se vuelvan quebradizos, y desarrollar incluso osteoporosis. La vitamina D le ayuda a tu cuerpo a absorber el calcio que ingieres, así que estas dos sustancias son el dúo perfecto.

Estrategias de apoyo para la salud ósea

Hazte una prueba ósea. Te recomiendo que pienses seriamente en hacerte una prueba de densidad ósea, específicamente una densitometría o DXA, sobre todo si tienes algún factor de riesgo de osteoporosis. Esta prueba mide la cantidad de tu masa ósea y le permite a tu médico predecir el riesgo de fracturas óseas en el futuro. Me gustaría asegurarte, sin embargo, que estar en situación de riesgo no significa que tengas osteoporosis o que la vayas a tener. Simplemente significa que tal vez quieras cuidar mejor de tu salud ósea.

Consume calcio natural. Como ya he mencionado en la sección de suplementos de este capítulo, el calcio es fundamental para la salud ósea, específicamente para prevenir el deterioro en los huesos cuando seas mayor. Querrás mantener tus huesos fuertes, de modo que nunca tengas que usar una silla de ruedas. Pero recuerda, quiero que obtengas vitaminas de los alimentos, y que utilices los suplementos como una ayuda adicional. Estos son algunos de los "campeones" en la categoría del calcio.

Alimentos ricos en calcio:

Yogur bajo en grasa (8 onzas aprox. 345 mg de calcio)
Leche baja en grasa o al 2% (1 taza = aprox. 297 mg de calcio)
Queso bajo en grasa (suizo y mozzarella) (1 onza = aprox. 200–270 mg de calcio)
Sardinas con huesos (3 onzas aprox. 324 mg de calcio)
Frijoles de soya (edamame) (1 taza = aprox. 180 mg de calcio)
Queso cottage bajo en grasa (1 taza = aprox. 160 mg de calcio)
Vegetales de hojas verdes:
Espinacas (½ taza = aprox. 130 mg de calcio)
Kale (½ taza = aprox. 90 mg de calcio)
Hojas de col (½ taza = aprox. 74 mg de calcio)
Tofu (½ taza = aprox. 253 mg de calcio)
Okra (½ taza = aprox. 88 mg de calcio)

Recuerda que debes consumir 1.000 miligramos de calcio al día, así que si consumes una taza de yogur bajo en grasa, dos porciones de espinacas, una taza de frijoles de soya, y un vaso de leche baja en grasa, habrás alcanzado tu meta.

Evita las caídas. Esto es fundamental, ¡sobre todo a medida que envejeces! Evita los medicamentos que causan somnolencia y elimina los
peligros del hogar (incluyendo las alfombras) para reducir el riesgo de
fracturas. Usa anteojos o lentes de contacto si tu visión no es muy buena.
Otras formas de evitar caídas son:

No camines solo cuando llueva o caiga nieve.

Utiliza las barras del baño cuando sea necesario.

Apóyate en los pasamanos al subir y bajar escaleras.

Usa zapatos cómodos.

Asegúrate de que tu casa permanezca bien iluminada.

Tratamientos médicos. Tu médico te podría recetar bisfosfonatos para
prevenir y tratar la osteoporosis. Los bisfosfonatos orales incluyen el alen-
dronato (Fosamax), el ibandronato (Boniva) y el risedronato (Actonel).
Otra opción es la calcitonina, que disminuye la tasa de pérdida ósea y alivia el dolor en los huesos. Viene en aerosol nasal o inyección. Los principales efectos secundarios del aerosol son la irritación nasal, mientras que
la solución inyectable puede producir náuseas. El raloxifeno (Evista) se
utiliza también en la prevención y tratamiento de la osteoporosis, y puede
reducir el riesgo de fracturas vertebrales en casi un 40 por ciento. Sin
embargo, no parece prevenir otras fracturas, incluyendo las de la cadera.

Ejercicio. Estos tipos específicos de ejercicios son importantes para el fortalecimiento de los huesos, así como para adquirir tono muscular y crear
una sinergia entre todos los elementos del aparato locomotor: ligamentos,
huesos, músculos, etc.

- *Ejercicios con pesas:* entrenamiento de fuerza, pilates, caminar, trotar,
  jugar tenis y bailar. Estos ejercicios ayudan a aumentar el estrés
  saludable en los huesos, estimulando así la producción de nuevas
  células óseas.

- *Ejercicios de equilibrio:* el tai chi y el yoga. Estas dos disciplinas
  hacen que tus extremidades tengan una gama amplia de
  movimientos, aumentando la flexibilidad. Algunos movimientos y
  posturas de equilibrio requieren mantener el equilibrio sobre una
  pierna, por ejemplo. Así, los movimientos lentos y fluidos de estos
  ejercicios hacen trabajar los músculos y mejoran el equilibrio y la
  agilidad.

- *Cardio:* se ha demostrado que los ejercicios cardio, como caminar rápido, trotar, andar en bicicleta o remar, fortalecen la masa ósea de la parte inferior de la espina dorsal, y las caderas. También mejora la salud del corazón y los pulmones, y ayuda a quemar grasa y a controlar el peso.

DAMAS: ¡CUIDADO CON LOS TALONES!

Todo se reduce a un buen par de zapatos cuando se trata de crear unas bases sólidas para el sistema musculo-esquelético. ¿Cuántas veces te has quejado de que los tacones altos están acabando con tus pies? No eres la única en hacerlo. Según la Academia Americana de Cirujanos Ortopédicos, ocho de cada diez mujeres encuestadas dijeron que sus zapatos les causaban dolor. ¡Y este dolor significa que tus pies te están diciendo que les des un descanso! Los zapatos incómodos —o que producen dolor— son las razones principales para los casi dos mil millones de dólares que gastan anualmente los pacientes para someterse a cirugías correctivas del pie. ¿Quieres terminar en la categoría de siete de cada diez mujeres que tienen algún tipo de deformidad en los pies, como dedos en martillo o juanetes? Sé que puedes pensar que la belleza implica también cierto dolor, pero, ¿realmente vale la pena que las mujeres sean nueve veces más propensas a tener problemas en los pies que los hombres? Utilizar un par de zapatos cómodos es una medida muy eficaz para prevenir lesiones y dolor crónico en el sistema musculo-esquelético. Así que, para este plan de 17 días, olvídate de los tacones y utiliza zapatillas deportivas, botas, pantuflas o sandalias. Escoge un tipo de calzado que sea cómodo y te ofrezca apoyo. Estoy seguro de que no te importaría tener otra excusa para ir a comprar zapatos, ¿verdad?

Estrategias de apoyo para la osteoartritis

Si yo le tomara una radiografía a todas las personas mayores de 65 años, la mayoría tendrían un poco de osteoartritis. Si padeces esta condición, por lo general sentirás dolor en tus rodillas, caderas, manos o columna vertebral cuando llegues a la mediana edad. También es probable que sientas rigidez en las articulaciones, y dificultad para hacer un amplio rango de movimientos. Si tienes artrosis en las caderas, podrías tener dificultad para moverte. De ser en las rodillas, podrían doblarse o torcerse al caminar. El dolor de espalda puede ser un síntoma de osteoartrosis en la columna vertebral. Afortunadamente, puedes hacer muchas cosas para prevenir esta condición o evitar que empeore. Éstas son algunas estrategias importantes:

Controla tu peso. Alcanza y conserva un peso saludable. Esta es la estrategia número uno para prevenir la artrosis en las rodillas, las caderas y la columna vertebral. Haz ejercicio para mantener un peso saludable. El ejercicio puede minimizar también el dolor, aumentar la fuerza muscular y mejorar la flexibilidad.

Controla el dolor. Aplícate compresas calientes o frías si sientes dolor en las articulaciones. Las compresas frías insensibilizan el área afectada, aliviando el dolor, mientras que las calientes relajan los músculos y aplacan el dolor en las articulaciones. Ensaya medicamentos anti-inflamatorios. Recomiendo el acetaminofen (Tylenol) en primer lugar, porque tiene menos efectos secundarios que otros. Si el dolor persiste, tu médico podrá recomendarte otros medicamentos anti-inflamatorios no esteroidales (AINEs). Los más comunes son la aspirina, el ibuprofeno y el naproxeno.

Pero cuidado: algunos de estos medicamentos pueden tener efectos secundarios desagradables, como sangrado intestinal o daño renal. Si la articulación ha sufrido un daño grave, tu médico podría inyectarte esteroides para aliviar el dolor. Un tratamiento más natural es suplementar con glucosaminasulfato (un suplemento dietético). Es seguro y eficaz para los síntomas de la OA. Otra opción es el Zostrix, una crema que contiene capsaicina, un analgésico natural. La capsaicina bloquea la capacidad de sentir dolor sin causar entumecimiento. Funciona de dos maneras: en primer lugar, eliminando de las células la "sustancia P", un mensajero químico que transmite las sensaciones de dolor al sistema nervioso central; y en segundo lugar, al aumentar el flujo de sangre a la zona afectada por el dolor (el aumento del flujo sanguíneo es una de las principales formas en que el cuerpo se cura).

Estrategias de apoyo para la salud muscular

Entrenamiento de fuerza. Unos músculos fuertes y definidos no sólo te ayudarán a cincelar un físico agradable, sino que protegerán también tus huesos y evitarán que se fracturen. El entrenamiento de resistencia estimula la formación de huesos, y mejora la fortaleza y el equilibrio, lo que se traduce en un menor riesgo de caídas y fracturas.

Les insisto con frecuencia a mis pacientes que la mejor "terapia" para la salud y la aptitud muscular es el entrenamiento de resistencia, un ejercicio con pesas o bandas de resistencia que aumenta la fuerza y la resistencia muscular. Si estás comenzando a hacer entrenamiento de fuerza, lo mejor es que lo hagas tres veces por semana, pero no en días consecutivos. Así, tu cuerpo tendrá tiempo para descansar y responder gracias a una mayor fortaleza ósea y muscular. Si nunca has hecho entrenamiento de fuerza, te invito a que trabajes con un entrenador personal calificado para que te muestre los principios básicos. Debes dominar estos conceptos básicos antes de pasar al levantamiento de pesas, ya que es un ejercicio más intenso.

Te recomiendo que te concentres en cuatro tipos de ejercicio:

- **Empuja contra una superficie.** Haz ejercicios donde tengas que empujar, como flexiones de pecho, para ejercitar tus tríceps, pecho y hombros.

- **Hala.** Estos ejercicios, como flexiones de brazos, de bíceps y remar, trabajan la parte superior de la espalda y de los hombros, así como los bíceps.

- **Ejercita las piernas.** Muchos ejercicios, incluyendo las extensiones de piernas, sentadillas, estocadas, subir escaleras y saltar arriba y abajo, pueden mejorar la fuerza en la parte superior e inferior de las piernas.

- **Fortalece tu abdomen.** Los ejercicios como sentadillas, abdominales, y movimientos de torsión se centran en los músculos de la base del abdomen y la espalda. Conservan la movilidad y protegen tus músculos de la espalda.

Proteínas. Las dietas altas en proteínas han recibido un gran despliegue publicitario, así que explicaré esto en términos muy simples. Las mujeres requieren en promedio alrededor de 46 gramos de proteína al día, y los hombres alrededor de 56 gramos. Esto significa que entre el 10 y el 35 por ciento de tus calorías diarias deben provenir de las proteínas.

Alimentos ricos en proteínas:

- Atún (3 oz.)—22 gramos de proteína aprox.
- Carne de res magra (4 oz.)—23 gramos de proteína aprox.
- Pechuga de pollo (3 oz.)—21 gramos de proteína aprox.
- Camarones (3 oz.)—18 gramos de proteína aprox.
- Una taza de frijoles—16 gramos de proteína aprox.
- Una taza de 8 onzas de yogur griego sin grasa—11 gramos de proteína aprox.
- Un vaso de leche de 2%—de 8 gramos de proteínas aprox.
- Un huevo entero—7 gramos de proteína aprox.
- Una clara de huevo—4 gramos de proteína aprox.

¿Tu dieta diaria te proporciona suficiente proteína y no contiene gramos de grasa adicionales? Si no es así, toma un batido de proteína de suero después de hacer ejercicio o en las primeras horas de la mañana. Los expertos creen que la proteína del suero es la más "biodisponible" de todos los suplementos de proteína; tu cuerpo la absorbe y digiere con rapidez. Pero no la consumas en exceso, porque no obtendrás ningún beneficio, a menos que seas un atleta.

Antes de comenzar el Ciclo 2, quiero que respondas este cuestionairo y anotes tu puntaje. Respóndelo de nuevo después de haber completado los 17 días para ver tu mejoría.

¿Tu sistema musculo-esquelético está en camino a 100 años felices y saludables?

Lee cada pregunta cuidadosamente y selecciona tu respuesta. Suma los puntos y mira tu puntaje.

---

1. **¿Cuántas flexiones de brazos puedes hacer en 60 segundos? Hazlas de rodillas si es necesario.**

    A. 10 o menos puntos ☐ 0
    B. 11 a 15 ☐ 1 punto

C. 16 a 20 ☐ 2 puntos

D. 21 a 30 ☐ 3 puntos

E. Más de 30 ☐ 4 puntos

2. **¿Puedes levantar los brazos completamente por encima de tu cabeza, utilizando una resistencia (por ejemplo, pesas de 5 a10 libras)?**

A. No ☐ 0 puntos

B. Sólo hasta la mitad ☐ 2 puntos

C. Sí ☐ 4 puntos

3. **¿Cuánto puedes doblar la cintura?**

A. Escasamente puedo doblarla ☐ 0 puntos

B. Hasta la mitad ☐ 2 puntos

C. Hasta tocar mis rodillas ☐ 3 puntos

D. Puedo tocar el suelo con mis dedos o manos ☐ 4 puntos

4. **¿Algún familiar tuyo ha sido diagnosticado con osteoporosis?**

A. Sí, mis familiares inmediatos, incluyendo mis abuelos ☐ 0 puntos

B. Sí, parientes más lejanos, como primos o tíos ☐ 2 puntos

C. No, al menos que yo sepa ☐ 4 puntos

5. **¿Fumas?**

A. Sí, fumo habitualmente ☐ 0 puntos

B. A veces, en eventos sociales o fines de semana ☐ 1 punto

C. Estoy en proceso de dejarlo ☐ 2 puntos

D. No ☐ 4 puntos

6. **¿Cuántas bebidas alcohólicas consumes al día en promedio?**

A. Tres o más ☐ 0 puntos

B. Dos ☐ 2 puntos

C. Una, o ninguna ☐ 4 puntos

7. **¿Cuántas tazas de bebidas con cafeína (café, refresco o té) consumes en una semana?**

A. Más de 14 ☐ 0 puntos

B. Siete a 14 ☐ 2 puntos

C. De cero a seis ☐ 4 puntos

8. **¿Qué cantidad de ejercicio (y de qué tipo) haces en promedio?**

   A. Nada 0 ☐ puntos

   B. Ejercicios suaves como yoga, tai chi o natación, dos o tres días por semanas ☐ 2 puntos

   C. Actividades como caminar, correr, deportes de pelota, o entrenamiento con pesas, por lo menos tres veces por semana ☐ 4 puntos

9. **¿Consumes productos lácteos o tomas suplementos de calcio?**

   A. No ☐ 0 puntos

   B. De vez en cuando ☐ 1

   C. Sí, por lo menos una vez al día ☐ 4 puntos

10. **¿Pasas 10 o más minutos al aire libre todos los días?**

   A. No, evito el sol cada vez que puedo ☐ 0 puntos

   B. Sólo en el verano, cuando el clima es cálido ☐ 2 puntos

   C. Sí, por lo menos 10 minutos casi todos los días ☐ 4 puntos

11. **¿Tienes sobrepeso?**

   A. Sí, y no estoy tratando de perder peso ☐ 0 puntos

   B. Sí, pero estoy en un programa para bajar de peso ☐ 2 puntos

   C. No tengo sobrepeso ☐ 4 puntos

12. **¿Consumes 46 gramos de proteína al día en promedio si eres mujer, o 56 gramos si eres hombre?**

   A. No ☐ 0 puntos   B. Sí ☐ 4 puntos

13. **¿Tienes artritis, o antecedentes familiares?**

   A. Sí, y no tomo nada para esto ☐ 0 puntos

   B. Sí, pero tomo suplementos o medicamentos que pueden ayudarme ☐ 2 puntos

   C. No ☐ 4 puntos

14. **¿Con qué frecuencia te pones tacones altos?**

   A. Muy a menudo ☐ 0 puntos

   B. A veces ☐ 2 puntos

   C. Rara vez ☐ 3 puntos

   D. Nunca ☐ 4 puntos

Puntuación:

0–11: URGENTE; consulta con tu médico lo antes posible sobre la salud de tus huesos y músculos.

12–22: PELIGROSA; cambia tus malos hábitos musculo-esqueléticos de inmediato.

23–33: MODERADAMENTE ARRIESGADA; empieza a aplicar de inmediato mis estrategias para la salud de los huesos.

34–44: PROMEDIO; puedes hacer cambios adicionales.

45–56: EXCELENTE; permanece en esta senda positiva.

La forma cómo te mueves, ejercitas, corres, saltas y caminas depende del sistema más grande de tu cuerpo: el sistema musculo-esquelético. Quiero que llegues a una edad avanzada con la cabeza bien alta, la espalda recta, e incluso con aire orgulloso. Esfuérzate para proteger tus preciosos huesos, músculos, ligamentos, tendones y articulaciones ahora, y más adelante cosecharás los beneficios (como por ejemplo, no utilizar una silla de ruedas).

CAPÍTULO 11

Reconstruir: El plan de 17 días

En el Ciclo 1: Restaurar, nos hemos concentrado en mejorar tus sistemas principales y tu nivel básico de salud. ¿No te sorprende la forma como los cambios sencillos en tu vida diaria pueden hacer diferencias tan grandes?

Si sientes que tienes mucho trabajo por hacer en el Ciclo 1 con respecto a tus sistemas, no te preocupes, porque no los abandonaremos en el Ciclo 2: Reconstruir. Todo aquello que beneficia a un sistema también lo hace con los demás, pues todos los sistemas corporales están relacionados entre sí. Alternarás tus días de Restaurar con días de Reconstruir. En otras palabras, continuarás restaurando la salud de tu corazón, pulmones y cerebro mientras reconstruyes y fortaleces tus sistemas de apoyo.

El Ciclo 2: Reconstruir, está dirigido a los sistemas digestivo inmune, endocrino y musculo-esquelético. Estarás trabajando para reforzar tu salud y funcionar a tu nivel más alto, ahora y siempre. Me refiero a esto:

Objetivos del Ciclo 2: Reconstruir

Aumenta tu resistencia contra las enfermedades

Sentirte mejor en general

Dormir mejor

Reducir los síntomas digestivos (estreñimiento, reflujo ácido, etc.)

Mejorar la absorción de nutrientes

Acelerar el metabolismo

Mantener y/o aumentar la función de la tiroides

Reducir el estrés

Prevenir o reducir la osteoporosis

Construir músculos para aumentar la quema de calorías

Aliviar y prevenir el dolor en las articulaciones

Estas metas pueden parecer muy ambiciosas, pero una vez más, te sorprenderá la forma en que los pequeños ajustes en tu rutina diaria beneficiará a estos sistemas, y en última instancia, a tu salud y bienestar en general. Hay un par de cosas que debes tener en cuenta todos los días durante todo el Ciclo 2: Reconstruir.

Antes de comenzar el Ciclo 2

1. Haz una limpieza completa de tu cocina. Arroja todos los alimentos envasados, procesados y azucarados a la basura. Las excusas de que de tu prima te visitará en unas pocas semanas no valen, ni las cosas absurdas que te estás diciendo a ti mismo de que no puedes deshacerte de esos alimentos. ¡Échalos todos a la basura!

2. Tu próxima parada es la tienda de comestibles. Compra frutas y vegetales en su forma natural, así como alimentos saludables y sin procesar.

3. Asegúrate de tomar 1.200 miligramos de calcio y 800 a 1.000 UI (unidades internacionales) de vitamina D. Es probable que debas tomarlos en dos suplementos diferentes.

4. Compra un probiótico y un suplemento de zinc. Tómalos cada mañana con tu complejo multivitamínico. En lugar de un probiótico en tabletas o en polvo, puedes comer una porción de yogur bajo en grasa con cultivos activos o vivos en cada día del plan.

5. **Personas con artritis:** Si tu médico te ha recetado suplementos de glucosamina y condroitina, asegúrate de tomar todos los días la dosis recomendada en el envase.

Lineamientos generales
para el Ciclo 2: Reconstruir

1. Procura dormirte y levantarte todos los días a la misma hora en este plan, ya que esto refuerza los ritmos circadianos del cuerpo, o los ciclos naturales del sueño y promueve un sueño más profundo. Esta regularidad en el sueño le permitirá a tu sistema inmunológico reprogramarse cada noche y funcionar al máximo de sus capacidades.

2. Lávate bien las manos con agua y jabón, con frecuencia y a lo largo de cada día en este plan, especialmente después de darle la mano a alguien, de tocar algo en un sitio público, o de ir al baño, y antes de preparar alimentos o de comer. Prevenir la propagación de los gérmenes antes de que puedan entrar a tu cuerpo es una clave para no enfermarte. También deberías tener siempre un desinfectante de manos.

3. Llama a tu médico y pide una cita si:

   - No estás al día en alguna de tus vacunas de refuerzo para adultos.

   - Debes hacerte una mamografía.

   - Debes hacerte una gammagrafía ósea.

   - Estás experimentando síntomas nuevos (incluyendo letargo).

   - Si no sabes si tienes que hacerte o no uno de estos exámenes, es tan simple como hacer una llamada telefónica y preguntar. ¡El hecho de no llevar un registro de exámenes médicos no te salvará de ellos!

4. Pasa por lo menos 10 minutos al aire libre cada día. Toma un poco de sol para que tu cuerpo produzca vitamina D de forma natural (yo vivo en California, donde el sol sale con frecuencia. Sé muy bien que no todas las personas pueden hacer esto diariamente durante el invierno, pero hay tres estaciones en las que pueden hacerlo).

5. Busca formas de aumentar tu NEAT (termogénesis de actividad sin ejercicio) cada día en este ciclo. Estos son algunos ejemplos:

   - Camina mientras hablas por teléfono.

   - Ve a pie y no en el auto.

   - Estaciona más lejos de las tiendas.

   - Sube las escaleras en lugar de tomar el ascensor.

   - Limpia tu casa con vigor.

   - Dobla la ropa de pie.

   - Rastrilla el césped.

   - Camina mientras hablas con alguien.

6. Además de tu NEAT, haz ejercicio cardiovascular de manera continua durante 30 minutos al día. Ejercítate hasta entrar a tu *zona cardio*,

pero no la sobrepases. En el Apéndice encontrarás la manera de calcular tu zona cardio. También encontrarás muchos ejercicios diseñados para mejorar la salud de tu sistema musculo-esquelético en este plan. Las opciones y descripciones de estos ejercicios también aparecen en el Apéndice.

7. **Elección de alimentos:** comprométete a hacer lo siguiente en los próximos 17 días (¡No es mucho tiempo!):

- **Elimina los blancos:** elimina de tu dieta todos los alimentos "blancos", como azúcar refinada (incluyendo refrescos y dulces), pan blanco, pasta y otros alimentos elaborados con harina blanca (la pasta de trigo integral es saludable).

- **Alimentos integrales:** consume todos los alimentos tan cerca de su estado natural como sea posible.

- **Un plato balanceado:** asegúrate de que aproximadamente un tercio de tus calorías provengan de proteínas magras, que son las más saludables para equilibrar tu sistema endocrino.

- **Fibra:** consume la cantidad recomendada de fibra cada día (ensaya algunos de mis recomendados):

  - Mujeres menores de 50 años: 25 gramos de fibra al día
  - Mujeres mayores de 50: 21 gramos de fibra al día
  - Hombres menores de 50 años: 38 gramos de fibra al día
  - Hombres mayores de 50 años: 30 gramos de fibra al día

8. Toma los siguientes suplementos, que ya he mencionado en los capítulos anteriores. Mira tu multivitamínico para asegurarte de no ingerir el doble de ningún componente:

- Zinc: 11 mg al día para los hombres, 8 mg para las mujeres
- Vitamina C: 1000 mg al día
- Ácido fólico: 0,4 mg al día
- Ginseng: según se indique
- Probióticos: Uno a 10 mil millones de UFC (unidades formadoras de colonias) o de organismos vivos. Toma la dosis recomendada en la etiqueta ya que puede variar. Por otra parte, come una porción de yogur bajo en grasa con cultivos vivos y activos todos los días.

- Vitamina D: de 800 a 1000 UI al día
- Vitamina E: 15 mg al día
- Selenio: 55 mcg al día
- Calcio: 1000 mg al día
- Té verde: Una taza al día

9. Sé consciente de tus hábitos alimenticios. No comas mientras ves televisión. Mastica despacio, deja el tenedor sobre el plato mientras masticas, y no tomes líquidos durante las comidas, y evitar que arrastren consigo valiosos nutrientes de los alimentos.

10. Compra o prepara bocadillos de algas marinas para disfrutar de forma periódica durante este ciclo, no sólo por el yodo que le proporcionan a tu tiroides, sino también porque son bajos en calorías y ricos en nutrientes. Si no te gustan (aunque me parecen deliciosas), consume varias porciones de otros alimentos ricos en yodo, como mariscos, rábanos y perejil.

11. Te invito a que evalúes y anotes tu nivel de estrés en una escala de 1 a 10 pocas horas antes de acostarte en cada noche de este plan. ¿Sacaste 5 o más? Si es así, escribe lo que te está estresando en una lista y piensa en cómo afrontar esos aspectos. Saca dos minutos para respirar profundamente, expulsando el estrés con cada exhalación. Comprométete a relajarte todas las noches antes de acostarte. Esto te será de mucha utilidad para aprender a manejar el estrés en tu vida.

12. Limita, o mejor aún, elimina el alcohol de tu dieta durante este ciclo. ¡Son solo 17 días, así que puedes hacerlo! Esto facilitará tu digestión y reducirá tu consumo total de azúcar, lo cual mejorará la inmunidad y le permitirá a tu cuerpo absorber mejor el calcio para tener huesos fuertes.

Día 1

Después de levantarte: haz 10 minutos de *ejercicios de tracción* de tu elección.

Desayuno: incluye un alimento rico en calcio y una fruta con alto contenido en antioxidantes.

* *Idea:* Come ocho onzas de yogur bajo en grasa con un puñado de bayas, y espolvorea canela para darle más sabor.

Todo el día: no enciendas el aire acondicionado o la calefacción de tu auto o casa. Deja que tu cuerpo regule tu temperatura. Esto estimula tu sistema endocrino y tu metabolismo.

Almuerzo: incluye por lo menos un alimento rico en selenio.

* *Ejemplos:* bacalao, pavo, atún, halibut, hongos (o champiñones), semillas de girasol, nueces del Brasil, cebada.

* *Idea:* agrega semillas de girasol y hongos picados a una ensalada de espinacas.

Mediodía: haz la *posición de cigüeña* durante dos minutos para mejorar el equilibrio, fortalecer los huesos y prevenir caídas en el futuro.

Cena: prepara tu proteína magra con dos cucharaditas de aceite de coco en lugar de tu aceite de cocina normal. Recuerda que consumir varios tipos de aceites de cocina puede prevenir la diabetes tipo 2.

Tarde: ríete a carcajadas durante 10 minutos para aumentar la circulación y estimular el sistema inmunológico.

* *Idea:* mira videos divertidos en YouTube, o practica el *Yoga de la Risa*.

Día 2

Sigue el Día 2 del **Ciclo Restaurar.**

Día 3

Después de levantarte: haz los *ejercicios de tracción* de tu elección durante 10 minutos.

Desayuno: incluye un alimento rico en calcio y una fruta con alto contenido en antioxidantes.

- *Idea:* Come una rebanada de queso bajo en grasa con dos claras de huevo y un puñado de bayas.

Almuerzo: incluye por lo menos un alimento rico en antioxidantes.

Mediodía: toma un suplemento de espirulina (o una porción de espirulina en polvo en un batido) y un alimento alto en calcio a manera de snack.

Noche: Prepara una porción grande de *Puré de coliflor del Dr. Mike* y guárdalo en varios recipientes. ¡Disfrútalo el resto de la semana!

Cena: incluye por lo menos un alimento rico en betacaroteno y otros antioxidantes, pero consúmelo tan cercano a su forma natural como sea posible.

- *Idea:* pica espárragos y pimientos y saltéalos un poco para una textura crocante.

Día 4

Sigue el Día 4 del **Ciclo Restaurar.**

Día 5

Después de levantarte: haz los ejercicios de *halar* de tu elección durante 10 minutos.

Todo el día: no enciendas el aire acondicionado o la calefacción de tu auto o casa. Deja que tu cuerpo haga el trabajo para mantenerte caliente o frío. Esto estimula tu sistema endocrino y tu metabolismo.

Desayuno: incluye un alimento rico en calcio y una fruta con alto contenido en antioxidantes.

- *Idea:* come ocho onzas de queso cottage bajo en grasa y un albaricoque.

En cualquier momento: haz 10 *patadas con los glúteos* en cada lado durante tu sesión de ejercicios cardiovasculares.

Almuerzo: incluye por lo menos un alimento rico en antioxidantes.

- *Idea:* disfruta un poco de *puré de coliflor del Dr.Mike* con tus proteínas magras.

Mediodía: toma un suplemento de espirulina, o agrega una cucharada de espirulina en polvo a un batido de proteínas.

Cena: come por lo menos un alimento rico en selenio.

- *Idea:* prepara tacos caseros con bacalao o halibut, ¡y agrega un poco de semillas de girasol!

Noche: ríete a carcajadas durante 10 minutos.

Día 6

Sigue el Día 6 del **Ciclo Restaurar.**

Día 7

Después de levantarte: haz los *ejercicios para piernas* de tu elección durante 10 minutos.

- Construir cuádriceps y músculos fuertes en las piernas ayuda a prevenir futuros dolores en las rodillas y caderas.

Desayuno: incluye un alimento rico en calcio y una fruta con alto contenido en antioxidantes.

Todo el día: no enciendas el aire acondicionado o la calefacción de tu auto o casa. Deja que tu cuerpo regule tu temperatura. Esto estimula tu sistema endocrino y tu metabolismo.

Mediodía: toma un suplemento de espirulina, o agrega una cucharada de espirulina en polvo a un batido de proteínas.

Almuerzo: incluye por lo menos un alimento rico en antioxidantes, especialmente en betacaroteno.

Después del almuerzo: bebe un vaso de agua helada para potenciar tu metabolismo al mediodía.

Cena: consume por lo menos un alimento rico en selenio y prepara tus proteínas magras con aceite de coco.

Antes de dormir: aplícate un masaje facial y en el cuello por un minuto cuando te laves la cara. Masajea tus ganglios linfáticos, y mueve los dedos hacia abajo para drenar la linfa.

Día 8

Sigue el Día 8 del **Ciclo Restaurar.**

Día 9

Desayuno: incluye un alimento rico en calcio y una fruta con alto contenido en antioxidantes.

- *Idea:* come un plato de cereal alto en fibra y bajo en azúcar, con ½ taza de leche baja en grasa, y agrega un puñado de moras.

Media mañana: haz cuatro series de *ejercicios abdominales* de tu elección.

Almuerzo: incluye por lo menos un alimento rico en antioxidantes.

Mediodía: ejercita los tobillos *moviéndolos en círculo* durante dos minutos. Esto ayudará a prevenir las lesiones de tobillo mientras haces ejercicio y en tu vida diaria.

Cena: come por lo menos un alimento rico en selenio.

- Recuerda que una nuez de Brasil contiene todo el selenio que necesitas en un día.

Día 10

Sigue el Día 10 del **Ciclo Restaurar.**

Día 11

En cualquier momento: haz 10 *patadas con los glúteos* con cada pierna durante tu sesión de ejercicios cardiovasculares.

Desayuno: incluye un alimento rico en calcio y una fruta con alto contenido en antioxidantes.

Almuerzo: incluye por lo menos un alimento rico en antioxidantes.

Mediodía: toma un suplemento de espirulina, o agrega una cucharada de espirulina en polvo a un batido de proteínas.

Al final de la tarde: bebe un vaso de agua helada para estimular tu metabolismo.

Noche: prepara otra porción doble de *puré de coliflor del Dr. Mike* y sirve en varios recipientes. ¡Disfrútalo el resto de la semana!

Cena: incluye por lo menos un alimento rico en selenio.

Día 12

Sigue el Día 12 del **Ciclo Restaurar.**

Día 13

Después de levantarte: haz los *ejercicios para piernas* de tu elección por 10 minutos y los *ejercicios de tracción* por el mismo tiempo.

Desayuno: incluye un alimento rico en calcio y una fruta con alto contenido en antioxidantes.

Todo el día: no enciendas el aire acondicionado o la calefacción de tu auto o casa. Deja que tu cuerpo regule tu temperatura. Esto estimula tu sistema endocrino y tu metabolismo.

Mediodía: toma un suplemento de espirulina, o agrega una cucharada de espirulina en polvo a un batido de proteínas.

Cena: come por lo menos un alimento rico en selenio.

Tarde: haz el *ejercicio de equilibrio* de tu elección durante cinco minutos.

Día 14

Sigue el Día 14 del **Ciclo Restaurar.**

Día 15

Todo el día: no enciendas el aire acondicionado o la calefacción de tu auto o casa. Deja que tu cuerpo regule tu temperatura. Esto estimula tu sistema endocrino y tu metabolismo.

Desayuno: incluye un alimento rico en calcio y una fruta con alto contenido en antioxidantes.

Mediodía: toma un suplemento de espirulina, o agrega una cucharada de espirulina en polvo a un batido de proteínas.

Merienda: come un refrigerio rico en selenio, como por ejemplo, una cucharada de semillas de girasol.

Cena: come por lo menos un alimento rico en betacaroteno.

Noche: haz dos minutos de *círculos con los brazos*, cambiando de dirección cada 20 segundos antes de la sesión de ejercicios cardiovasculares.

Antes de dormir: aplícate un masaje facial y en el cuello por un minuto cuando te laves la cara. Masajea tus ganglios linfáticos y mueve los dedos hacia abajo para drenar la linfa.

Día 16

Siga el Día 16 del **Ciclo Restaurar.**

Día 17

Después de levantarte: haz los *ejercicios de tracción* de tu elección durante 10 minutos.

Desayuno: agrega un puñado de bayas (fresas, arándanos, moras) a tu avena o batido de proteínas.

Media mañana: haz dos series de *estiramientos ejecutivos* y cuatro de *ejercicios abdominales*.

Almuerzo: incluye por lo menos un alimento rico en selenio. Ejemplos: bacalao, pavo, atún, halibut, hongos, semillas de girasol, nueces de Brasil, cebada.

Mediodía: toma un suplemento de espirulina, o agrega una cucharada de espirulina en polvo a un batido de proteínas.

Cena: come por lo menos un alimento rico en selenio.

Noche: ríete a carcajadas por lo menos durante 10 minutos. ¡Haz lo que sea necesario para reírte durante toda la sesión!

Antes de dormir: aplícate un masaje facial y en el cuello por un minuto cuando te laves la cara. Masajea tus ganglios linfáticos, y mueve los dedos hacia abajo para drenar la linfa.

Has completado el Ciclo 2: Reconstruir. ¿Cómo te sienten? Supongo que ya estás listo para competir con el conejito de Energizer. Has llegado a una nueva zona de quema de grasa al aumentar tu metabolismo, acelerar la respuesta inmunitaria general a los invasores, tonificar y forjar tus músculos de apoyo, y construir unos huesos más fuertes, todo esto en sólo 17 días. Esto para no mencionar que estoy seguro de que te sientes más descansado que antes. Estos hábitos son muy fáciles de adoptar, y te invito a que sigas con ellos.

Es hora de continuar nuestro viaje hacia una vida de felicidad y de buena salud con el Ciclo 3: Refinar. ¡Avancemos!

CUARTA PARTE

. . . .

Ciclo 3: Refinar

En el Ciclo 3: Refinar, nos concentraremos en los delicados sistemas urinario y reproductor. Al igual que los sistemas que hemos visto hasta el momento, estos dos son muy susceptibles a los cinco factores del envejecimiento. Es importante que comprendas sus funciones y aprendas a fortalecerlas con el fin de detener o revertir su declive, y proteger tu salud a medida que avanzas hacia el futuro.

A fin de cuentas, ¿no quisieras hacer todo lo posible para no padecer incontinencia en la vejez? ¿Qué tal ayudarle a tu cuerpo a quemar calorías y grasa para no tener un "flotador" en la cintura cuando llegues a la edad mediana?

También te daré las herramientas necesarias para reducir el riesgo de enfermedades asociadas con el sistema reproductivo a medida que envejeces. Si eres mujer, ¿alguna vez has pensado que la menopausia podría ser un motivo de celebración? Te diré por qué, y también te informaré de todas la opciones que tienes a tu alcance. Si eres hombre, encontrarás un capítulo dedicado exclusivamente a mejorar la función del sistema reproductivo masculino a medida que envejeces. Esto incluye toda la información privilegiada para retrasar o revertir los efectos de la andropausia.

Quiero que cada vez ames y disfrutes más la vida a medida que pasas las páginas de tu calendario. Me encanta ayudar a las personas a ser siempre saludables, y a que puedan hacer sus sueños realidad. Tal vez tengas que hacer algunos cambios, pero te aseguro que valdrán la pena. ¡Casi no puedo esperar a que comiences a hacerlo!

CAPÍTULO 12

Aún sexy después de todos estos años

Sí, señoras, el veredicto es que las mujeres maduras han sido declaradas oficialmente sexys. Mira a tu alrededor... los ejemplos de mujeres fabulosas mayores de 50 años abundan, sobre todo en los medios de comunicación: Diane Keaton, Michelle Pfeiffer, y Angela Bassett son solo algunos ejemplos. Ellas están recibiendo mucha atención en estos días y los hombres más jóvenes compiten por su atención. ¿Te gustaría envejecer como estas bellezas, o pasar tus años dorados recordando que una vez fuiste joven y vibrante? Estoy seguro de que optarás por lo primero, así que te ayudaré a llegar allí. Envejecer puede ser sexy si sigues mi consejo. Comenzaremos entonces con una lección de anatomía sobre el sistema reproductivo, una de las fuentes de tu sensualidad y feminidad.

Introducción al sistema reproductor femenino

Los órganos que integran tu sistema reproductivo incluyen los ovarios, el útero y la vagina, y todos ellos asumen roles que van más allá de sus funciones básicas. Veamos los ovarios, por ejemplo. Son responsables de producir óvulos, de mantener tu ciclo menstrual en buen estado y de secretar hormonas que te ayudan a sentirte y a verte bien durante tus años reproductivos. El útero alberga y alimenta a tu bebé en desarrollo, y si así lo quieres, cumple con tu deseo de ser madre. La vagina recibe el esperma, y tu bebé llegue al mundo a través de ella. Por supuesto, también es un órgano sexual que tiene muchas terminaciones nerviosas, las cuales te dan placer durante la intimidad. Todos estos órganos cambian con la edad y, obviamente, estos cambios pueden afectar tu autoestima. Los ovarios y la vagina se contraen después de la menopausia. Tu vagina podría dejar de lubricar y tu deseo sexual podría disminuir como resultado de esto. Es probable que tengan que extirparte el útero u otros órganos por razones médicas y de salud. Pero no todo son malas noticias: al contrario. He visto a muchas mujeres que tienen buena salud; sus cuerpos están en una forma excelente, y ellas tienen una actitud realista y positiva con respecto a estos cambios. El resultado es una vida sexual satisfactoria, sana, vibrante, y una alegría de vivir bien que se prolonga hasta sus años dorados. En este capítulo, te ayudaré a que hagas parte de este grupo de mujeres. Así que empecemos con la menopausia. Aunque seas consciente de las arrugas o canas que han comenzado a aparecer antes de que llegues a la mediana edad, esta es la época en que podrías comprender de una manera más profunda que envejecer es un proceso inevitable.

Cómo envejece tu sistema reproductor

Mujer, tu sistema reproductor envejece gradualmente con la edad y puede hacerlo de muchas formas diferentes, desde una natural (como la menopausia) a otra que no lo es (como el cáncer). Antes de darte estrategias concretas para postergar o mejorar tu experiencia con ellas, déjame hablar sobre el principal factor de envejecimiento que puedes controlar: detener el estrés oxidativo. Si recuerdas, el estrés oxidativo se produce cuando los radicales libres que ocasionan daño celular superan en número a los antioxidantes protectores. Así que seguramente quieres hacer todo lo que he mencionado para prevenir el estrés oxidativo: tomar suplementos y comer alimentos ricos en antioxidantes, hacer ejercicio y controlar tu peso, ya que la obesidad aumenta el estrés oxidativo y el riesgo de cáncer femenino. Otra estrategia para combatir el estrés oxidativo es someterte a una terapia de reemplazo hormonal (TRH) cuando te llegue la menopausia. Esto se debe a que el estrés oxidativo aumenta después de la menopausia, y los estrógenos y la terapia de reemplazo pueden ayudar a prevenirla. Hablando de la menopausia, veamos cómo manejar esta etapa inevitable de la vida de una forma que te ayudará a mantenerte joven y vibrante en tu camino a 100 años felices y saludables.

SUPLEMENTOS QUE APOYAN TU SISTEMA REPRODUCTOR FEMENINO

- **Vitamina E-400 UI al día (máximo)**

Por qué: se ha descubierto que la vitamina E reduce los síntomas del síndrome premenstrual y la menopausia, ya que puede disminuir la producción de prostaglandinas, unas sustancias similares a las hormonas que causan los cólicos y la flacidez en los senos.

No tomes más de la dosis diaria recomendada de vitamina E, ya que el exceso puede causar problemas de coagulación sanguínea y aumentar el riesgo de accidente cerebrovascular.

SIETE RAZONES PARA HABLAR CON TU MÉDICO ACERCA DE LA TERAPIA DE REEMPLAZO HORMONAL (TRH).

1. Si tienes síntomas desagradables de la menopausia, como calores o insomnio.
2. Si quieres aumentar tu libido. (La TRH aumenta el deseo sexual y lubrica tus regiones inferiores para una mayor satisfacción sexual satisfactoria).
3. Si tienes riesgo de osteoporosis. (La TRH reduce este riesgo).
4. Si te preocupa la posibilidad de sufrir enfermedades del corazón. Una investigación realizada por la Universidad de Harvard encontró que las mujeres que reciben terapia de reemplazo hormonal poco después de comenzar la menopausia tienen 30 por ciento menos riesgo de sufrir enfermedad cardiaca que quienes no la han recibido.
5. Tienes riesgo de cáncer de colon (historial en tu familia, o si has tenido pólipos en el colon).
6. Tienes problemas de incontinencia. (El estrógeno ayuda a prevenirlo).
7. Si quieres tener una piel más joven. (Los expertos creen que los estrógenos ayudan a prevenir el envejecimiento de la piel).

La terapia de reemplazo hormonal consiste en tomar estrógeno, complementado a veces con progesterona. Esto puede aliviar la mayoría de los síntomas de la menopausia: calores intensos, sudoración nocturna, cambios en el estado de ánimo y resequedad vaginal. Es una gran opción para muchas mujeres, pero si decides seguir esta terapia, tu médico debe hacerte un seguimiento con regularidad. En primer lugar, deberías hacerte un panel hormonal (un tipo de análisis de sangre) para detectar la deficiencia de hormonas. Hay varios tipos y métodos de terapia de reemplazo hormonal (píldoras, parches, cremas, anillos vaginales, tabletas, etc.), así que analiza con tu médico cuál es el tipo más adecuado para ti.

Algunos expertos creen que la TRH podría incrementar el riesgo de cáncer de mama en las mujeres; pregúntale a tu ginecólogo si tienes antecedentes familiares de cáncer de mama o de ovarios.

Mientras te preparas para la menopausia y tomas decisiones con tu ginecólogo acerca de la terapia de reemplazo hormonal, coméntale cualquier preocupación que tengas sobre el riesgo de cáncer de mama. Asegúrate de informarle de tu historia familiar y de repasar todos los riesgos posibles antes de empezar tu terapia de reemplazo hormonal. Si estás siguiendo algún tipo de tratamiento con estrógenos o progesterona, pregúntale a tu médico si debes hacer algún cambio en tu plan actual para no aumentar las probabilidades de un diagnóstico de cáncer de mama en el futuro.

Las bases del anti-envejecimiento y tu sistema reproductivo

 # 1: Muévete. Sin importar en cuál etapa de tu vida reproductiva estés, moverte tiene un efecto positivo en todas las partes de tu sistema reproductivo. Por ejemplo, las mujeres con un estilo de vida sedentario tienen un mayor riesgo de infertilidad. Los estudios demuestran que las mujeres menopáusicas que hacen ejercicio con regularidad suelen tener menos grasa en el vientre y, naturalmente, mayores niveles de estrógeno. Además, el ejercicio puede mitigar los calores. Los científicos no saben exactamente por qué, pero señalan que el ejercicio te hace sentir tan bien que podrás manejar mejor los molestos síntomas de la menopausia.

 # 2: Mantén un peso saludable. Podrías aumentar de peso a medida que tu metabolismo disminuye naturalmente con el paso del tiempo. El sobrepeso aumenta tus probabilidades de contraer cáncer de mama, y subir de peso después de cierta edad incrementa aún más este riesgo. Tanto las mujeres con sobrepeso como las que tienen un peso bajo son más propensas a tener períodos o ciclos menstruales irregulares. Las mujeres con sobrepeso también pueden tener un mayor riesgo de infertilidad. Por otra parte, la obesidad o el sobrepeso incrementan el riesgo de síndrome de ovario poliquístico (SOP), lo que significa que tus hormonas sexuales se desequilibran. Todo esto se puede revertir si tienes un peso saludable. No necesitas pesarte todos los días, hazlo sólo una vez por semana después de levantarte, sin ropa y después de orinar. Fíjate si has aumentado, y recuerda que una simple libra aquí o allí se irá acumulando poco a poco. Haz ajustes en tu dieta y rutina de ejercicios para mantener un peso estable y saludable.

 # 3: Mantente hidratada. Tomar agua es vital para la lubricación natural de tu vagina. Además, es especialmente importante mantenerte hidratada durante tu período, debido a la cantidad de líquidos que pierdes.

 # 4: No fumes. Todas las funciones y las estructuras de tu sistema reproductivo —la menstruación, la ovulación, o el parto— se ven afectadas negativamente por el consumo de tabaco. Fumar aumenta las probabilidades de infertilidad, parto prematuro, muerte fetal y defectos congénitos. Un estudio señala incluso que las mujeres que fuman pueden tener menopausia prematura.

 # 5: Suplementos. Sigue tomando multivitaminas todos los días y consulta mi lista de complementos para fortalecer tu sistema reproductivo.

La menopausia

Técnicamente, la menopausia marca el fin de la menstruación y de la fertilidad, doce meses después de tu último período menstrual, y ocurre normalmente entre los 45 y los 55 años. ¿A qué se debe la menopausia? A la declinación natural de las hormonas reproductivas, principalmente del estrógeno. La menopausia puede ocurrir de manera natural o luego de removerte los ovarios por medio de una cirugía.

Durante mucho tiempo, los médicos y otros profesionales de la salud trataron la menopausia como una enfermedad, y recetaron medicamentos como hormonas y antidepresivos a las mujeres menopáusicas. Sin embargo, la menopausia es una etapa natural de la vida que debe ser celebrada. Podrás alegrarte por ejemplo de no volver a sufrir cólicos, de no tener más periodos, no utilizar más tampones, al mismo tiempo que aumenta tu libido a medida que tu equilibrio hormonal produce menos estrógeno y más testosterona (que es un afrodisíaco natural hormonal). Además, no tendrás que utilizar métodos anticonceptivos. ¡La menopausia es una gran etapa de tu vida!

Sin embargo, podrían presentarse síntomas que van de leves a severos. Todo esto depende de tus características personales, y en cierta medida, de tu actitud hacia la menopausia. Ten una actitud positiva a acepta el "cambio". Te daré algunas estrategias para aliviar posibles síntomas incómodos.

Estrategias de apoyo para la menopausia

Crema de progesterona de venta libre. Si tienes calores o sudores mientras duermes, ensaya una crema de progesterona de venta libre. Aplícatela por la noche. Estas cremas pueden hacer maravillas. Son de venta libre, aunque te recomiendo que consultes con tu ginecólogo.

Ten más sexo. El tamaño de tu clítoris podría disminuir con la menopausia si no tienes relaciones sexuales. En otras palabras, ¡lo usas o lo pierdes! Tu clítoris tiene una gran cantidad de terminaciones nerviosas y es el órgano que te estimula para tener orgasmos. Permanecer sexualmente activa también puede reducir los síntomas de sequedad en la vagina que podrías experimentar. ¡Además, hacer el amor con mayor frecuencia puede hacerte sentir más sexy!

Estrógeno vaginal. El estrógeno vaginal puede ser un gran tratamiento para la resequedad vaginal y se aplica directamente en la vagina usando un comprimido vaginal, anillo, crema o lubricante de venta libre. Muchas pacientes me dicen que el estrógeno vaginal les funciona a las mil maravillas.

Controla los calores. Los alimentos calientes les pueden producir calores a algunas mujeres. Me refiero a alimentos y bebidas calientes, y también a los picantes. El alcohol también puede causar problemas. Si sientes calores, piensa qué alimentos o bebidas has consumido recientemente y probablemente identificarás los alimentos que te hacen daño.

Relájate. Todo aquello que te calme también puede aliviar tus síntomas. Así que si disfrutas de la meditación, los masajes, los programas de televisión, de la lectura o de la música, es el momento para hacer de la relajación una prioridad. ¡Son órdenes del médico!

Hierbas. Considera la posibilidad de tomar suplementos de estrógenos naturales a base de plantas y de venta libre. Muchas pacientes me dicen que estos suplementos les han ayudado a reducir los síntomas.

Antidepresivos. Si sientes cambios en tu estado de ánimo, consulta con tu médico para que te formule un antidepresivo, el cual aumenta la producción de serotonina (una sustancia química del cerebro que produce bienestar), y podría estabilizar tu estado de ánimo.

¡Ten una actitud positiva! La menopausia no significa que ya eres vieja. Al contrario, ¡significa que eres libre! No es sólo es el final de tus años reproductivos, sino que puede ser el comienzo de un capítulo nuevo y excitante en tu vida. Ten una actitud positiva.

Cáncer de mama

Aunque cualquier mujer u hombre puede sufrir cáncer de mama independientemente de su edad, uno de los factores de riesgo para desarrollar esta enfermedad es la edad avanzada. Las mujeres que tienen 55 años o más presentan un riesgo mayor de cáncer de mama que las mujeres más jóvenes. De hecho, dos tercios de los diagnósticos de cáncer de mama se dan en mujeres mayores de 55 años. Se ha hablado mucho de ciertos genes, llamados BRCA1 o BRCA2, que han sido identificados como mutaciones genéticas que aumentan el riesgo de desarrollar cáncer de mama o de otro tipo. Sin embargo, tener estas mutaciones genéticas o antecedentes familiares de cáncer de mama no significa que estés condenada a ser diagnosticada cáncer. Hay otros factores de riesgo para el cáncer de mama, incluyendo la obesidad, el embarazo tardío, y la menopausia a una edad más avanzada de lo normal. Como ya he mencionado, algunos expertos creen también que la TRH puede aumentar el riesgo, así que consulta con tu médico.

Estrategias de apoyo para prevenir el cáncer de mama

Examina tu consumo de alcohol. La información que existe en este aspecto puede ser ligeramente confusa, pero la explicaré en términos claros. Hay una evidencia muy fuerte de que una cantidad razonable y pequeña de alcohol, además de una dieta y de un estilo de vida saludable, pueden reducir el riesgo de accidentes cerebrovasculares y de ataques cardíacos. De otra parte, algunos estudios han mostrado que el alcohol puede aumentar el riesgo de cáncer de mama. Aquí está mi sugerencia: si tienes alto riesgo de cáncer de mama debido a la obesidad, antecedentes familiares u otros factores, te recomiendo que limites tu consumo de bebidas alcohólicas. Si no tienes varios factores de riesgo de cáncer de mama, y si tu peso, dieta y estilo de vida son saludables, puedes consumir de tres a seis bebidas por semana. ¡Pero no las bebas todas el mismo día! Y no te engañes sobre el tamaño de las porciones. El hecho de que puedas servir media botella de vino en una copa grande no quiere decir que sea una porción; esta es de cinco onzas y básicamente contiene la misma cantidad de alcohol que 12 onzas de cerveza light o un licor de 40 grados. ¡Toma lentamente y disfruta!

AUTOEXAMEN CORRECTO DE MAMAS

Te sugiero que te hagas un autoexamen de mamas cada 30 días. Te diré cómo: acuéstate sobre una superficie cómoda. Levanta el brazo derecho, detrás de tu cabeza. Tócate el seno con los dedos índice, mediano, y el anular en busca de bultos, apretando levemente y de forma circular. Aplica tres tipos de presión en cada círculo: suave, luego medio y después firme. De esta manera, podrás sentir bultos a diferentes profundidades en el tejido mamario. Debes hacerte este masaje desde las costillas (por debajo de los senos) hasta la clavícula, porque el tejido mamario se extiende por todo el pecho. Los expertos recomiendan hacer el examen con movimientos de arriba hacia abajo (verticales) y no circulares, para cubrir toda la zona con mayor eficacia. Repite este proceso en el seno izquierdo con la mano derecha. ¿Notas bultos o cambios en el seno, o sientes algo diferente? ¿Sientes algo en un seno que no sientas en el otro? Si es así, pídele a tu médico que te haga un examen más completo.

Para la segunda parte del autoexamen de mamas, párate desnuda delante de un espejo, coloca tus manos en las caderas, y haz una inspección visual de tus senos. ¿Ves algún cambio? Ves un aumento o disminución en el tamaño o volumen en general? ¿Ha cambiado la forma? ¿Notas hoyuelos o cambios en la piel o en el aspecto, incluyendo los pezones?

Por último, es imprescindible que te inspecciones el área debajo de tus brazos, pero sin extenderlos. Levanta cada brazo hasta la mitad para que la piel de la axila no esté completamente estirada. Presiona tu axila de las tres formas descritas, y mira si sientes abultamientos o cambios.

De nuevo, llama a tu médico de inmediato si sientes o ves algo anormal para que te haga un examen más completo. El hecho de que te hagas autoexámenes de los senos con frecuencia no reemplaza las mamografías: pregúntale a tu médico cuándo debes hacerte una.

Vaginitis atrófica

Es el nombre médico de la sequedad extrema dentro de la vagina. Puede causar fuertes molestias, especialmente durante las relaciones sexuales. De hecho, muchas mujeres que tienen vaginitis atrófica evitan las relaciones sexuales por completo. La causa de esta condición es la disminución de estrógenos producida por la menopausia. Cuando los estrógenos disminuyen, los tejidos que se encuentran dentro de la vagina se adelgazan, y la capacidad de producir lubricación natural se ve obstaculizada, produciendo inflamación o irritación vaginal. Los lavados (no recomendados), o el uso de ciertos medicamentos, como jabones y lociones, pueden empeorar esta condición. Entre el 10 y el 40 por ciento de las mujeres menopáusicas o posmenopáusicas sufrirán vaginitis atrófica en el futuro, pero muchas de ellas no le cuentan esto a sus médicos, por lo que las cifras pueden ser mucho más altas.

Estrategias de apoyo para la vaginitis atrófica

No te olvides del sexo. Mientras te preparas para la menopausia y cuando te llegue, una de las cosas más eficaces que puedes hacer por tu cuerpo es tener mucho sexo. Las mujeres que están más activas sexualmente experimentan una menor sequedad vaginal luego de aumentar el flujo sanguíneo en la vagina. Un mayor flujo de sangre significa que los tejidos se mantendrán saludables y serán menos propensos a atrofiarse.

Familiarízate con los lubricantes. Si te incomoda hacer compras en "ese" pasillo del supermercado, compra diferentes tipos de lubricantes vaginales en línea y pruébalos para ver cuál te gusta más. Existen muchas opciones, y harán una gran diferencia en tu comodidad cuando tengas relaciones sexuales. Y como dije antes, mientras más relaciones sexuales tengas, más saludables serán tus tejidos vaginales a través del tiempo.

Prolapso de los órganos pélvicos

A medida que las mujeres envejecen, los ligamentos y los diferentes músculos que soportan la vagina, el útero, la vejiga y las partes bajas de los intestinos tienden a debilitarse y adelgazarse. Este debilitamiento puede hacer que los órganos pélvicos caigan un poco, especialmente la vejiga. Esto es causado por algo más que la simple gravedad: el parto puede ser un factor en el prolapso de órganos pélvicos, específicamente el parto vaginal. Las mujeres que tienen varios hijos tienden a presentar un mayor riesgo de desarrollar esta condición más adelante en la vida. Otras causas son la obesidad (que crea una presión indebida en esta región), lesiones en la pelvis o espalda, el estreñimiento crónico y otras afecciones que aumentan la presión. Muchas mujeres ignoran síntomas como el dolor y la presión, y dejan que esto continúe hasta más tarde de lo debido. ¡Pero hay soluciones! También hay formas de prevenir esto antes de que comience.

Estrategias de apoyo para prevenir el prolapso de órganos pélvicos

Elimina la presión. Cualquier cosa que puedas hacer para reducir la presión en la región pélvica te ayudará a prevenir el desarrollo del prolapso. Esto incluye tener y conservar un peso saludable, reducir cualquier actividad que cause tos (incluyendo fumar), mantener el movimiento intestinal para evitar el estreñimiento y no realizar con frecuencia actividades físicas que causen mucha presión en los músculos pélvicos.

Ejercicios Kegel. También encontrarás este ejercicio en el capítulo sobre el sistema urinario, ya que puede ayudar a prevenir la incontinencia urinaria. Invito a cualquier mujer que haya tenido hijos a hacer este ejercicio regularmente, ya que fortalece los músculos del suelo pélvico. Te diré cómo hacerlos: trata de detener el flujo de orina a mitad de camino para familiarizarte con los músculos de la pelvis. No aprietes las piernas, las caderas ni los músculos abdominales, se trata de aislar el suelo pélvico. Sentirás una sensación de tirantez al flexionar estos músculos. ¡Ejercítalos ahora! Puedes hacerlo en cualquier momento y nadie lo sabrá. Simplemente contrae los músculos por cinco segundos, y relájalos por otros cinco. Repite 10 veces. ¡Eso es todo!

Discute el tratamiento con un especialista. Si tienes síntomas de prolapso de órganos pélvicos, como presión o necesidad de orinar con frecuencia, deberías pedirle a tu médico de cabecera que te recomiende un uro-ginecólogo (una mezcla de urólogo y de ginecólogo) para que te haga un examen más completo. Este especialista puede ofrecerte una solución según el tipo de prolapso que tengas. Un dispositivo extraíble llamado pesario, que se inserta en la vagina, puede detener los síntomas y evitar que la condición empeore. En casos severos será necesaria una cirugía; en los últimos años ha habido muchos avances en este tipo de cirugía, por lo que es menos invasiva y muy exitosa. El resultado final es que no tendrás que vivir con prolapso de órganos pélvicos, así que toma medidas y busca el alivio que mereces.

Cáncer de endometrio

También llamado cáncer de útero, este cáncer se origina en el endometrio, que es el revestimiento del útero. De todos los cánceres del sistema reproductivo femenino, es el que se diagnostica con mayor frecuencia. Casi nunca se detecta en mujeres menores de 40 años, y el rango de edad más común es entre los 50 y 69 años. En términos estadísticos, las tasas de supervivencia son relativamente altas, pues casi el 83 por ciento de las mujeres diagnosticadas con cáncer de endometrio sobreviven. Hay más de medio millón de sobrevivientes de este tipo de cáncer en los Estados Unidos. Los síntomas pueden incluir pérdida de sangre o sangrado vaginal después de la menopausia, menstruaciones prolongadas, ciertos tipos de secreción inusual, y dolor durante las relaciones sexuales. Las mujeres obesas, diabéticas, con síndrome poliquístico de ovarios y períodos irregulares tienen un mayor riesgo de desarrollar este tipo de cáncer.

Estrategias de apoyo para prevenir el cáncer de endometrio

Exámenes ginecológicos anuales. Las mujeres tienden a ser más diligentes que los hombres con los exámenes físicos anuales, tal vez porque están más informadas de la importancia de hacerse un examen ginecológico anual. Sin embargo, si no te haces un chequeo anual, te suplico que lo incluyas en tu calendario y que no dejes pasar más de doce meses sin visitar a tu ginecólogo. Los exámenes anuales, incluyendo un examen pélvico, son la defensa más eficaz para prevenir el cáncer de endometrio.

Consulta la TRH con tu médico. Al igual que otros tipos de cáncer, algunos métodos de terapia de reemplazo hormonal (TRH) podrían ser más riesgosos que otros, así que asegúrate de discutir todos los factores con tu médico antes de seguir una terapia de reemplazo hormonal. Algunos estudios muestran que el estrógeno puede aumentar el riesgo de cáncer de endometrio, aunque combinarlo con progesterona podría reducirlo. Te sugiero que hables con tu médico sobre el plan que mejor se adapte a tu caso.

Actúa con rapidez. Habla con tu médico de inmediato si tus períodos menstruales presentan algún tipo de cambio, tienes flujo vaginal anormal, o experimentas sangrado durante o después de la menopausia. Es posible que tengas hiperplasia endometrial, que puede transformarse en cáncer de endometrio. Detéctalo temprano y podrás salvar tu vida.

Cáncer de ovarios

Este tipo de cáncer mortal puede ocurrir a cualquier edad, pero las mujeres mayores tienen un riesgo mucho más alto. Alrededor del 50 por ciento de los diagnósticos corresponden a mujeres mayores de 60 años. A veces, el cáncer de ovarios comienza a formarse en el tejido exterior del ovario, mientras que en otras ocasiones se origina en las células que producen óvulos (células germinales). También puede aparecer en las células ováricas responsables de la producción de hormonas (estrógeno y progesterona). Aunque no es el cáncer reproductivo más común en las mujeres, sí es el más mortal, y con mucha frecuencia sólo se detecta cuando está muy avanzado. Hay algunos síntomas a tener en cuenta: abdomen hinchado, dolor persistente o en la región pélvica o parte inferior de la espalda, gases resistentes al tratamiento, y cambios en la deposición. Además de la edad, otros factores de riesgo juegan también un papel importante. Estos incluyen la presencia de genes BRCA1 y BRCA2 (que aumentan también el riesgo de cáncer de mama), no haber tenido hijos, antecedentes familiares, y posiblemente el uso de TRH.

Estrategias de apoyo para prevenir el cáncer de ovarios

Anticonceptivos orales. Hay muchas evidencias de que las mujeres que toman píldoras anticonceptivas durante un mínimo de cinco años consecutivos tienen probabilidades mucho menores de contraer cáncer de ovario. De hecho, pueden reducir su riesgo en un 50 por ciento. Vale la pena discutir esta opción con tu ginecólogo.

Consejería genética. Si estás muy preocupada porque varios miembros de tu familia han sido diagnosticadas con cáncer de ovario, pregúntale a tu médico por la posibilidad de hablar con un asesor en genética. Este tipo de especialista puede hacerte pruebas genéticas. Te invito a hacer esto sólo si has sopesado los pros y los contras de recibir este tipo de información. Si has decidido que te extirpen los ovarios luego de saber que tienes un gran riesgo genético de desarrollar cáncer de ovarios, te recomiendo entonces que te hagas la prueba. En caso contrario, tal vez no sea la mejor opción para ti. Creo que la información es poder, pero no cuando puede ser aterradora.

Busca atención médica. Consulta con tu médico si sospechas que tienes algún síntoma de cáncer de ovarios. No te demores, ya que cuanto más temprano se detecte, tanto mejor. Tu médico te hará pruebas, como un examen pélvico y un ultrasonido, y podría removerte quirúrgicamente parte del tejido para analizarlo.

ALIMENTOS CONTRA EL CÁNCER

Ciertos alimentos han adquirido mucha popularidad gracias a sus diferentes propiedades contra el cáncer. Compra y consume los mejores para combatir el cáncer.

Brócoli: este vegetal crucífero tiene glucosinolatos que liberan ciertas enzimas al masticarlo (especialmente cuando está crudo). Estas enzimas pueden hacer algunas cosas bastante curiosas, como eliminar las sustancias nocivas y bacterias de tu intestino, ofreciendo así una mayor protección contra el cáncer.

Ajo: las sustancias que se encuentran en el ajo fresco podrían hacer un poco de "magia" en tu cuerpo. Pueden eliminar las bacterias, detener la formación de algunas sustancias que producen cáncer, potenciar la reparación de tu ADN y matar incluso las células cancerosas. Compra ajo fresco, córtalo y agrega a salsas de jitomate, sopas, vegetales al vapor y otros alimentos.

Zanahorias: estas maravillas de color naranja están llenas de betacaroteno, que podría defender tu cuerpo contra la invasión de células cancerosas. El betacaroteno también contiene un antioxidante que elimina ciertos virus como el VPH (el virus del papiloma humano). Cocina al vapor zanahorias enteras y córtalas después para preservar la integridad de sus nutrientes.

Fresas: entre otros súper-nutrientes, las fresas contienen ácido elágico, que puede aumentarla capacidad del cuerpo para destruir las células cancerosas. También contienen flavonoides, que son conocidos por eliminar las enzimas peligrosas que podrían causar cáncer. (Haz espacio para otras bayas como frambuesas, moras, arándanos azules y rojos. ¡Vierte diferentes tipos de bayas en una licuadora con un poco de agua de coco y disfruta de un batido contra el cáncer!)

Pez espada: este delicioso pez, y otras delicias del mar como el salmón rojo y el atún (así como el aceite de hígado de bacalao, que puedes tomar como un suplemento), contiene uno de los mayores niveles de vitamina D. ¿Qué tiene que ver la vitamina D con la prevención del cáncer? Investigaciones recientes han mostrado que esta vitamina puede retrasar el crecimiento de las células cancerígenas en tu cuerpo. ¡Come pescado!

Espinacas: estas hojas verdes contienen todo tipo de sustancias contra el cáncer: algunas de ellas son la luteína, la zeaxantina y los carotenoides. Si no te gustan, agrega un puñado de espinacas crudas a una licuadora junto con una banana, agua de coco, un poco de limón y una manzana verde. Confía en mí: ¡es delicioso y ni siquiera notarás el sabor de la espinaca!

Frijoles: es claro que comer varias ollas de frijoles probablemente no curan el cáncer, pero lo cierto es que contienen saponinas, ácido fítico y otras sustancias que protegen las células de nuestro cuerpo contra la invasión de células cancerosas. Además, son ricos en fibra. Remoja los frijoles desde la noche anterior y cocínalos al día siguiente. ¡Agrega un poco de ajo fresco para prevenir el cáncer!

Uvas: Estas delicias (especialmente las rojas) contienen resveratrol, un tipo de fitoquímico con propiedades antiinflamatorias. Un estudio demostró que el resveratrol detiene el desarrollo de tres tipos de cáncer. Cómelas solas, o córtalas y agrega a ensaladas, batidos, o congélalas para un snack refrescante en verano.

Antes de comenzar el Ciclo 3: Refinar, responde este cuestionario para ver cómo está tu sistema reproductivo. Respóndelo de nuevo después de completar el plan de 17 días, para ver cuánto ha mejorado tu puntuación.

Mujeres: ¿Su sistema reproductor está camino a 100 años felices y saludables?

Responde cada pregunta con honestidad y asígnate los puntos designados para cada respuesta. Suma tu puntuación y califícate.

1. **¿Tienes períodos irregulares? (Sangrado abundante, manchas o períodos por más de 7 días)**

    A. Sí ☑ 0 puntos

    B. No ☐ 4 puntos

    C. No tengo menstruaciones porque ya tengo menopausia ☐ 4 puntos

2. **Si tienes menopausia, ¿has tenido algún sangrado repentino?**

    A. Sí ☐ 0 puntos

    B. No ☐ 4 puntos

    C. Aún no tengo menopausia ☑ 4 puntos

3. **¿Sueles tener dolor o presión pélvica?**

    A. Sí, y no se lo he dicho a mi médico ☐ 0 puntos

    B. Sí, pero le informé a mi médico ☐ 3 puntos

    C. No ☑ 4 puntos

4. ¿ Sientes una sensación constante de hinchazón o sensación de llenura que no se te pasa con nada?

  A. Sí, y no se lo he dicho a mi médico □ 0 puntos

  B. Sí, pero le informé a mi médico □ 3 puntos

  C. No □ 4 puntos

5. ¿Cuántas veces has tenido sexo en la última semana?

  A. Ninguna □ 0 puntos

  B. Una vez ☑ 2 puntos

  C. Dos o más veces □ 4 puntos

6. ¿Te han hecho (o has programado) tu examen anual con tu ginecólogo?

  A. No ☑ 0 puntos   B. Sí □ 4 puntos

7. ¿Sientes dolor o molestias durante las relaciones sexuales?

  A. Sí ☑ 0 puntos   B. No □ 4 puntos

8. ¿Cuántos días a la semana haces ejercicio cardiovascular?

  A. Nunca ☑ 0 puntos

  B. Una vez o dos veces □ 2 puntos

  C. Tres veces o más □ 4 puntos

9. ¿Cuál es tu consumo de alcohol en una semana normal?

  A. Frecuente (7 + bebidas) □ 0 puntos

  B. Ocasionales (hasta 6 bebidas) □ 4 puntos

10. ¿Te haces autoexámenes de seno con frecuencia?

  A. No ☑ 0 puntos

  B. Sí □ 4 puntos

11. ¿Te pesas una vez por semana?

  A. No ☑ 0 puntos

  B. Sí, pero no llevo la cuenta de mi peso □ 1 punto

  C. Sí, y mantengo mi peso en un rango saludable □ 4 puntos

12. **¿Has discutido una terapia de reemplazo hormonal con tu médico si tienes menopausia o estás próxima a tenerla?**

   A. Tengo menopausia, pero no he consultado con mi médico
   □ 0 puntos

   B. Tengo menopausia y he discutido un plan de TRH con mi médico
   □ 4 puntos

   C. Todavía no estoy cerca de tener menopausia ☑ 4 puntos

13. **¿Has ensayado lubricantes si tienes sequedad vaginal?**

   A. Tengo sequedad vaginal pero no he ensayado lubricantes
   □ 0 puntos

   B. Tengo sequedad vaginal y he ensayado lubricantes □ 4 puntos

   C. No tengo sequedad vaginal ☑ 4 puntos

14. **¿Con qué frecuencia haces ejercicios Kegel?**

   A. Nunca ☑ 0 puntos

   B. Una vez a la semana □ 1 punto

   C. Tres o más veces a la semana □ 2 puntos

   D. Todos los días □ 4 puntos

Puntuación:

0–11: URGENTE; visita a tu ginecólogo lo antes posible si tienes cualquier síntoma.

12–22: PELIGROSO; cambia de inmediato tus arriesgados hábitos para el sistema reproductor femenino.

23–33: MODERADAMENTE ARRIESGADO; empieza a seguir mis recomendaciones para mejorar la salud de tu sistema reproductivo.

34–44: PROMEDIO; puedes hacer cambios adicionales.

45–56: EXCELENTE; permanece en esta senda positiva.

Es probable que hayas entendido el objetivo de esta prueba (y del resto del capítulo): que si estás cerca de la menopausia, deberías comenzar a pensar en opciones para hacerle frente a esta etapa de la vida. Tu ginecólogo es tu mayor aliado, compañero de equipo, y animador en esta nueva búsqueda. Si no te satisfacen las recomendaciones de tu médico, busca una segunda opinión.

Las mujeres tienen una tendencia a ponerse de últimas en su lista de prioridades. Ustedes son protectoras por naturaleza, y sus seres queridos las aprecian por todo lo que hacen por ellos, aunque no siempre se los digan. Sin embargo, ellos también quieren que vivan mucho tiempo, pero sólo *ustedes* pueden cuidar de su salud. Les doy permiso para que se pongan en el *primer* lugar de la lista partir de este momento. Quiero que acepten el paso del tiempo, y que no le teman. Quiero que se sientan fabulosas, ¡porque ustedes son un regalo que todos debemos agradecer!

CAPÍTULO 13

Hombres machos

L os hombres detestan ir al médico. No sé si equiparan la enfermedad con la debilidad, si sienten miedo de que les descubran un problema, o que les suceda. Tal vez creen que la visita médica les valdrá un ojo de la cara o se sientan avergonzados. Creo que podemos ser muy tercos con nuestra salud, sobre todo con la sexual.

Señores, déjenme que recurra a la lógica. Si desean que todas sus "partes" funcionen bien hasta los 100 años, entonces deberían armarse de valor en este momento, sin importar la edad que tengan, con el fin de proteger la salud de sus sistemas reproductivos. Y si su excusa son los altos costos médicos, les aseguro lo siguiente: si no van al doctor y no se hacen chequeos frecuentes ahora, los costos a largo plazo serán mucho más altos que lo que gastarán en los exámenes anuales. Esto se debe a lo que llamamos "detección temprana". Si le das a tu médico la oportunidad de detectar un problema a tiempo, no sólo tendrás mayores probabilidades de sobrevivir, sino que le darás también un respiro a tus finanzas.

Pero ir al médico no sólo consiste en detectar un posible tumor o los signos de algo grave. Si tienes una buena relación con tu médico, te sentirás más cómodo si discutes con él asuntos como la disfunción eréctil (¡algo que realmente sucede!). Así, tendrás mayores probabilidades de obtener ayuda para remediar esta disfunción. ¿Quieres saber cómo se presenta esto?

Lo más probable es que algo cambie en tu sistema reproductivo a medida que envejeces. De hecho, hay un término para lo que nos sucede a los hombres con el paso del tiempo: andropausia. Esto se refiere a la constante disminución de la testosterona (un andrógeno), y los síntomas pueden manifestarse antes de lo que piensas: entre los 40 y los 55 años. Los niveles de testosterona bajan uno por ciento cada año en promedio, comenzando apenas a los 30 años. Esto significa que a los 70 años puedes tener la mitad de la testosterona que tenías a los 20, o incluso menos en algunos casos, pudiendo producir cambios sutiles o drásticos. Tu libido puede comenzar a mermar, experimentar disfunción eréctil, o cambios físicos visibles. Pero te tengo buenas noticias: no tienes porqué aceptar estos problemas cuando aparezcan ni temer el día en que lo hagan. Recuerda, sólo porque estás haciéndote más viejo no significa que tengas que padecer los síntomas "habituales" del envejecimiento. Hay maneras de evitarlos, y puedes comenzar a prevenir muchas de estas condiciones ahora mismosin importar tu edad. De hecho, mi primer consejo es el siguiente: lo usas o lo pierdes. El sexo, cuando es físicamente seguro y emocionalmente saludable, es bueno para la salud de tu sistema reproductivo. Mientras más sexo tengas cuando seas joven, mayores probabilidades tendrás de sostener relaciones sexuales mucho mayor. ¡No me digas que no te gusta saber esto!

Introducción al sistema reproductor masculino

El sistema reproductivo masculino está controlado por las hormonas, que vimos en el capítulo del sistema endocrino. Las hormonas relacionadas con la reproducción masculina son la hormona folículo-estimulante (FSH), la testosterona (T) y la hormona luteinizante (LH). Tanto la FSH como la LH son secretadas por la glándula pituitaria, localizada en el cerebro. Estas dos hormonas llegan a los testículos, donde se conectan con los receptores. La LH produce testosterona, mientras que la FSH produce esperma. La testosterona juega un papel importante en tus atributos masculinos: es responsable del vello facial, la voz grave, los músculos, la libido, y así sucesivamente. Sin embargo, los niveles de testosterona disminuyen con la edad en los hombres, lo que puede provocar cambios en el sistema reproductivo masculino.

La próstata, de la que también hablaremos en el capítulo urinario, ya que puede tener un impacto en el funcionamiento de este sistema, es parte del sistema reproductor masculino. Su función es proporcionar líquidos para que el esperma pueda desplazarse y permanecer saludable. La próstata es muy susceptible a los cinco factores de envejecimiento, y particularmente a la inflamación. Muchos hombres experimentan malestar o problemas de salud en la próstata a medida que envejecen, así que veremos las medidas preventivas en este capítulo.

El pene es el órgano mediante el cual es expulsado el semen, y por lo tanto los espermatozoides. Obviamente, el pene es un tema clave de la sexualidad masculina y al igual que la próstata, su funcionamiento puede verse afectado por el envejecimiento. La disfunción eréctil es un problema muy común entre la población masculina mayor, pero una noticia fantástica es que podemos evitar y revertir estas dos condiciones.

Veamos ahora algunas condiciones relacionadas con la edad que podemos experimentar los hombres, y qué hacer al respecto.

¿Cómo envejece el sistema reproductivo masculino?

Como bien sabes, las mujeres tienen menopausia cuando dejan de ser fértiles. Los hombres siguen siendo fértiles por más tiempo que las mujeres, pero experimentan una disminución de las hormonas sexuales masculinas. Este período de tiempo y los síntomas que a veces lo acompañan se conoce como andropausia.

La andropausia no se parece en nada a la menopausia. Es gradual y pueden tener un menor impacto en los hombres que el que suele tener la menopausia en las mujeres. Además de la disminución de testosterona, el tamaño de los testículos se puede reducir un poco, el deseo sexual puede disminuir, al igual que el número de espermatozoides, mientras que el tejido mamario y la grasa pueden aumentar, los huesos se vuelven más frágiles, y puede causar dificultades para conciliar el sueño. Por otra parte, un hombre andropáusico puede tener problemas para lograr o mantener la erección. La producción de espermatozoides también puede disminuir, mientras que los tubos internos que transportan los espermatozoides pueden endurecerse y perder un poco de su elasticidad. La próstata puede agrandarse con el tiempo, porque el tejido se hace semejante a un tejido cicatrizado, y también puede inflamarse. Esto puede interferir con la micción y la eyaculación. Otros cambios en la próstata a medida que envejecemos pueden causar infecciones frecuentes en el tracto urinario. Una cosa más: el riesgo de cáncer de próstata aumenta con la edad.

¡Veamos ahora la manera de detener o evitar todo esto!

UN SUPLEMENTO QUE APOYA EL SISTEMA REPRODUCTOR MASCULINO

● **Saw palmetto:** tómalo según las instrucciones.

Por qué: Si investigas un poco, verás que no se sabe aún si esta hierba tiene un efecto positivo en los síntomas de la próstata. Sin embargo, creo que vale la pena ensayarlo. En realidad, podría mejorar el estado general de salud de tu próstata y prevenir el agrandamiento de este órgano. No estoy diciendo que sea una cura milagrosa, pero muchos de mis pacientes confían en él. Asegúrate de tomar un suplemento de palmetto de buena calidad. Las regulaciones no son muy estrictas con los suplementos de hierbas, así que asegúrate de que sea elaborado por un laboratorio reconocido.

La estrategia número uno: detener la inflamación

La inflamación tiene efectos nocivos sobre todos los sistemas del cuerpo, pero hay una relación curiosa entre la inflamación y la testosterona. Resulta que una cantidad normal de testosterona en el cuerpo puede combatir la inflamación. Como lo hemos dicho, la obesidad y la grasa del vientre pueden ser una causa principal de inflamación en el cuerpo, y contribuir también a una menor producción de testosterona. Si tienes una alta cantidad de PCR (proteína C-reactiva), un indicador de la inflamación, tendrás un gran riesgo de sufrir disfunción eréctil (por no mencionar muchos otros serios problemas de salud y síntomas). Unos niveles altos de PCR significan también un mayor riesgo de cáncer de próstata. ¿Estás convencido? Queremos poner fin a la inflamación en tu cuerpo para que todas tus partes masculinas puedan funcionar al máximo.

Las bases contra el envejecimiento y el sistema reproductor

 # 1: Muévete. Cada vez que uno de mis pacientes viene a verme por problemas de disfunción eréctil (DE), la primera pregunta que le hago es: "¿Haces ejercicio con frecuencia?". Y tan pronto lo veo dudar, todo lo que puedo decirle es: "¡Muévete!". La mejor defensa contra la disfunción eréctil es pasar por lo menos 30 minutos al día aumentando tu ritmo cardiaco

a través del movimiento. No me importa si nadas, trotas, subes escaleras o saltas: cualquiera de estas actividades te ayudará a prevenir y a revertir la disfunción eréctil. Compra un monitor cardíaco y alcanza tu ritmo cardíaco ideal todos los días. No sabes cuál debe ser tu ritmo cardíaco ideal? Réstale tu edad a 220. Ese número es tu máxima frecuencia cardíaca. Tu *zona cardio* equivale entre el 60 y el 80 por ciento de tu máxima frecuencia cardíaca. ¡Es muy simple! Esto hará maravillas en tu vida sexual, así como en el resto de tu vida.

 # 2: Mantén un peso saludable. Los estudios demuestran que mientras más sobrepeso tengas, mayores serán las probabilidades de tener un conteo bajo de espermatozoides o de no producirlos. Una teoría sobre por qué sucede esto es que la testosterona puede transformarse en estrógenos cuando hay exceso de tejido graso. Los investigadores también especulan que el exceso de grasa alrededor de la zona baja del abdomen puede hacer que el escroto se sobrecaliente, lo que afecta la producción de esperma.

Si tienes sobrepeso, tu primera tarea es alcanzar un rango de peso saludable, lo cual reducirá la inflamación en general. Otros factores que promueven la inflamación son el exceso de alcohol, de tabaco, de ciertos alimentos (te sorprenderán algunos), las grasas malas, el exceso de sal, y muchos otros factores. A continuación, incluyo algunos métodos para reducir la inflamación en las siguientes estrategias de apoyo.

 # 3: Permanece hidratado. Incluso la deshidratación leve puede impactar negativamente la producción de esperma. Si tomas de seis a ocho vasos de 8 onzas de agua al día fomentarás la producción de cantidades saludables de espermatozoides y de semen.

 # 4: No fumes. El consumo de tabaco también daña y reduce el conteo de espermatozoides, y disminuye por lo tanto la fertilidad en general. Hay una proteína que transporta los espermatozoides y los investigadores descubrieron que los espermatozoides de los fumadores tienen una menor cantidad de esta proteína, lo que los hace susceptibles al daño en el ADN. Fumar aumenta también la producción de radicales libres en el semen.

 # 5: Suplementos. Continúa tomando tu complejo multivitamínico y otros suplementos mencionados en otros capítulos, pero piensa en la posibilidad de tomar saw palmetto, especialmente si te preocupa la salud de tu próstata.

Aspectos reproductivos masculinos relacionados con la edad

Bajos niveles de testosterona (T baja)

En primer lugar, hazte medir tus niveles de testosterona si no lo has hecho. El rango normal es amplio: entre 200 y 800 mg/dL. Cada hombre tiene una medición "saludable" de testosterona, así que recomiendo medir los niveles a una edad temprana para obtener un punto de partida. Así, más adelante sabrás si tus niveles están descontrolados. Independientemente de esto, hazte la prueba lo antes posible para que sepas cuál es tu situación.

Los síntomas de baja testosterona incluyen disminución del interés sexual (libido baja), problemas de erección, depresión, sensación general de cansancio, aumento de peso (especialmente de grasa), de tejido mamario, e insomnio. Adicionalmente, tus huesos pueden hacerse más frágiles a largo plazo. Un estudio británico realizado a pacientes varones con enfermedad cardíaca en 2010 mostró unos resultados sorprendentes. Los hombres que tenían bajos niveles de testosterona presentaron una mayor probabilidad de morir que los hombres con niveles normales. Los medios de comunicación han publicado muchos artículos sobre el peligro letal de una T baja. Tal vez se trataba de un poco de sensacionalismo, pero creo que vale la pena tener en cuenta que una T baja no te hace ningún favor. Esta hormona tiene una gran importancia para tu salud en general, ¿verdad? Además, sus niveles no bajan simplemente debido al envejecimiento. Hay otras causas posibles, incluyendo lesiones o cáncer testicular, trastornos endocrinos, algunos tipos de infección, el VIH, la diabetes tipo 2 y la obesidad.

De hecho, algunas investigaciones han mostrado que uno de cada cuatro hombres de 30 años o mayores caen en la categoría de T baja. Este porcentaje podría ser aún mayor, ya que muchos hombres no buscan tratamiento. Como he dicho, muchos hombres detestan ir al médico, pero tampoco saben cuáles síntomas buscar. Así que aparte de la libido baja, deberías consultar con tu médico si tienes cualquiera de los siguientes síntomas: fatiga, depresión, cambios de humor, cambios en los niveles de colesterol, disminución en la sensibilidad genital, aumento de peso, disminución muscular y en el tamaño de los testículos y pérdida de cabello.

Estrategias de apoyo para la testosterona baja

La principal estrategia para aumentar los niveles de testosterona es mediante el reemplazo de testosterona (de forma natural y sintética). No es tan drástico como puede sonar, y es simplemente un tratamiento para aumentar la deficiencia de testosterona. Si has sido diagnosticado con niveles bajos de testosterona, esta es una gran manera de comenzar sentirte como antes, ya que aumentará tu libido y energía, estimulará el crecimiento de tus músculos, combatirá la depresión, y así sucesivamente. Existen varios métodos para sustituir la testosterona. Una opción es un parche que se aplica todos los días en la piel, el cual libera lentamente la testosterona en tu cuerpo de la misma forma en que un parche libera nicotina. También hay geles para la piel, parches bucales y pastillas, así como otras opciones. Al parecer, los métodos menos invasivos podrían ser los más eficaces, y tienen la menor cantidad de riesgos. Tu médico te dirá cuál es el mejor para ti. No tardes en hacerte esta prueba. No tienes por qué avergonzarse de tener una T baja; además, es algo que puedes revertir fácilmente.

Disfunción eréctil (DE)

Este es un tema delicado, ya que nos sentimos menos hombres si no podemos desempeñarnos sexualmente; es algo que hace parte de nuestra naturaleza. Sin embargo, la disfunción eréctil puede evitarse a medida que envejecemos, y si padeces esta condición, no hay nada de qué avergonzarte. Estoy en una misión para hacer que los hombres dejen la vergüenza a un lado y comprendan que 30 millones de estadounidenses han tenido esta condición. La DE puede ser provocada por falta de movimiento (ejercicio), estrés, testosterona baja, otros problemas del sistema reproductivo, obesidad, enfermedades del corazón, ciertos medicamentos, tabaquismo, presión arterial alta, colesterol alto, diabetes, o ciertos problemas psicológicos. Definiré la disfunción eréctil, porque aunque sólo tengas problemas ocasionales para lograr una erección (por ejemplo, después de beber alcohol), es probable que no pertenezcas a esta categoría. La disfunción eréctil que requiere tratamiento se define generalmente por la imposibilidad de tener una erección o mantenerla más del 50 por ciento de las veces.

Estrategias de apoyo para la disfunción eréctil

Consume alimentos buenos para el corazón. Los alimentos saludables para tu corazón también son saludables para tu sistema reproductivo. Los alimentos grasos afectan la circulación y como las erecciones dependen del flujo de sangre, seguramente sabrás que una mala circulación puede conducir a la disfunción eréctil. Llena tu dieta de frutas, vegetales, granos enteros, proteínas magras y grasas saludables en lugar de hamburguesas y papas fritas. ¡Te alegrarás de haberlo hecho cuando llegue la hora de "entrar en acción"!

Estrésate menos. Sabemos que el estrés puede desequilibrar nuestras hormonas, y una de ellas es la adrenalina. Una cantidad excesiva de adrenalina puede hacer que los vasos sanguíneos se contraigan, lo cual puede inhibir las erecciones. Si tienes disfunción eréctil por primera vez y te sientes estresado desde hace poco tiempo, puedo garantizar que hay una conexión. Piensa en un método saludable que te ayude a relajarte (la meditación, la respiración profunda, los estiramientos, llevar un diario, etc.) y hazlo todos los días.

Considera la posibilidad de una receta médica. Si hacer ejercicio y tratar de reducir el estrés no resuelve tu problema, deberías hablar con tu médico sobre los medicamentos para la disfunción eréctil. Podrían tener efectos secundarios (incluyendo dolor de cabeza, sofocos, cambios en la visión, dolor de espalda y de estómago), y no son para todos (especialmente si has tenido una arritmia o ataque cardíaco reciente), pero pueden ayudarles a muchos hombres.

Agrandamiento de la próstata

El 90 por ciento de los hombres que tienen más de 70 y 80 años tienen la próstata agrandada. Eso también se conoce como HPB, o hiperplasia prostática benigna. Esta es la buena noticia: la HPB no aumenta el riesgo de contraer cáncer de próstata. Y la mala: puede interferir con la micción urinaria y causar diversos problemas en las vías urinarias. Algunos síntomas de HPB son un flujo de orina débil, necesidad de orinar con frecuencia y esfuerzo durante la micción. Aunque no conocemos todas las causas de la HPB, podría tener relación con cambios en las hormonas masculinas.

Estrategias de apoyo para la próstata agrandada

Reduce ciertos medicamentos de venta libre. Si estás tomando descongestionantes o antihistamínicos para tus alergias o síntomas de resfriado y tienes también síntomas de agrandamiento de la próstata, debes disminuir estas drogas con la ayuda de tu médico. Esto se debe a que estos músculos tensan los que están cerca de la uretra, dificultando la micción.

No tomes líquidos de noche. Procura no tomar líquidos dos o tres horas antes de acostarte. Esto ayudará a reducir los viajes al baño a medianoche, síntoma que puede causar agrandamiento de la próstata.

Reduce el consumo de alcohol y café. La cafeína y el alcohol estimulan la vejiga y pueden empeorar los síntomas urinarios asociados con el agrandamiento de la próstata.

Considera la posibilidad de tomar medicamentos. Tu médico podrá recetarte medicamentos si tu próstata te está causando problemas. Los bloqueadores alfa, entre otros tipos de medicamentos, pueden aliviar los síntomas.

Discute una posible cirugía con tu médico. Sé que no es agradable pensar que una parte de tu sistema reproductivo sea extirpada quirúrgicamente, pero confía en mí cuando digo que esta cirugía no es tan grave como pudieras imaginar. Hay opciones disponibles que son mínimamente invasivas. Si estás sufriendo debido a esta condición, vale la pena que hables con tu médico.

Prostatitis

La prostatitis es la inflamación o hinchazón de la próstata. Hay diferentes tipos de prostatitis, algunos de los cuales son causados por una infección bacteriana. Esta condición no siempre presenta síntomas, pero cuando lo hace, incluyen dolor en la ingle, el abdomen, la parte inferior de la espalda y durante el orgasmo, síntomas como lo de la gripe, problemas para orinar, y otros. Importante: la prostatitis es diferente del agrandamiento de la próstata. En realidad, ocurre con más frecuencia en pacientes jóvenes o de mediana edad. Se puede contraer si no te proteges cuando tienes relaciones sexuales, por deshidratación, infecciones o estrés.

Estrategias de apoyo para la prostatitis

Lávate bien. Debes tener una buena higiene. Puedes prevenir esta condición limpiando tu pene adecuadamente, ya que algunos tipos de prostatitis son causados por bacterias. Si estás circuncidado, asegúrate de llevar hacia atrás el prepucio mientras te bañas; lávate con agua y jabón y enjuágate muy bien. Date una ducha inmediatamente después de hacer ejercicio o de tener sexo para que las bacterias no tengan la oportunidad de crecer. Y toma mucha agua para limpiar tu uretra.

Consulta con tu médico la posibilidad de tomar medicamentos. Tu médico podría recetarte antibióticos si te han diagnosticado esta condición. Otros medicamentos que podría sugerirte son los bloqueadores alfa, los analgésicos, y los anti-inflamatorios.

Evita estar sentado mucho tiempo. Si trabajas sentado todo el día o tu ejercicio preferido es andar en bicicleta, la salud de tu próstata podría estar en riesgo. Trata de combinar esto con ejercicio cardiovascular y asegúrate de estar de pie y caminar por lo menos cada hora en tu trabajo.

Cáncer testicular

Este tipo de cáncer no está relacionada necesariamente con el envejecimiento, pero vale la pena mencionarlo en este capítulo porque quiero que todos ustedes sean conscientes de él, y que entiendan cómo hacerse el autoexamen. ¡Simplemente porque este cáncer sea más raro que otros no significa que debemos quedarnos de brazos cruzados! Es muy tratable, lo cual es una gran noticia. Los síntomas incluyen sensación de pesadez en el escroto, un testículo hinchado o bulto, dolores en la ingle, en el área inferior abdominal o dolor testicular, y agrandamiento o sensibilidad en el tejido mamario. Casi todos los casos de diagnósticos de cáncer de testículos corresponden a hombres que no tienen antecedentes familiares del mismo, aunque si alguien en tu familia lo ha padecido, tendrás un riesgo ligeramente más alto.

Estrategias de apoyo para el cáncer testicular

Te aconsejo que consultes con tu médico de inmediato si crees tener cáncer testicular. Tu médico puede hacerte un ultrasonido y un análisis de sangre, y si eres diagnosticado con cáncer, trabajará contigo para diseñar un plan de tratamiento que dependerá de la fase en que se encuentre. En algunos casos, los médicos recomiendan la extirpación quirúrgica de los testículos y ganglios linfáticos circundantes, seguido de radiación o quimioterapia para destruir las células cancerosas restantes. Como ya lo he dicho, es muy fácil sobrevivir a este cáncer, pero la detección temprana es la clave. Realmente no hay mucho que puedas hacer para evitar este tipo de cáncer, pero el autoexamen y los exámenes de rutina serán tu estrategia más eficaz.

AUTOEXAMEN DE CANCER TESTICULAR

Podría ser más fácil realizar este autoexamen inmediatamente después de una ducha o cuando sientas calor, porque tu escroto estará suelto y relajado. En primer lugar, mírate el escroto en el espejo para ver si está inflamado. A continuación, dale vuelta a uno de tus testículos entre tus dedos. ¿Lo sientes normal? ¿Está más grande o hinchado? ¿Sientes algún bulto o bultos? Examina bien tus testículos y escroto. Si todo es normal, vuelve a hacerlo 30 días después. Consulta con tu médico lo antes posible si detectas algún cambio.

Antes de comenzar el Ciclo 3: Refinar, responde este cuestionario para saber cómo está tu sistema reproductivo. Respóndelo de nuevo después de completar el plan de 17 días para ver cuánto ha mejorado tu puntuación.

Hombres: ¿Su sistema reproductivo está camino a 100 años felices y saludables?

1. **¿Has llegado a tu meta de ritmo cardíaco por 30 minutos al menos cinco días en la última semana?**

   A. No ☐ 0 puntos   B. Sí ☐ 4 puntos

2. **¿Tienes problemas para lograr o mantener una erección el 50 por ciento o más de las veces?**

   A. Sí ☐ 0 puntos   B. No ☐ 4 puntos

3. **¿Cuánta cafeína consumes?**

   A. Tres o más porciones al día ☐ 0 puntos
   B. Una porción al día o menos ☐ 3 puntos
   C. No consumo cafeína con frecuencia ☐ 4 puntos

4. **¿Te han medido tu nivel de testosterona?**

   A. No ☐ 0 puntos   B. Sí ☐ 4 puntos

5. **¿Tienes antecedentes familiares de cáncer de próstata?**

   A. Sí ☐ 0 puntos   B. No ☐ 4 puntos

6. **¿Cuántas veces has tenido sexo en la última semana?**

   A. Ninguna 0 ☐ puntos
   B. Una vez ☐ 2 puntos
   C. Dos o más veces ☐ 4 puntos

7. **¿Le has informado a tu médico en caso de haber tenido síntomas de disfunción eréctil?**

   A. He tenido síntomas pero no he hablado con mi médico ☐ 0 puntos
   B. He tenido síntomas y los discutí con mi médico ☐ 3 puntos
   C. Nunca he tenido síntomas ☐ 4 puntos.

8. **¿Mantienes una excelente higiene del pene?**

   A. No ☐ 0 puntos   B. Sí ☐ 4 puntos

9. **¿Te haces auto exámenes testiculares con frecuencia?**

   A. No ☐ 0 puntos   B. Sí ☐ 4 puntos

10. **¿Cuántas veces has tenido altos niveles de estrés en la última semana?**

    A. Con frecuencia, 5 o más en una escala de 1 a 10 ☐ 0 puntos
    B. Dos o tres días por semana, 5 o más en una escala de 1 a10
       ☐ 1 punto

C. Pocas veces, sólo 5 en la escala de 1 a 10 en una sola ocasión
   ☐ 3 puntos
D. Casi nunca me siento estresado ☐ 4 puntos

11. **¿Tu nivel de testosterona es normal?**

   A. No lo sé ☐ 0 puntos
   B. Es bajo, y no estoy en tratamiento ☐ 1 punto
   C. Es bajo, pero estoy en tratamiento ☐ 3 puntos
   D. Sí, mi testosterona es normal ☐ 4 puntos

12. **¿Tomas suplemento de saw palmetto?**

   A. No ☐ 0 puntos   B. Sí ☐ 4 puntos

13. **¿Tu dieta es rica en proteínas animales pero baja en vegetales?**

   A. Sí ☐ 0 puntos,   B. No ☐ 4 puntos

14. **¿Te has hecho un chequeo anual con tu médico o urólogo?**

   A. No ☐ 0 puntos   B. Sí ☐ 4 puntos

Puntuación:

0–11: URGENTE; consulta con tu médico lo antes posible acerca de cualquier síntoma que puedas estar experimentando.

12–22: PELIGROSO; cambia inmediatamente tus arriesgados hábitos del sistema reproductivo.

23–33: MODERADAMENTE ARRIESGADO; incorpora más sugerencias mías a tu rutina para mejorar el funcionamiento de tu sistema reproductivo.

34–44: PROMEDIO; puedes hacer cambios adicionales.

45–56: EXCELENTE; permanece en esta senda positiva.

¿Cómo te fue? En el Ciclo 3 del plan de 17 días encontrarás las rutinas diarias para mejorar la salud de tu sistema reproductivo. Responde de nuevo al cuestionario después de completar los 17 días para ver tu progreso. Espero que notes los cambios para mejorar tu desempeño en la cama (¡o en algún lugar más creativo!)

Hombres: la salud sexual puede ser un excelente indicador de su salud en general. Y aunque mantener una vida sexual saludable probablemente sea una prioridad para ustedes, es bueno que tengan en cuenta que algunos problemas sexuales son los primeros síntomas de enfermedades más graves. En otras palabras, tienen que tomarse en serio su salud reproductiva. No ignoren los síntomas sexuales ni crean que se solucionarán solos. Si hablan con sus médicos, una simple puesta a punto seguramente los pondrá de nuevo en el camino. Pero si posponen esto, podrían perder la oportunidad de recibir un diagnóstico y un tratamiento temprano de cualquier otra condición.

CAPÍTULO 14

Mantén el chorro constante

Hablaré de algo que le causa incomodidad a muchas personas: los problemas urinarios. Puede ser asustador descubrir que ir al baño ya no es tan simple y sin dolor como antes, y tal vez sea por eso que muchas personas mantienen ciertos asuntos en secreto. Los problemas urinarios también pueden hacer que se sientan incómodas, y hasta avergonzadas. Pero ¿sabías que, literalmente, millones de personas sufren en silencio por los problemas que tienen "allá abajo"? Romper el silencio es el primer paso para obtener ayuda con estas condiciones desmoralizantes y a menudo debilitantes, pero tratables.

A medida que envejeces, es normal que orines con mayor frecuencia debido a que la vejiga pierde una parte de su capacidad; se vuelve menos flexible y se contrae, y cada vez nos cuesta más aguantar las ganas de orinar. Mientras que esto suele ser una parte normal del envejecimiento, la incontinencia urinaria (IU), que es la necesidad repentina e incontrolable de orinar, no lo es. Esta condición afecta diariamente a unos 200 millones de adultos en todo el mundo. Pero aquí está la estadística que realmente me preocupa: una de cada 10 personas mayor de 65 años sufre de IU. Como puedes imaginar, esta condición puede afectar notablemente la calidad de tu vida. Pero no tiene por qué ser así, y estoy decidido a ayudarte a no tener que hacer frente a este dolencia devastadora a medida que envejeces.

Debes entender los conceptos básicos del sistema urinario si quieres prevenir o controlar la incontinencia y otros problemas relacionados con este sistema. Empecemos.

Introducción al sistema urinario

Los órganos de tu sistema urinario son la vejiga, los uréteres, los riñones, los músculos del esfínter y la uretra, los cuales trabajan en conjunto para producir y almacenar la orina. Esta es almacenada en la vejiga, un órgano con forma de globo, hasta que la liberas a través de la uretra y sale de tu cuerpo.

Otros órganos, como la piel, los intestinos y pulmones, también expulsan desechos y recurren a tu sistema urinario para realizar este proceso. Este sistema es como el chut de la basura de tu cuerpo: todos los sistemas que hemos visto hasta ahora arrojan desechos en él.

En promedio, orinamos entre 400 y 2.500 mL de orina cada día. La orina es una mezcla de urea (un derivado de la proteína que has consumido) y de otros residuos que hay en tu cuerpo. Tus riñones están debajo de las costilla, y extraen la urea de la sangre a través de unos filtros pequeños llamados nefronas. Cuando la orina sale de los riñones, pasa por los uréteres hasta la vejiga. Los esfínteres —unos músculos circulares— evitan que la orina gotee al apretarse alrededor de la vejiga mientras se dirige a la uretra.

Comenzarás a sentir la necesidad de ir al baño cuando haya suficiente orina en tu vejiga. A medida que se siga llenando, el deseo de orinar será mayor, hasta que la vacíes. Durante la micción, los músculos de la vejiga se contraen, los del esfínter se relajan, y lo mismo sucede con los de la pelvis para que la orina pueda salir de la vejiga, pasar a través de la uretra, y salir de tu cuerpo. Si todo está bien, podrás completar este proceso en el baño, y no antes de que puedas llegar al excusado.

SUPLEMENTOS QUE APOYAN EL SISTEMA URINARIO

- **Vitamina C:** 1000 mg al día
- **Antioxidante multivitamínico:** sigue las instrucciones del frasco.
- **Calcio:** 1000 mg al día
- **Magnesio:** 400 mg al día

Por qué: La vitamina C puede detener el crecimiento de las bacterias "malas" en tu orina. Toma un suplemento con varios antioxidantes de manera alternativa (¡o mejor aún, de manera complementaria!) y come muchos vegetales y frutas naranjas y amarillas, ya que están cargadas de betacaroteno. El calcio y el magnesio ayudan a mejorar el control de los músculos utilizados en la micción.

Coctel de arándanos rojos del Dr. Mike

Creo que deberías complementar tu dieta con arándanos debido a los efectos positivos que tiene el ácido hipúrico en tu tracto urinario. Sin embargo, no es una cura mágica para la infección, así que si sientes síntomas, consulta con médico y toma antibióticos si te los receta. Este es un método muy eficaz para evitar que las bacterias "malas" se acumulen en la uretra, donde pueden crecer y causar infección.

Puedes tomar un suplemento de pastillas de arándano y disfrutar de sus beneficios, pero si quieres tomar un "coctel," aquí está una receta divertida. ¡Puede ser un poco ácida!

Dos porciones de 1 onza de jugo de arándanos sin
   azúcar
El jugo de ½ naranja
1 cucharadita de miel de agave o de abejas (o cualquier
   edulcorante natural)
½ taza de agua mineral o soda
Hielo
Opcional: agrega hojas frescas de menta

Vierte los ingredientes en una coctelera de martinis, agita o mezcla con suavidad y sirve en una copa de martini. Adorna con hojas de menta y disfruta. ¡Salud por tu tracto urinario!

Cómo envejece el sistema urinario

Tus riñones cambian y no eliminan los residuos con la misma eficacia a medida que envejeces. Además, los músculos de los uréteres, de la vejiga y de la uretra tienden a hacerse más débiles, pudiendo causar incontinencia. Muchas personas mayores experimentan también un aumento de infecciones urinarias porque los músculos de la vejiga ya no se contraen lo suficiente para vaciar por completo la vejiga.

Los médicos pueden detectar problemas urinarios mediante varias pruebas. En un análisis de orina, por ejemplo, se detecta la proteína, los signos de infección u otras sustancias anormales. Estoy seguro de que te han hecho esto antes: orinas en una taza pequeña en el consultorio de tu médico y luego analizan tu orina. Si estás teniendo problemas con los músculos o nervios de tu pelvis y sistema urinario, es probable que tu médico quiera hacerte una "prueba urodinámica", la cual mide la eficacia con la que se almacena la orina y si no sale normalmente de la vejiga. Hay otras pruebas que utilizan colorantes y rayos x para ver si la vejiga se llena y se vacía normalmente.

Estos son algunos problemas del sistema urinario, que van desde leves a severos o graves:

Incontinencia urinaria. Quienes sufren de una falta de control de la vejiga pueden gotear un poco o no saber cuándo deben orinar. El goteo pueden ocurrir al reírse, toser, agacharse o levantar algo, o incluso al caminar. La incontinencia puede ser producida por diversos factores, incluyendo el parto, el estrés y el envejecimiento, pero existen varios tratamientos exitosos. Tu médico podría recomendarte tratamientos como ejercicios simples o una cirugía. Las mujeres sufren más de incontinencia urinaria que los hombres. Afortunadamente, hay maneras fáciles de prevenir y manejar este problema tan molesto, incluyendo algunos ejercicios sencillos de entrenamiento de la vejiga.

Infecciones urinarias (IU). Estas infecciones, a veces dolorosas, son causadas por la presencia de bacterias "malas" en el tracto urinario. Las mujeres también padecen infecciones urinarias con mayor frecuencia que los hombres. Generalmente, los antibióticos eliminan fácilmente las IU. Tomar grandes cantidades de líquidos también ayuda a expulsar las bacterias. El tipo de IU depende de la ubicación. Por ejemplo, la cistitis es una infección de la vejiga, mientras que la pielonefritis es una infección del riñón. Este tipo de infección del tracto urinario puede dañar seriamente los riñones si no es tratada con rapidez. He creado un "cóctel" (ver página 211) con jugo de arándanos que te encantará.

Cistitis intersticial (CI). Esta enfermedad crónica e inflamatoria de la vejiga afecta las paredes de este órgano, y puede hacer que la vejiga se vuelva menos elástica y disminuir su capacidad. Otros síntomas son el sangrado y, en raros casos, las úlceras en el revestimiento de la vejiga.

La cistitis intersticial es una condición difícil de tratar, aunque responde bien a varias drogas, incluyendo los antidepresivos, que relajan la vejiga, los antihistamínicos, que controlan la inflamación y reducen la necesidad de orinar; y a los analgésicos, que alivian el dolor. También se deben eliminar las bebidas cargadas de cafeína, como el café y los refrescos, ya que la cafeína irrita la vejiga y causa malestar en las personas que sufren esta condición. Sin embargo, lo mejor es tratar de prevenir la cistitis intersticial. Esto puede hacerse ejercitando la vejiga, controlando el estrés, con una hidratación adecuada, y tomando suplementos que controlan la inflamación y el estrés oxidativo.

Cálculos renales. Esta dolencia puede ser particularmente desagradable. Consiste en unas partículas muy pequeñas llamadas cálculos, que se desarrollan dentro del sistema urinario y no sólo en los riñones. Algunos factores que aumentan el riesgo de desarrollar estas piedras son: la obesidad, las dietas excesivamente ricas en proteínas o altas en sodio, la deshidratación, los antecedentes familiares y las infecciones frecuentes del tracto urinario. El objetivo del tratamiento es eliminar completamente los cálculos, prevenir la infección, e impedir que se formen de nuevo. Se tratan con procedimientos quirúrgicos y no quirúrgicos. Los hombres sufren de cálculos renales con mayor frecuencia que las mujeres. La protección de los riñones es muy similar a la de cualquier órgano: controlando el peso, con una nutrición apropiada, y una hidratación adecuada.

Nocturia. Se caracteriza porque tienes que despertarte para orinar. Si alguna vez has estado embarazada, sabrás de qué estoy hablando. Pero si no lo has estado, te recomiendo que consultes con tu médico, ya que puede ser un síntoma de infecciones crónicas del tracto urinario, de cistitis o de hiperplasia prostática benigna (que explicaré más adelante). Una de las formas más sencillas para controlar esta condición es no beber ningún líquido tres horas antes de acostarse.

Proteinuria. Es cuando tienes cantidades anormales de proteínas en la orina, lo que podría ser una señal de que tus riñones no están funcionando correctamente. La proteinuria puede ser causada por la inflamación, y los factores responsables pueden incluir diabetes, enfermedades del corazón, presión arterial alta y enfermedad renal. La mejor forma de saber si tienes esta enfermedad es con un simple análisis de orina; las pruebas de seguimiento ayudarán a detectar la causa.

Reduce el consumo de sal para prevenir y tratar esta enfermedad, ya que disminuye la cantidad de agua en tu cuerpo. Reduce también tu presión arterial. La proteinuria suele aparecer con la presión arterial alta, ya que esta debilita los vasos capilares de los riñones. Reduce el consumo de proteínas, comiendo porciones más pequeñas en cada comida, o consume más proteínas vegetales, como frijoles y legumbres. Deberías tener cuidado también con tus niveles de azúcar en la sangre si tienden a ser altos, porque hay una relación directa entre la diabetes y la proteinuria.

Insuficiencia renal. Se da cuando tus riñones no eliminan adecuadamente los desechos de la sangre. Hay dos tipos de insuficiencia: insuficiencia renal aguda (IRA), e insuficiencia renal crónica (IRC). La IRA aparece de repente, generalmente debido a algún tipo de trauma físico o pérdida de sangre, o también por una intoxicación o drogas; es muy grave y puede causar daños permanentes en los riñones. A diferencia de la IRA, en la IRC se presenta un deterioro lento de la función de los riñones. Puede causar insuficiencia renal permanente o enfermedad renal en etapa terminal (ESRD).

En términos generales, mantener los riñones sanos significa seguir una dieta baja en sodio, controlar el azúcar en la sangre, tomar mucha agua y comer muchas frutas y vegetales (esto te ayudará a eliminar mejor el citrato en la orina, el cual inhibe los cálculos renales).

MIS MEJORES ALIMENTOS BAJOS EN SODIO

El exceso de sodio provoca retención de agua, contribuye a la hipertensión arterial, y aumenta tu riesgo de problemas urinarios. La Asociación Americana del Corazón y otros expertos recomiendan limitar el consumo de sodio a 2300 miligramos (aproximadamente una cucharadita de sal de mesa) al día para adultos sanos de 50 años, y de 1500 miligramos al día para personas mayores de 51 años, afroamericanos, y personas con presión arterial alta, diabetes o enfermedad renal. Sin embargo, muchos de nosotros consumimos cinco o más cucharaditas de sodio al día. Esta es mi lista personal de los mejores alimentos bajos en sodio para que reduzcas el sodio en tu dieta.

Vegetales frescos: por lo general, los vegetales enlatados están llenos de sodio, así que consume vegetales frescos siempre que puedas.

Frutas frescas: al igual que los vegetales, las frutas frescas son más bajas en sodio que las enlatadas.

Frutos secos: los frutos secos naturales no tienen sodio.

Variedades de alimentos favoritos bajos en sodio: Afortunadamente, los fabricantes de alimentos están reduciendo la sal agregada en los alimentos. Busca versiones de tus sopas favoritas, condimentos, galletas, papas fritas, y palomitas de maíz con poca sal. Recomiendo evitar los productos que tengan más de 200 miligramos de sodio por porción. Revisa también la lista de ingredientes para detectar fuentes ocultas de sodio, tales como bicarbonato de sodio/polvo, glutamato monosódico, y cualquier sustancia con la palabra "sodio".

Salmón: Este pescado es bajo en sodio y no necesitas añadírselo. Simplemente sazónalo con hierbas y especias deliciosas y saludables.

Cereales integrales: incluyen la avena y la crema de trigo y de arroz, pero asegúrate de prepararlas sin sal.

IDENTIFICA LAS ETIQUETAS BAJAS EN SODIO

Familiarízate con estas etiquetas cuando vayas a comprar alimentos bajos en sodio:

Libre de sodio/sal: Menos de 5 miligramos de sodio por porción
Muy bajo en sodio: 35 miligramos de sodio o menos por porción
Bajo en sodio: 140 miligramos de sodio o menos por porción
Sodio reducido: El producto contiene un mínimo de 25 por ciento menos sodio que la versión regular.
Light: El producto contiene un mínimo de 50 por ciento menos de sodio que la versión regular.

Problemas urinarios relacionados con la edad que solo afectan a los hombres

Prostatitis. Si tienes prostatitis, sentirás necesidad de orinar con gran frecuencia, y dolor al orinar. También puedes sentir dolor en la parte inferior de la espalda y en la zona genital. La prostatitis es simplemente el resultado de una inflamación en la próstata y muchas veces se puede tratar con antibióticos. Sin embargo, si tienes síntomas, no hagas suposiciones. Consulta siempre con tu médico en caso de síntomas. Si estás siguiendo mis estrategias para controlar la inflamación y fortalecer el sistema inmunológico, estarás haciendo grandes progresos para prevenir la prostatitis.

Hiperplasia prostática benigna (HPB). Es el nombre técnico de un agrandamiento de la próstata. Aunque la próstata es parte de tu sistema reproductivo, está situada cerca de la vejiga y de la uretra, por lo que su agrandamiento tiene un efecto negativo en tu sistema urinario. Por lo general este trastorno bloquea el flujo de orina, apretando la uretra y causando dificultades para orinar. También pueden presentarse otros problemas, incluyendo la necesidad de orinar con mayor frecuencia. Muchos hombres mayores de 60 años sufren de algún tipo de HPB. Esta afección puede tratarse exitosamente al remover una parte de la próstata con láser, con microondas, o con una cirugía tradicional y el paciente podrá orinar normalmente de nuevo. No te preocupes: por lo general, ni la libido ni la capacidad sexual se verán afectadas. Explicaré este tema en mayor profundidad en el capítulo del sistema reproductor masculino.

Muchos hombres con BPH obtienen beneficios luego de tomar suplementos de saw palmetto. Esta hierba está disponible en tiendas de alimentos saludables, y ayuda a reducir el tamaño de la próstata. ¡También puede aumentar tu deseo sexual!

Cáncer de próstata. El cáncer de próstata es una de las principales causas de muerte por cáncer en hombres (aproximadamente 30.000 cada año), sólo superada por el cáncer de pulmón. Uno de cada seis hombres tiene factores de riesgo para desarrollar cáncer de próstata. Es más común en hombres mayores, pero los jóvenes no están exentos. No se han descubierto las verdaderas causas del cáncer de próstata, pero las investigaciones apuntan a los antecedentes familiares y a una dieta alta en grasas. Consulta con tu médico sobre el estado de salud de tu próstata si tienes más de 40 años. Debes hablar con él de tu historia familiar, de la posibilidad de una prueba de PSA (antígeno específico de la próstata), y más importante aún, pedirle que te haga un examen rectal. Si eres diagnosticado con este cáncer, existen varios tratamientos dependiendo de tu diagnóstico y de las recomendaciones de tu médico. Algunos tratamientos incluyen la conducta expectante, la vigilancia activa, la terapia hormonal, la quimioterapia y la cirugía parcial o radical.

En cuanto a la prevención, los estudios muestran que es fundamental consumir una buena cantidad de licopeno, un antioxidante que se encuentra en los tomates. Puedes tomar suplementos de licopeno, pero la mejor acción preventiva proviene del tomate cocinado, como la pasta y la salsa de tomates. El procesamiento del tomate hace que el licopeno sea más absorbible en tu cuerpo. Otro consejo en materia de prevención: reduce el consumo de grasas animales que se encuentran en las carnes grasas y en la mantequilla. Mientras más grasas consumas, mayor será tu riesgo de cáncer de próstata.

Las bases contra el envejecimiento y tu sistema urinario

 # 1: Muévete. El ejercicio puede disminuir la orina acumulada en la vejiga, reduciendo así el riesgo de contraer una infección del tracto urinario.

 # 2: Mantén un peso saludable. Hacer cambios en tu dieta y estilo de vida para mantener tu peso en un rango saludable es importante para el funcionamiento correcto de las vías urinarias. Las personas obesas tienen un mayor riesgo de contraer cálculos renales e infecciones en el tracto urinario. Los investigadores especulan que la obesidad produce un desequilibrio de ciertas sustancias químicas en la sangre, aumentando así la probabilidad de desarrollar cálculos. Mejora tu salud urinaria reemplazando simplemente un "placer culpable" que disfrutes con frecuencia por otro más saludable. Por ejemplo, ¿te gusta la pizza? Pídela con una masa más delgada, con más salsa, sin queso, y al menos con cuatro vegetales. ¡Yum!

 # 3: Permanece hidratado. ¡Toma mucha agua! Algunas personas con problemas urinarios restringen la cantidad de agua que toman, pensando que esto les ayudará a reducir sus incomodidades, pues orinarán con menos frecuencia. Pero, a medida que envejecemos, somos más propensos a sufrir los efectos nocivos de la deshidratación en un período de tiempo más corto. Además, tomar mucha agua todos los días ayuda a purgar tu tracto urinario. Toma de seis a ocho tazas de agua al día.

 # 4: No fumes. Ya sabes que fumar puede producir cáncer de pulmones. Pero resulta que ni siquiera el sistema urinario escapa a los efectos del cigarrillo. Un grupo de investigadores analizó docenas de estudios sobre fumadores y concluyó que tienen tres veces más probabilidades de contraer cáncer del tracto urinario que quienes no fuman. No estoy tratando de asustarte, sólo quiero exponer la conexión que hay entre el tabaquismo y, literalmente, todos los sistemas del cuerpo.

 # 5: Suplementos. Consulta la sección de suplementos de este capítulo para ver cuáles vitaminas y nutrientes fortalecen tu sistema urinario.

La estrategia número uno: aumentar la inmunidad

La herencia y el envejecimiento pueden jugar un papel en las enfermedades de tu sistema urinario, pero nadie debería esperar hasta sufrirlas. Un factor muy importante en la mayoría de estos problemas tiene que ver con la inmunidad. Si puedes mantener tu sistema inmunológico fuerte y sano, lograrás mantener tu sistema urinario en condiciones óptimas. Hay maneras fáciles de hacer esto, medidas que todos deberíamos tomar, pero muchos de nosotros no lo hacemos. Por ejemplo, tomar jugo de arándanos rojos y comer arándanos azules son dos de las mejores cosas que puedes hacer a partir de ahora. Estas bayas contienen sustancias que impiden que las bacterias se adhieran a los tejidos de la vejiga y causen infecciones. Otro sencillo consejo nutricional es incluir alimentos ricos en potasio en tu dieta, especialmente si eres propenso a cálculos renales. El potasio puede evitar la formación de cálculos porque se adhiere a los depósitos de calcio, así que consume muchos cítricos, bananas, agua de coco, albaricoques secos, yogur, tomates, papas, vegetales y casi todos los vegetales verdes.

ANALIZANDO EL COLOR DE LA ORINA

Te recomiendo que mires el color de tu orina cuando vayas al baño. Esta lista de colores te podría decir algo sobre tu salud.

Amarillo pálido: es considerado el color normal de la orina. La orina se vuelve más clara mientras más agua tomes.

Amarillo oscuro: puede ser síntoma de deshidratación. Bebe más agua y mira si el color cambia.

Rojo o rosado: puede ser causado por comer remolacha u otros alimentos de color rojo o colorantes, ciertos medicamentos como antibióticos, laxantes, y otros que alivian el dolor urinario. También puede significar que hay sangre en la orina. Esto les sucede a veces a los corredores de fondo. Pero si nada de lo anterior se aplica a tu caso, la sangre en la orina puede indicar algo mucho más serio, que va desde infecciones del tracto urinario a cálculos renales, quistes o tumores, próstata agrandada, y otros, así que consulta con tu médico lo antes posible.

Café oscuro: Ciertos alimentos como las habas y el ruibarbo pueden producir este color, así como varios medicamentos. Algunos trastornos renales y hepáticos a veces le dan este color a la orina. Consulta con tu médico, especialmente si esto persiste.

Naranja: Los medicamentos como los antibióticos, laxantes, y otros usados en la quimioterapia pueden hacer que la orina adquiera un tono anaranjado. Las condiciones médicas que afectan al hígado o conducto biliar también pueden causar este problema.

Turbio o sucio: Puede indicar cálculos renales o infecciones del tracto urinario. Consulta con tu médico.

Limita el alcohol y la cafeína. Estas bebidas pueden empeorar los síntomas urinarios, en especial la incontinencia (ya que te harán orinar más a menudo).

Entrena tu vejiga haciendo ejercicio. Al igual que cualquier músculo, la vejiga debe ser ejercitada. Cuanto más ejercites estos músculos urinarios, menor será el riesgo de incontinencia urinaria en el futuro. Además, esta rutina de fortalecimiento puede mejorar los síntomas de la IU; se llaman ejercicios Kegel. ¡Sí, este ejercicio tiene beneficios en mujeres y hombres! Esto es lo que debes hacer: en primer lugar, trata de detener la orina a mitad de la micción para familiarizarte con los músculos de la pelvis. Cuando la orina se detenga, significa que acabas de utilizar esos músculos. No aprietes las piernas, los glúteos ni los músculos abdominales; se trata es de aislar el suelo pélvico. Sentirás una sensación de tirón cuando flexiones estos músculos. Puedes hacer esto en cualquier lugar o momento y nadie lo sabrá. Simplemente contrae los músculos por cinco segundos, y luego afloja otros cinco. Repite el proceso hasta hacer 10 repeticiones.

Programa tus visitas al baño. Esta es otra cosa que puedes hacer para controlar la incontinencia urinaria: programa tus visitas al baño, preferiblemente cada dos a cuatro horas. De esta manera, tendrás un menor riesgo de "aguantar" más de lo que deberías.

Limita los alimentos que irritan la vejiga. Si actualmente sientes dolor urinario u otros síntomas, deberías limitar los alimentos muy ácidos como las frutas cítricas, los alimentos azucarados como la miel o los postres dulces, y los que contienen cafeína, incluido el chocolate y los refrescos. Si no tienes síntomas, los cítricos pueden ser benéficos para reducir el riesgo de formación de cálculos renales.

No quiero ensañarme con la cafeína, pero lo cierto es que irrita la vejiga. También produce espasmos en los nervios sensibles y en los músculos de la vejiga, y actúa también como un diurético (lo que significa más viajes al baño). Si tienes problemas urinarios, te sugiero reducir el consumo de cafeína (no más de una taza de café al día) o eliminarlo por completo. Pronto comenzarás el Ciclo 3: Refinar, para mejorar tus sistemas reproductivo y urinario. Antes de comenzar con el plan, responde este cuestionario para determinar la salud del tracto urinario en general. Respóndelo de nuevo después de completar los 17 días para ver cuánto ha mejorado tu puntuación.

¿Tu sistema urinario está camino a 100 años felices y saludables?

Responde cada pregunta con honestidad, y anota los puntos designados para cada respuesta. Suma el total de tu puntuación y califícate.

1. **¿Has detectado sangre en to orina recientemente?**

    A. Sí □ 0 puntos   B. No □ 4 puntos

2. **¿De qué color es tu orina la mayor parte del tiempo?**

    A. Amarilla oscura □ 0 puntos
    B. Amarilla pajiza □ 1 punto
    C. Amarilla pálida □ 2 puntos
    D. Clara □ 4 puntos

3. **¿Cuánta agua bebes al día?**

    A. Un vaso aproximadamente □ 0 puntos
    B. Dos o tres vasos □ 1 punto
    C. De cuatro a cinco vasos □ 3 puntos
    D. Seis a ocho vasos, o más □ 4 puntos

4. **¿Cuánta cafeína consumes al día?**

    A: Tres o más bebidas con cafeína □ 0 puntos
    B. Dos bebidas con cafeína □ 1 punto
    C. Una bebida con cafeína □ 4 puntos

5. **¿ Orinas un poco cuando toses, estornudas, te ríes o haces actividades físicas como agacharte, levantar objetos o caminar?**

    A. Sí □ 0 puntos   B. No □ 4 puntos

6. **¿Tienes dificultades para controlar el flujo de orina o te mojas los pantalones con frecuencia?**

    A. Sí □ 0 puntos   B. No □ 4 puntos

7. **¿Con qué frecuencia te sientes "insatisfecho/a" después de orinar, como si no hubieras terminado, pero no puedes seguir haciéndolo?**

    A. Casi siempre □ 0 puntos
    B. Más de la mitad del tiempo □ 1 punto

C. Menos de la mitad del tiempo ☐ 2 puntos

D. Nunca ☐ 4 puntos

8. **¿Con qué frecuencia haces los ejercicios Kegel?**

A. Nunca ☐ 0 puntos

B. Un par de veces a la semana 1 punto

C. Un par de veces al día ☐ 4 puntos

9. **¿Alguna vez has tenido cálculos renales?**

A. Sí ☐ 0 puntos   B. No ☐ 4 puntos

10. **¿Con qué frecuencia te esfuerzas para empezar a orinar?**

A. Casi siempre ☐ 0 puntos

B. Más de la mitad el tiempo ☐ 1 punto

C. Menos de la mitad del tiempo ☐ 2 puntos

D. Nunca ☐ 4 puntos

11. **¿Cuántas veces en promedio tienes que levantarte en la noche para orinar?**

A. Tres o más veces ☐ 0 puntos

B. Dos veces ☐ 1 punto

C. Una vez ☐ 2 puntos

D. Rara vez o nunca ☐ 4 puntos

12. **¿Qué tanta molestia has sentido al orinar en las últimas dos semanas?**

A. Mucha ☐ 0 puntos

B. Más o menos ☐ 1 punto

C. Un poco ☐ 2 puntos

D Ninguna ☐ 4 puntos

13. **¿Tienes problemas para llegar a tiempo al baño cuando sientes ganas de orinar?**

A. Sí ☐ 0 puntos   B. No ☐ 4 puntos

14. **¿Tomas suplementos o jugo de arándanos con regularidad?**

A. No ☐ 0 puntos   B. Sí ☐ 4 puntos

Puntuación:

0–11: URGENTE; consulta con tu médico lo antes posible sobre la salud de tu sistema urinario.

12–22: PELIGROSO; cambia de inmediato las peligrosas tendencias de tu sistema urinario.

23–33: MODERADAMENTE ARRIESGADO; comienza a incorporar más sugerencias mías para mejorar la salud del tracto urinario.

34–44: PROMEDIO; puedes hacer cambios adicionales.

45–56: EXCELENTE; permanece en esta senda positiva.

No hay razón para avergonzarte si tienes problemas en tu sistema urinario. ¡Es algo que simplemente sucede! Tampoco tienes por qué sentirte mal si presentas síntomas. Los órganos de este sistema le ayudan a tu cuerpo a deshacerse de toxinas y residuos. Es uno de esos sistemas que puedes mejorar y proteger rápida y fácilmente. Toma medidas, esfuérzate, y disfruta de una excelente salud urinaria hasta que tengas muchísimos años.

CAPÍTULO 15

Refinar: El plan de 17 días

Ya has completado dos ciclos de este plan en 34 días, y deberías sentirte bien. Si has seguido mis sugerencias simples, en poco más de un mes habrás perdido peso, construido músculos y mejorado tu fuerza y resistencia, para no hablar de todas las mejoras que han ocurrido dentro de tu cuerpo y de tus células. Has tomado el control de los cinco factores del envejecimiento, deteniéndolos con eficacia. Vas por buen camino para vivir una vida larga, saludable y feliz.

El Ciclo 3: Refinar se centra en las complejidades del tercer conjunto de sistemas corporales que estamos trabajando para mejorar, reforzar y defender contra los signos del envejecimiento: los sistemas urinario y reproductivo. Debido a que algunos problemas de estos sistemas pueden ser indicadores de un problema más serio (por ejemplo, la disfunción eréctil puede ser un signo de problemas cardíacos), es probable que sus síntomas hayan desaparecido a medida que hayas mejorado todos los otros sistemas corporales que hemos cubierto. Sin embargo, puedes hacer más cambios para mejorar las funciones reproductivas y urinarias.

Antes de comenzar el Ciclo 3, quiero que saques un momento para hacerte un chequeo. Mira mi lista en esta página y marca todos los cambios que se apliquen a ti.

CHEQUEO DE TU PROGRESO

Puedo trabajar más tiempo y más duro.

Respiro de manera más profunda y pausada.

Mi memoria ha mejorado.

La ropa me queda más suelta.

Mis movimientos intestinales son regulares.

No me he resfriado en el último mes.

Mis músculos están más tonificados.

Tengo mucha más energía.

Me siento más descansado/a al despertar.

A medida que avanzas en el Ciclo 3, ten cuenta que debes seguir implementando las estrategias recomendadas en esos capítulos si obtuviste una puntuación baja en cualquiera de las pruebas de estos sistemas, incluso más allá de lo que se menciona en este Plan de 17 días.

Ciclo 3: Directrices para refinar

1. Toma los siguientes suplementos mencionados en los tres capítulos anteriores, pero asegúrate de no consumir el doble de:

   - Vitamina E: 400 UI al día (no exceder esta cantidad)
   - **Sólo para hombres:** saw palmetto —como se indica en el frasco
   - Vitamina C: 1000 mg al día
   - Vitamina antioxidante (incluyendo betacaroteno): como se indica en el frasco
   - Calcio: 1000 mg al día
   - Magnesio: 400 mg al día
   - Arándanos: dos onzas de jugo de arándano sin azúcar o un suplemento diario o de arándanos, como se indica en el frasco

2. Directrices de los alimentos para el Ciclo 3, Refinar:

   - Evita los cítricos, la cafeína y los alimentos azucarados si tienes síntomas urinarios
   - Consume alimentos ricos en potasio todos los días, especialmente si eres propenso a cálculos renales.

3. Aumenta tu NEAT todos los días de este plan. Trata de no permanecer sentado más de una hora seguida. Ponte de pie y muévete.

4. Lleva tu cardio y entrenamiento de fuerza a un nuevo nivel. Esfuérzate cada día un poco más y haz por lo menos 30 minutos de ejercicio vigoroso al día.

5. Haz 10 repeticiones de ejercicios Kegel tres veces al día en este ciclo.

   - *Ideas:* Haz estos ejercicios mientras conduces, estás en una fila, trabajas en la computadora, o cuando vayas al baño.

6. Notarás que estoy "recetando" relaciones sexuales varias veces en este plan de 17 días, pero no es un permiso para enloquecerte en este

sentido. El sexo que estás teniendo debe ser seguro (física y emocionalmente). Si no tienes esta posibilidad, la masturbación es perfectamente sana y le da los mismos beneficios a tu sistema reproductivo.

- *Importante:* Asegúrate de orinar antes e inmediatamente después de tener relaciones sexuales para evitar que las bacterias causen una infección en el tracto urinario.

7. Examina tu orina todos los días de este plan para asegurarte de que tenga un color normal y saludable. (Consulta la tabla de colores de la orina en el capítulo 14). Recuerda que ciertos alimentos y medicamentos alteran su color.

8. No te olvides de los elementos esenciales contra el envejecimiento simplemente porque ya estás en el Ciclo 3. Permanecer hidratado es uno de los factores clave de la salud en general, y ciertamente se aplica a la salud urinaria y reproductiva, así como para prevenir su envejecimiento.

Estas directrices se aplican a todos los días de este ciclo, a pesar de que alternarás días de Restaurar y de Reconstruir. Simplemente te estoy mostrando que es posible incorporar todas las sugerencias saludables de cada uno de estos sistemas en tu día a día. No hay nada que sea demasiado difícil, y los beneficios son enormes.

¿Están listos entonces para comenzar el Ciclo 3: Refinar? ¡Vamos!

Día 1

Sigue el día 1 del **Ciclo Reconstruir.**

En cualquier momento: Llama a tu médico (mujeres: llamen a su ginecólogo, hombres: llamen a su urólogo) en los siguientes casos:

- *Mujeres:* tienen síntomas sin tratar de la menopausia que afectan su calidad de vida.

- *Mujeres:* sienten dolor abdominal o durante el coito.

- *Mujeres:* es hora de hacerse una mamografía, o si han notado cambios en los senos.

- *Mujeres y hombres:* tienen la libido baja (no hay deseo sexual) o cualquier otro síntomas que afecte su vida sexual.

- *Mujeres y hombres:* tienen algún síntoma urinario (orinar con mucha frecuencia, despertarse varias veces para orinar, dolor al orinar, chorro débil, etc.)

Día 2

Sigue el Día 2 del **Ciclo Restaurar.**

Día 3

Desayuno: incluye un alimento rico en potasio y un puñado de arándanos.

- *Idea:* mezcla ½ taza de leche baja en grasa, una banana, un puñado de arándanos y una cucharada de proteína en polvo en la licuadora y disfruta en la mañana.

Almuerzo: incluye por lo menos un alimento rico en calcio y otros de mi lista contra el cáncer.

- *Idea:* mezcla una porción de yogur bajo en grasa con ½ taza de fresas.

Cena: incluye por lo menos un alimento alto en vitamina C.

- *Idea:* come un vegetal rico en vitamina C, como coles de Bruselas o pimientos.

En cualquier momento: ten relaciones sexuales con tu pareja y recuerda orinar antes e inmediatamente después.

Día 4

Sigue el Día 4 del **Ciclo Restaurar.**

Día 5

Sigue el día 5 del **Ciclo Reconstruir.**

Día 6

Desayuno: incluye un alimento rico en potasio y un puñado de arándanos.

- Bebe una taza de agua de coco y come un tazón de avena con arándanos.

Almuerzo: incluye por lo menos un alimento rico en vitamina C en forma de fruta cítrica.

- *Idea:* come un pomelo o mandarina con un almuerzo balanceado.

Cena: incluye por lo menos un alimento rico en calcio y otro de mi lista contra el cáncer del capítulo 12.

- *Idea:* pica dientes de ajo fresco y saltea. A continuación, agrega un puñado grande de espinacas y otro de col rizada. Calienta sólo hasta que se marchiten. Disfruta con una porción de proteína magra.

En cualquier momento: ten relaciones sexuales con tu pareja, pero recuerda orinar antes e inmediatamente después.

Día 7

Sigue el Día 7 del **Ciclo Reconstruir.**

Día 8

Sigue el Día 8 del **Ciclo Restaurar.**

Día 9

Desayuno: incluye por lo menos un alimento rico en vitamina C y un puñado de arándanos.

- *Idea:* mezcla varias frutas y bayas en un recipiente grande y come una parte al desayuno. Disfruta esta ensalada de frutas llena de vitamina C como snack en los días siguientes.

Almuerzo: incluye un alimento rico en potasio.

- *Idea:* convierte la mitad de un aguacate en un guacamole saludable con un chorrito de jugo de limón fresco, cilantro picado y un poco de pimienta negra.

Cena: incluye por lo menos un alimento rico en calcio y otro de mi lista contra el cáncer.

- *Idea:* mezcla tus tres tipos frijoles favoritos con caldo de pollo, condimenta (incluyendo ajo) y prepara una sopa de frijoles. Agrega queso bajo en grasa y rico en calcio.

Día 10

Sigue el Día 10 del **Ciclo Restaurar.**

Día 11

Sigue el Día 10 del **Ciclo Reconstruir.**

Día 12

Desayuno: incluye por lo menos un alimento rico en vitamina C en forma de cítrico.

Almuerzo: incluye un alimento rico en potasio y un puñado de arándanos.

Cena: incluye por lo menos un alimento rico en calcio y otro de mi lista contra el cáncer.

En cualquier momento: ten relaciones sexuales con tu pareja, pero recuerda orinar antes e inmediatamente después.

Día 13

Sigue el Día 13 del **Ciclo Restaurar.**

Día 14

Desayuno: incluye por lo menos un alimento rico en vitamina C en forma de una fruta cítrica.

Almuerzo: incluye un alimento rico en potasio y un puñado de arándanos.

Cena: incluye por lo menos un alimento rico en calcio y otro de mi lista contra el cáncer.

En cualquier momento: ten relaciones sexuales con tu pareja, pero recuerda orinar antes e inmediatamente después.

Día 15

Sigue el Día 15 del **Ciclo Reconstruir.**

Día 16

Sigue el Día 15 del **Ciclo Restaurar.**

Día 17

Desayuno: incluye por lo menos un alimento rico en vitamina C en forma de una fruta cítrica.

Almuerzo: incluye un alimento rico en potasio y un puñado de arándanos.

Cena: incluye por lo menos un alimento rico en calcio y otro de mi lista contra el cáncer.

En cualquier momento: ten relaciones sexuales con tu pareja, pero recuerda orinar antes e inmediatamente después.

¿Cómo te sientes? ¿Energético? ¿Equilibrado? ¿Centrado, pero relajado? ¿Juvenil? Espero que estés tan rejuvenecido (y orgulloso de ti mismo) que quieras continuar con tu nuevo estilo de vida anti-envejecimiento por el resto de tu vida, ¡lo que podría ser mucho tiempo! Sé muy bien —y tu también— que todos los días no son perfectos. Y eso es normal. Cuando te despiertes todos los días, no te detengas a pensar en qué te equivocaste ayer o en todo lo que tienes que hacer mañana. Concéntrate en este momento, en el hoy, porque es lo que tienes directamente frente a ti, y son las opciones que importan en este instante. Toma las decisiones correctas, y aumentarás tus probabilidades de vivir 100 años maravillosos.

Antes de pasar a nuestro ciclo final, vuele a responder los cuestionarios del sistema reproductor y urinario para evaluar tu progreso.

QUINTA PARTE

· ·

Ciclo 4: Renovar

Seguir los consejos y recomendaciones de los tres primeros ciclos de este libro te ayudará a llegar a una edad avanzada, al mismo tiempo que sentirás menos efectos secundarios y desagradables asociados con el envejecimiento. Seguramente también querrás verte y sentirte mejor: ¿quién no?

¡Pero aún hay más! Los capítulos del Ciclo 4: Renovar, contienen estrategias y planes de 17 Días fáciles de seguir, que están relacionados con otros aspectos esenciales para tener una vida larga, feliz y saludable.

¿Qué tal te parece tener más relaciones sexuales, dormir bien, o reducir la exposición a toxinas potencialmente mortales? Te daré muchos secretos para tu estilo de vida: te encantarán y los querrás practicar todos los días de tu vida.

También descubrirás que, en mi opinión, hay una conexión vital entre la longevidad y la forma en que decidas vivir tu vida. Esto es fundamental. Estoy hablando de tu estilo de vida en general, y creo que buena parte de la información que incluyo en este libro te sorprenderá.

¿Qué estás esperando? Sigamos avanzando para vivir 100 años felices y saludables.

CAPÍTULO 16

Limpiando el aire de toxinas

Ú ltimamente se ha hablado mucho acerca de las toxinas. Tal vez hayas visto informes de que las acumulaciones tóxicas en el cuerpo pueden producir celulitis, estreñimiento, fatiga, e incluso enfermedad autoinmune. Últimamente se les han atribuido muchas enfermedades horribles y condiciones de salud a las toxinas. Y la necesidad de desintoxicar, limpiar o purificar el cuerpo está recibiendo aún más publicidad. Una parte de esto es pura propaganda creada por personas y empresas que sólo buscan sacar ganancias de tus miedos, pero reconozco el hecho de que tu cuerpo —y todos tus sistemas— pueden ser afectados por los actuales niveles de contaminación, pesticidas, contaminantes, sustancias artificiales en los alimentos procesados, y otros tipos de toxinas. Las toxinas tienen la capacidad de acelerar el proceso de envejecimiento, afectar las hormonas, suprimir tu sistema inmune y debilitar tu memoria, y conducir incluso al cáncer, especialmente con dosis altas.

Pero esta es una buena noticia: tu cuerpo, es extremadamente resistente, sobre todo cuando está sano. Y si estás siguiendo los consejos que te he dado, estarás mejorando la capacidad que tiene tu cuerpo de protegerse de invasores tóxicos. Puedes progresar aún más si te informas sobre las toxinas y reduces drásticamente tu exposición a ellas. Creo que es posible reducir el impacto de las toxinas en nuestra salud y allanar el camino para vivir 100 años felices y saludables.

Introducción a las toxinas

Estas son algunas de las principales toxinas que afectan nuestra salud:

La contaminación del aire interior. Sí, has leído bien. ¡La contaminación también se encuentra en los espacios interiores! Esto es muy delicado, si tenemos en cuenta el hecho de que la mayoría de los estadounidenses gastan entre el 80 y el 90 por ciento de su tiempo en espacios interiores. La Agencia de Protección Ambiental considera que la contaminación del aire interior es una de las cinco principales amenazas ambientales para el pueblo estadounidense. Los estudios realizados por la EPA también muestran que los niveles de contaminación del aire en los espacios interiores suelen ser entre dos y cinco veces más altos que en los espacios exteriores. ¡Es demasiado! Una gran fuente de contaminación de los espacios interiores son los productos químicos industriales: sustancias como disolventes, productos de limpieza, combustibles, colas, formaldehido y retardadores de llamas, muchos de los cuales se encuentran en diversos productos utilizados en establecimientos industriales y en tu hogar.

La contaminación del aire exterior. El término "contaminación del aire exterior" se refiere generalmente a unas pocas toxinas ambientales como el ozono, las partículas en el aire, y los óxidos de nitrógeno. Mientras que el aire tubrio es típicamente alto en pequeñas partículas de contaminación, el aire que parece limpio también puede contener muchas partículas contaminantes que afectan la salud. Seguramente también sabes que el humo de segunda mano puede ser perjudicial. Los estudios sugieren que puede causar daño no sólo a los pulmones, sino también a tu cerebro.

La contaminación interior y al aire libre también incluye la exposición a metales pesados. No estoy hablando de bandas de rock, sino de metales de verdad, como aluminio, arsénico, cadmio, cobre, hierro, plomo, mercurio y manganeso, que se encuentran en nuestro medio ambiente debido a varios procesos industriales y agrícolas. Se han relacionado con trastornos neurológicos si están presentes en grandes cantidades. La mayoría de las personas absorben los metales por la exposición a alimentos, agua o aire contaminados, por contacto con la piel en labores agrícolas, manufactureras, en industrias farmacéuticas o productos para el hogar.

AGEs. Los AGEs, o productos de glicación avanzada, promueven la inflamación en tu cuerpo, ¡y ya sabes que esto no es nada bueno! Considero que estos productos son toxinas, porque son realmente tóxicos para la salud general de todos los sistemas de tu cuerpo. Tu cuerpo puede producir estas toxinas en respuesta a ciertos alimentos, dependiendo de su preparación.

Pesticidas. Los pesticidas son aquellas sustancias utilizadas para matar o repeler cualquier tipo de plagas biológicas: roedores, insectos, arañas, hongos, moho, y otras cosas por el estilo. La invención de los pesticidas fue maravillosa en muchos sentidos ya que les permiten a los agriculto-res mantener sus cultivos seguros, lo que significa una mayor producción de alimentos. También mantienen alejadas a diversas plagas, incluyendo una amplia variedad de insectos, moho, gérmenes, hongos, maleza, entre otras. Sin embargo, los pesticidad son unas de las peores toxinas. Un estu-dio realizado a personas que trabajaron 20 años o más en labores agríco-las, encontró que quienes tuvieron una exposición directa a los pesticidas tuvieron una probabilidad hasta cinco veces mayor de obtener bajos pun-tajes en pruebas cognitivas, y el doble de probabilidades de que sus habi-lidades cognitivas disminuyeran que quienes no habían tenido tanto contacto con los pesticidas.

¿Cómo pueden envejecerte las toxinas?

La exposición a las toxinas ambientales ha sido señalada como una de las causas del envejecimiento, según un reciente artículo publicado en *Clíni-cas en Medicina Geriátrica*. Cuando tu cuerpo está expuesto con frecuencia a las toxinas del medio ambiente —todos lo estamos— puede saturarse con el estrés oxidativo crónico y los radicales libres podrían descontro-larse. La mayoría de los sistemas pueden sufrir daños, pero el cerebro es quizás el que tiene un mayor riesgo. De hecho, los científicos creen que el estrés oxidativo causado por las toxinas podría ser una causa impor-tante de la enfermedad de Alzheimer, de otros tipos de demencia y del mal de Parkinson. La contaminación del aire también puede contribuir a una gran cantidad de problemas de salud y a agravarlos, incluyendo asma, irritación de los ojos, problemas de memoria, náuseas y cáncer. Las per-sonas con problemas pulmonares preexistentes (por ejemplo, enfermedad pulmonar crónica o asma) están especialmente en riesgo. Los síntomas incluyen ataques de asma, tos, inflamación en las vías respiratorias y otros problemas respiratorios. Todos somos susceptibles a las toxinas que se encuentran en los espacios cerrados, pero los más perjudicados son los que han estado expuestos a productos químicos industriales.

En cuanto a la exposición a metales pesados, se han relacionado con trastornos neurológicos. Los productos químicos están relacionados con síntomas agudos como visión borrosa, dificultad para hablar, problemas motrices, y con un mayor riesgo de tumores cerebrales y enfermedades neurodegenerativas como el Parkinson.

El factor número uno para reducir la carga tóxica: el estrés oxidativo

En los capítulos anteriores, me referí al estrés oxidativo, el proceso dañino que ocurre cuando los radicales libres que dañan células superan a los antioxidantes protectores, como uno de los factores que puedes controlar. El estrés oxidativo prolongado hace que los radicales libres se acumulen, lo que puede contribuir en última instancia a enfermedades graves como el cáncer, la diabetes, la aterosclerosis, el Alzheimer y la artritis reumatoide. El estrés oxidativo se intensifica con la exposición a las toxinas del medio ambiente, por lo que deberías tomar medidas diarias para eliminar el estrés.

¿Están listos para otra prueba? Si tu puntaje revela una exposición a las toxinas por encima de lo normal, quiero añadir otro suplemento antioxidante a tu estrategia: el glutatión, que es un tripéptido, una proteína producida a partir de tres aminoácidos: cisteína, ácido glutámico y glicina. Protege a las células contra los efectos dañinos del estrés oxidativo y las toxinas, y es particularmente útil en la eliminación de mercurio, plomo, cadmio, níquel, formaldehido, pesticidas y otras toxinas del cuerpo. En situaciones de estrés oxidativo, los niveles de glutatión disminuyen drásticamente, poniendo en peligro la capacidad del hígado para procesar las sustancias tóxicas. Mi recomendación: toma entre dos y cinco gramos diarios de glutatión.

Compartiré con ustedes algunas estrategias específicas para hablar de cada una de las principales toxinas que afectan la salud y la longevidad.

La mejor desintoxicación que existe

Hay muchos productos, dietas, jugos y clínicas que dicen tener la respuesta definitiva para que tu cuerpo elimine todas las toxinas que recibe diariamente con el fin de revertir el envejecimiento. Sin embargo, muchas de estas tendencias pueden ser peligrosas. Estos son algunos ejemplos de los peligros potenciales. ¡Ya te lo advertí!

Colónicos: un tipo de "desintoxicación" que es básicamente como un gran enema. Durante este procedimiento se bombean hasta 20 galones de agua en el colon para "limpiar" el recto. Realmente me asusta pensar en las personas que han hecho esto, especialmente si tienen cualquier tipo de desorden digestivo. ¡Podrían surgir muchas complicaciones! Los riesgos incluyen: perforación de la pared intestinal, desequilibrio electrolítico y deshidratación, infección por virus o bacterias, y la lista continúa. En pocas palabras: en mi opinión médica, la hidroterapia de colon no es una idea acertada.

Ayunar con jugos: puede que esté de moda, pero tengo mis reservas. Para decirlo en términos simples, si estás consumiendo jugos y no comes alimentos sólidos, no estarás recibiendo los nutrientes y enzimas que tu cuerpo necesita. Por lo tanto, es probable que no te sientas muy bien, y si pierdes peso, es muy probable que lo recuperes con relativa rapidez. Si me preguntas si los jugos son una forma saludable de consumir frutas y vegetales, mi respuesta es sí y no. Si los jugos frescos son tu *única* fuente de frutas y vegetales, estás perdiendo la mayor parte de la fibra debido a que el jugo elimina la pulpa, donde está gran parte de la fibra. Pero si el jugo fresco es parte de tu dieta y estilo de vida saludable, creo que puede ser un complemento excelente. Sin embargo, tu cuerpo no necesita que ayunes con jugos durante una semana, ni siquiera por un día.

Dietas de hambre: ¿Realmente necesito hacer comentarios al respecto? No recomiendo ningún programa de "desintoxicación" que limite severamente tu consumo calórico para que tus órganos "descansen", ya que puede afectar tu metabolismo y otras funciones corporales. Nuestra naturaleza nos pide combustible en forma de alimentos. Quienes creen que tuvieron un "desliz" al atiborrarse de comida rápida, pizza, refrescos, o algo similar, y luego pasan hambre un día o dos para compensar... cometen un gran error. Si metes la pata y te descarrilas por un día o fin de semana de tu estilo de vida saludable, simplemente encarrílate de nuevo al día siguiente volviendo a tu dieta habitual y saludable. Pasar hambre sólo empeora las cosas y obliga con frecuencia a tu cuerpo a almacenar más grasa.

Así que podrías preguntarme: ¿Cuál es el sistema más eficaz y revolucionario de desintoxicación en el mundo? ¡El cuerpo humano! Así es, amigos, ustedes nacieron totalmente equipados con un sistema muy poderosos y eficaz para manejar los residuos. Si está funcionando correctamente, podrás librarte naturalmente de la mayoría de las toxinas, ya que cada sistema puede enviar los residuos a los sistemas urinario y digestivo, que a su vez los expulsa de tu cuerpo. ¡Tu piel también elimina los residuos en forma de sudor! Y para mantener todos tus sistemas funcionando adecuadamente, te recomiendo que sigas incorporando los elementos esenciales contra el envejecimiento, todo lo cual le ayudará a tu cuerpo a filtrar y a liberar las toxinas antes de que se acumulen.

CEPILLADO DE LA PIEL

La evidencia de que cepillarse la piel tiene grandes beneficios en la salud es de carácter anecdótico en el mejor de los casos. Hay algunos médicos holísticos que le atribuyen todo tipo de efectos positivos secundarios al cepillado de la piel, que van desde el drenaje linfático, la reducción de la celulitis, y la desintoxicación en general. De nuevo, no hay un cuerpo sólido de investigaciones que confirmen nada de esto. Sin embargo, el cepillado no te hace daño, y por lo menos le dará un brillo saludable a tu piel. Te diré cómo hacerlo:

Utiliza un cepillo o esponja (como las utilizadas en la ducha) para "cepillar" tu piel antes de ducharte. Trata de conseguir un cepillo de cerdas naturales. Lo mejor es empezar por tus pies, moviendo el cepillo hacia tu torso. No cepilles con mucha fuerza, pues tu piel se volverá roja o irritada. Continúa cepillando tus piernas, torso y brazos. No te cepilles ninguna parte sensible como la cara, los pezones ni los genitales. Cuando te cepilles los brazos, hazlo desde las manos hasta las axilas. Basta con un cepillado rápido. Puedes hacerlo una vez al día siempre y cuando no se te irrite la piel.

La contaminación del aire exterior

A menos que hayas estado viviendo bajo una roca, seguramente sabes que la calidad del aire que respiramos no es como era antes. Existen otros tipos y fuentes de contaminación del aire exterior (incluyendo el monóxido de carbono y el dióxido de azufre), pero me concentraré en la capa de ozono, en el óxido de nitrógeno y en las partículas.

La contaminación por ozono es invisible al ojo humano. El ozono, que es un gas compuesto por tres moléculas de oxígeno, podría considerarse como una sustancia inofensiva. A fin de cuentas, está compuesto sólo de oxígeno, ¿verdad? Sin embargo cuando se introduce en los tejidos de los pulmones, crea una reacción que provoca daños. Esto hace que algunas personas tengan dificultad para respirar, dolor, inflamación, y muchos otros síntomas. Muchas personas podrían terminar en el hospital.

La presencia de óxidos de nitrógeno (N_2O) en el aire tiene varias causas, y una de ellas es la contaminación relacionada con el tráfico vehicular. Los óxidos de nitrógeno son una parte vital en la formación del ozono, así como del esmog. Sin embargo, pueden causar problemas de salud, y hacernos más vulnerables a varias infecciones respiratorias. Los estudios demuestran que la exposición a largo plazo a la contaminación del tráfico puede acortar nuestra vida.

Las partículas son otro tipo de contaminación del aire exterior, y están conformadas por las partículas de líquido y de gas en el aire. Pueden incluir sulfatos, nitratos, metales, polvo y otras sustancias similares. Tienden a estar presentes en fábricas y carreteras con mucho tráfico.

Estos factores contribuyen que a la contaminación del aire pueda ser muy peligrosa para nuestro sistema respiratorio, y también para otros sistemas. Algunos estudios muestran que puede aumentar incluso el riesgo de ataque cardiaco (aunque no tanto como otros factores que hemos discutido), problemas en el corazón y accidente cerebrovascular. Además, un estudio de largo alcance ha demostrado que la exposición prolongada a la contaminación, especialmente a las partículas, está relacionada con la pérdida de la memoria. También afecta nuestro sistema nervioso y nuestro cerebro, pero la buena noticia es que puedes luchar para evitar todo esto.

Estrategias de apoyo para la contaminación atmosférica al aire libre

Infórmate. Los medios de comunicación locales suelen informar sobre el nivel de la capa de ozono en el aire, especialmente durante el verano, cuando los niveles tienden a ser más altos. Los Días de Acción de Calidad de Aire, o Días de Acción de Ozono, se producen cuando los niveles de O_3 en el aire son muy altos, y deberías tomar ciertas precauciones (como mantener las ventanas cerradas, compartir tu auto, y hacer ejercicio en espacios cerrados) durante estos días, especialmente si tienes una infección o condición respiratoria. Los niños, las personas mayores de 65 años de edad, los diabéticos y personas con problemas en el corazón, así como quienes pasan mucho tiempo al aire libre, tienen un mayor riesgo de sufrir los efectos del ozono. Les aconsejo a todos —pero especialmente a mis pacientes de alto riesgo— que permanezcan en casa durante las horas del día tanto como sea posible.

También puedes tomar algunas medidas para reducir tu producción de toxinas. Considera el uso compartido de tu auto, echar gasolina después del atardecer (los vapores de gas liberados no se mezclarán con la luz del sol, y contaminarán menos el aire), y no cortar el césped (o hazlo después del atardecer por la misma razón). Aunque tengas buena salud, no te ejercites en la calle en un Día de Acción de Ozono. Mientras más rápido respires, más contaminantes inhalarás. Sabes que soy un defensor acérrimo del ejercicio, pero puedes hacerlo más tarde, o en espacios cerrados.

Suplementos contra la contaminación atmosférica. Lo cierto es que la contaminación del aire está en todas partes. En el capítulo de las vías respiratorias vimos todas las formas en que puedes mejorar la salud de tus pulmones y vías respiratorias, incluyendo la práctica de los elementos esenciales contra el envejecimiento, tomando suplementos con vitaminas del complejo B para equilibrar la metilación y con técnicas de respiración profunda. Además, existe alguna evidencia de que los ácidos grasos omega-3 poliinsaturados, y especialmente los aceites de pescado, pueden detener el estrés oxidativo que se produce cuando estamos expuestos a la contaminación del aire. También conocemos el poder de los antioxidantes, especialmente cuando se trata de eliminar los radicales libres, así que aumenta su consumo si vives en un lugar muy contaminado.

La contaminación del aire en espacios interiores

La mala calidad del aire suele ser causada por partículas sólidas o gaseosas que son liberadas por varias fuentes en los espacios interiores, y que empeoran debido a la mala ventilación, lo que significa que el aire exterior no diluye por completo los gases y las partículas. ¿Cómo es el aire que respiras en tus espacios interiores? Obviamente, la respuesta depende de muchos factores. En primer lugar, ¿hay un fumador en tu casa? El humo de segunda mano contiene todo tipo de productos químicos y venenos, muchos de los cuales son cancerígenos. Otras fuentes son el moho, las esporas y los diversos tipos de polen. Asimismo, los gases como el radón, que es liberado de forma natural por la tierra y puede entrar a tu casa a través de grietas en los cimientos, así como el monóxido de carbono, que puede ser liberado por aparatos que queman combustible, pueden estar presentes en el aire que respiras. Dependiendo de la época en que haya sido construida tu casa u oficina, el formaldehido y/o el plomo pueden contribuir a un aire de mala calidad y poner en riesgo tu salud. Los pesticidas también pueden ser nocivos.

Si estás respirando cualquiera de esta sustancias —casi todos lo hacemos— podrías tener síntomas de alergia (picor en los ojos, nariz o garganta, irritación, congestión, etc.) Otros signos de problemas relacionados con el asma son la sibilancia o la falta de aliento. Si llevas varios años respirando aire contaminado, los efectos en tu salud podrían ser perjudiciales. Si los contaminantes no se eliminan, las personas expuestas a ellos podrían tener problemas serios en el corazón, enfermedad pulmonar, cáncer, o incluso morir.

Estrategias de apoyo para la contaminación del aire en interiores

No fumes. Este es uno de los elementos esenciales contra el envejecimiento, pero a veces el humo al cual te expones no proviene de tus cigarrillos. Recuerda protegerte en lugares públicos, como hoteles y vehículos alquilados. Siéntate siempre lejos de los fumadores en restaurantes o bares, y solicita habitaciones para no fumadores y vehículos en los que no se haya fumado.

Haz que examinen tu casa. Puedes comprar pruebas para el hogar, recurrir a un especialista en radón o a un inspector de viviendas (pero asegúrate de que esté cualificado). Si tu casa tiene altos niveles de radón, la EPA recomienda sellar todas las grietas, aumentar la ventilación y seguir sus recomendaciones para reducir los niveles de este gas. Una vez lo hagas, deberías hacer otra prueba para confirmar que las medidas han surtido efecto. Recomiendo medir también los niveles de monóxido de carbono y de otros contaminantes. Habla con un inspector de viviendas sobre las pruebas realizadas cuando alguien vende una casa, para asegurarte de que la tuya no tenga moho, plomo, asbesto ni otras toxinas. No necesitas vender o comprar una casa para hacer estas pruebas; lo más recomendable es informarte sobre este tema y eliminar cualquier sustancia peligrosa de tu casa.

Controla la humedad. Si vives en una zona muy húmeda, considera adquirir un deshumidificador (el aire acondicionado también deshumidifica el aire de forma natural), para reducir la humedad en tu casa. Te recomiendo que mantengas una humedad baja en tu hogar, ya que las moléculas de agua que están en el aire pueden aumentar la cantidad de contaminantes que estás respirando, como las esporas de moho. Sin embargo, un deshumidificador puede hacer más daño que bien si no le haces mantenimiento, pues devolverá estos contaminantes de nuevo al aire. Limpia el filtro regularmente.

Ventila tu casa. Si tu casa es muy cerrada y no le entra aire, entonces no está recibiendo suficiente ventilación para reducir las partículas tóxicas que hay en el interior. ¡La solución es tan simple como abrir las ventanas!

Detecta los problemas. Aunque aumentar la ventilación ayudará a diluir la presencia de contaminantes en tu casa, lo mejor es detectar el verdadero problema. Si las tuberías están rotas, las fundaciones de tu casa tienen grietas u otros problemas estructurales, deberías llamar a un experto para que solucione este problema.

Purifica si puedes. Aunque los purificadores de aire no ofrecen protección contra gases o vapores nocivos, hay muchos que son eficaces para reducir el número de partículas tóxicas en el aire de tu casa. Hay una amplia gama de purificadores, así que investiga antes de comprarlo. Busca uno que tenga un filtro HEPA (partículas de aire de alta eficiencia), ya que eliminará las partículas de aire más pequeñas. Pero al igual que con un deshumidificador, debes mantener el filtro limpio y evitar que no devuelva los contaminantes al aire.

El bisfenol A

El bisfenol A, o BPA, es una sustancia química clave utilizada en la fabricación de productos plásticos, particularmente de policarbonatos, y se ha utilizado para este fin desde los años 60. El bisfenol hace que estos tipos de plástico sean fuertes y duraderos. Estos son algunos de los muchos productos que contienen BPA:

Recipientes para guardar alimentos
Botellas de agua
Biberones
Latas de alimentos enlatados
Juguetes plásticos
Gafas de protección
Instrumentos médicos
Selladores dentales
Cascos para bicicleta
Componentes de vehículos
Adhesivos
Artículos electrónicos
Discos compactos (CDs)

Algunos expertos creen que la exposición al BPA puede estar relacionada con el envejecimiento prematuro por el daño celular que causa, con enfermedades mortales como el cáncer de mama, o con problemas de conducta en niños expuestos a esta sustancia cuando estaban en el vientre materno. Otros sostienen que se necesitan más pruebas antes de afirmar que el BPA produce daños a los seres humanos.

En lugar de enfrascarme en un debate en curso sobre esta sustancia química, simplemente te daré mi consejo: no reacciones de forma exagerada ni te dejes consumir por el miedo. Más bien, sigue las recomendaciones que te daré a continuación.

Estrategias de apoyo para el BPA

Haz un inventario. En primer lugar, me gustaría que fueras consciente de la presencia de BPA en los artículos de tu hogar, particularmente en los que utilizas para comer, beber o guardar alimentos. Examina tus armarios, despensa y refrigerador. ¿Pertenecen a la lista anterior? ¿Consumes muchos alimentos enlatados? ¿Calientas con frecuencia envases plásticos en el horno microondas, o los lavas en el lavavajillas? ¿Guardas tus alimentos en envases plásticos, o de vidrio? No tienes por qué preocuparte, lo importante es que tengas una idea general.

Consume productos frescos. Esto puede significar más viajes a la tienda o al mercado agrícola, pero comer alimentos frescos tiene grandes ventajas. Procura que los alimentos enlatados que consumes no superen el 20 por ciento de tu dieta, debido al contenido de BPA en las latas. Si comes frijoles enlatados, considera la posibilidad de reemplazarlos por frijoles naturales. En lugar de salsa de tomate enlatada, cómprala en botella de vidrio.

Prefiere el vidrio. Compra unos cuantos envases de vidrio para guardar alimentos y elimina algunos de plástico. Cocina los alimentos en el microondas solo en recipientes de vidrio. Sé que el plástico tiene ciertas comodidades (es más liviano, se rompe menos y es más barato), pero puedes encontrar recipientes de vidrio muy duraderos y de buena calidad; duran mucho tiempo y no tendrás que comprarlos con frecuencia.

Lava a mano los recipientes plásticos. Puesto que es posible que el calor extremo en el interior del lavavajillas (y del microondas) desintegre los diversos componentes químicos del plástico, te aconsejo que laves a mano todos los recipientes plásticos.

Compra recipientes sin BPA. Varias compañías han respondido a las preocupaciones del público y están elaborando botellas de agua, biberones, y muchos otros productos que no contienen BPA. No estoy diciendo que elimines todos los recipientes plásticos y los reemplaces por otros sin BPA. Pero, por ejemplo, si acostumbras tomar agua en una botella plástica, considera reemplazarlo por otro que no tenga BPA.

Los productos de glicación avanzada

¿Recuerdas cuando hablamos de la glicación? Es uno de los cinco factores controlables del envejecimiento. Los AGEs son sustancias químicas que se producen cuando las moléculas de la glucosa se unen con las grasas, las proteínas, o incluso con el ADN. Esto es perjudicial, porque las moléculas se descontrolan, produciendo un efecto adverso en tus órganos, incluyendo el corazón. Los AGEs pueden surgir con mayor frecuencia al freír alimentos, especialmente los grasos, a una temperatura muy alta. Así, las papas a la francesa y el pollo frito pueden ser grandes culpables de la formación de AGEs en tu cuerpo. Lo mismo se aplica para los alimentos asados o a la parrilla a altas temperaturas por largos períodos de tiempo.

Un estudio demostró que una dieta baja en AGE reduce la inflamación, y por lo tanto, el riesgo de desarrollar enfermedades del corazón. Te diré cómo lograr esto.

Estrategias de apoyo para los AGEs

Cambia la preparación de tus alimentos. Cuando se trata de reducir el riesgo de consumir alimentos que aumentan la inflamación, la glicación, y otros procesos peligrosos, hay algunos trucos fáciles de recordar. Los estudios han demostrado que los alimentos —especialmente las grasas y proteínas animales— liberan menos AGEs si se cocinan con calor húmedo. Trata de hervir, cocinar al vapor, cocer o guisar la mayoría de tus alimentos. ¡No estoy diciendo que te deshagas de tu parrilla! Sólo estoy diciendo que no prepares todas las comidas en ella. En el caso de las frutas y vegetales, comerlos crudos es una gran idea porque conservan por lo general la mayoría de los nutrientes.

Dile no a la comida rápida. Los estudios demuestran que algunos de los mayores responsables, en lo que se refiere a la aparición de AGEs en el cuerpo, son los alimentos que ves en el menú de cualquier cadena de comida rápida, pizzería y puesto de perros calientes, ya que estos alimentos tienden a ser fritos o asados. Sí, sé que muchas cadenas de comida rápida están haciendo un esfuerzo para ofrecer alimentos más saludables. Pero si quisieras algunas rebanadas de manzana o leche baja en grasa,

¿no podrías comprarlas en una tienda de comestibles? Y de paso, gastarías menos dinero. La mayoría de las personas adictas a la comida rápida sacan excusas como, "no tengo tiempo para preparar una comida en casa", "comprar comida en la calle es muy cómodo", o "realmente no lo hago con mucha frecuencia". Pero, ¿realmente quieres sacrificar tu salud y longevidad sólo porque no puedes resistirte a comer una hamburguesa con queso y papas a la francesa todos los días? ¿Realmente vale la pena?

Sin embargo, el riesgo no comienza ni termina en la ventana de servicio. Si comes con frecuencia en cualquier tipo de restaurante, te invito a que seas consciente de tus opciones. Sólo porque vayas a un buen restaurante no significa que cada elemento del menú sea bueno para tu salud. Considera pedir un plato de crudités o de vegetales en lugar de una canasta de pan con mantequilla, de pedir un wrap en lugar de sándwiches llenos de carbohidratos, de comer vegetales al vapor y no fritos. Pídele al mesero que te muestre los alimentos más saludables del menú, o consúltalo en línea antes de ir a restaurante. No tienes que cambiar tu rutina para escoger alimentos más saludables.

Pesticidas

Como puedes imaginar, ya que los pesticidas están diseñados para matar las plagas, también pueden perjudicarnos si los usamos indebidamente o abusamos de ellos. Algunos pesticidas entran a nuestro organismo en los productos de origen vegetal que consumimos. De acuerdo con el Environmental Working Group, los pesticidas se han asociado con daño al sistema nervioso, ciertos tipos de cáncer, y problemas endocrinos.

Los estudios han relacionado la presencia de pesticidas en la sangre de niños con problemas cognitivos o de atención. Concretamente, un estudio basado en la investigación realizada por la Encuesta Nacional de Salud y Nutrición encontró que incluso los niños que ingieren lo que se consideran cantidades "habituales" de pesticidas en los alimentos muestran un mayor riesgo de desarrollar desorden de atención con hiperactividad (ADHD).

No te recomiendo que interactúes más de lo necesario con los pesticidas, porque pueden causar una amplia gama de efectos nocivos, incluyendo afecciones en la piel y en los ojos, y daños en el sistema nervioso; pueden ser mortales en dosis más grandes, así que te daré algunas soluciones simples para "desintoxicar" tu organismo y tu vida tanto como sea posible de los efectos potencialmente nocivos de los pesticidas.

Estrategias de apoyo para los pesticidas

Limpia los artículos de limpieza. La Asociación Americana de los Centros de Control de Toxicología señala que los artículos de limpieza para el hogar son una de las causas más comunes de envenenamiento en los Estados Unidos. Sin embargo, es muy fácil solucionar esto. Podrías pensar que soy un hippie, pero ¿por qué no intentar con desinfectantes menos tóxicos, como el bicarbonato de soda, el jugo de limón, el vinagre blanco, el peróxido de hidrógeno, o incluso el alcohol? El primer paso que debes dar consiste en asegurarte de guardar todos los productos de limpieza en un lugar fresco y seco, fuera del alcance de niños y mascotas. En segundo lugar, quiero que uses guantes de caucho cuando utilices estos productos. Saca todos los productos de limpieza que tengas y mira cuáles puedes sustituir por otros que sean menos tóxicos, como los que he mencionado anteriormente. La sociedad es cada vez más consciente de este problema, así que hay muchos productos de limpieza en el mercado que son menos tóxicos. Respirar menos humos tóxicos y reducir el contacto de esos productos en la piel siempre será una buena idea.

Come orgánico. Sí, sé que las frutas y vegetales orgánicos son más caros. Sin embargo, valdría la pena comprar algunos. Los expertos han evaluado muchos tipos de alimentos y han encontrado que deberías comprar unos que sean orgánicos porque las versiones comerciales de estos tienden a tener más pesticidas, seguramente debido a que tienen la piel o cáscara más delgada, permitiendo que los pesticidas entren con más facilidad. ¡Recuerda, esto también se aplica a los productos congelados! Aquí está la lista de frutas y vegetales que deberías comprar en su versión orgánica:

Manzanas
Apio
Fresas
Arándanos
Duraznos
Nectarinas
Uvas

Pimientos
Papas
Espinacas
Lechuga
Kale/Hojas de col

Considera la posibilidad de hacer compras en los mercados locales de agricultores, ya que podrás obtener productos más frescos, directamente de la granja. Sin embargo, pregunta si son cultivados orgánicamente.

Las siguientes frutas y vegetales suelen ser más bajos en pesticidas, probablemente porque están protegidos por una piel más gruesa e impermeable. Podrías comprarlos aunque no sean orgánicos:

Cebollas
Maíz dulce
Piña
Aguacate
Espárragos
Guisantes
Mangos
Berenjena
Cantalupo
Kiwi
Col
Camote
Hongos

Utiliza pesticidas naturales. Si tienes jardín, y especialmente si cultivas frutas y vegetales, te invito a que ensayes algunos métodos naturales para matar insectos y malas hierbas. Trata de rociar vinagre blanco en la maleza. Si sabes qué tipo de plaga quieres eliminar, investiga un poco para ver cuáles productos naturales son más efectivos. Te recomiendo picar un poco de ajo y rociar en tu jardín, así como pimienta cayena, canela y clavos de olor. También encontrarás en el mercado varios pesticidas orgánicos que no son tóxicos. Además, los productos naturales contra las plagas no son perjudiciales para las mascotas.

¿Cuál es la carga tóxica de tu cuerpo?

Responde cada pregunta con honestidad, y asígnate los puntos estipulados para cada respuesta. Suma tu puntuación y califícate.

1. **¿Alguna vez calientas alimentos en recipientes plásticos en el microondas?**

   A. Sí □ 0 puntos   B. No □ 4 puntos

2. **¿Conduces casi todos los días cuando el tráfico está pesado?**

   A. Sí □ 0 puntos   B. No □ 4 puntos

3. **¿Comes comidas rápidas o en restaurantes varias veces por semana?**

   A. Sí □ 0 puntos   B. No □ 4 puntos

4. **¿Consumes principalmente frutas y vegetales orgánicos?**

   A. No □ 0 puntos   B. Sí □ 4 puntos

5. **¿Manipulas con frecuencia productos de limpieza comerciales sin usar guantes?**

   A. Sí □ 0 puntos   B. No □ 4 puntos

6. **¿Fumas o estás expuesto al humo de cigarrillo?**

   A. Sí □ 0 puntos   B. No □ 4 puntos

7. **¿Utilizas con frecuencia repelente de insectos o herbicidas no orgánicos en tu casa y jardín, o tienes un servicio regular de control de plagas?**

   A. Sí □ 0 puntos   B. No □ 4 puntos

8. **¿ Estás expuesto/a a productos químicos industriales (pinturas, disolventes, limpiadores industriales, productos químicos, etc.) en tu trabajo?**

   A. Sí □ 0 puntos   B. No □ 4 puntos

9. **¿Vives en una zona muy contaminada o cerca de alguna?**

   A. Sí □ 0 puntos   B. No □ 4 puntos

10. **¿Tu casa está bien ventilada, o usas un purificador de aire?**

    A. No ☐ 0 puntos   B. Sí ☐ 4 puntos

11. **¿Alguna vez le han hecho una prueba de radón o monóxido de carbono a tu casa?**

    A. No ☐ 0 puntos   B. Sí ☐ 4 puntos

12. **¿Guardas casi todos los alimentos en recipientes de vidrio u otro material que no sea plástico?**

    A. No ☐ 0 puntos   B. Sí ☐ 4 puntos

13. **¿Consumes más alimentos enlatados que frescos?**

    A. Sí ☐ 0 puntos   B. No ☐ 4 puntos

14. **¿Preparas la gran mayoría de tus alimentos a altas temperaturas, como asados, a la parrilla, o fritos por mucho tiempo?**

    A. Sí ☐ 0 puntos   B. No ☐ 4 puntos

Puntuación:

0–11: URGENTE; toma medidas hoy para cambiar tus hábitos relacionados con la toxicidad.

12–22: PELIGROSO; cambia cualquier comportamiento que pueda aumentar tu carga tóxica.

23–33: MODERADAMENTE ARRIESGADO; incorpora más sugerencias mías para reducir tu exposición general a las toxinas.

34–44: PROMEDIO; puedes hacer cambios adicionales.

45–56: EXCELENTE; permanece en esta senda positiva.

No te asustes si no te fue muy bien en esta prueba. No estás condenado a sentir los peores efectos posibles de tu interacción con las toxinas; sólo significa que debes esforzarte más para erradicar tantas sustancias tóxicas nocivas de tu vida como sea posible. Si eres anciano, vives con uno, o estás criando niños, te recomiendo que hagas algunos cambios de inmediato. Nuestro cuerpo se vuelve más vulnerable a diversos tipos de toxinas a medida que envejecemos. Lo mismo se aplica a los niños ya que sus delicados sistemas no pueden librarse fácilmente de las sustancias nocivas.

Reducir tu exposición a materiales potencialmente tóxicos es un factor importante en tu camino a vivir 100 años felices y saludables. ¡Tú puedes hacerlo!

CAPÍTULO 17

Cómo vives = cuánto vives

pesar de lo que puedan estar pensando a estas alturas, el secreto para vivir una vida prolongada y vibrante no *sólo* consiste en comer vegetales, tomar suplementos, ejercitar el cuerpo y no fumar. Mis pacientes más viejos y felices saben que la vida es una cuestión de equilibrio, y que hay que vivir la vida al máximo todos y cada uno de los días. Experimenten el mundo que los rodea, prueben cosas nuevas, consigan nuevos amigos, y diviértanse. Es probable que no parezcan ser las recomendaciones típicas de un médico, pero son tan importantes para vivir 100 años felices y saludables como tomar agua y respirar aire.

La forma en que ves la vida afecta cada aspecto de cómo la vives. ¿Ves la vida como algo a lo que hay que sobrevivir, o te gusta crecer día a día? ¿Tienes pasiones y tratas de hacerlas realidad, o miras desde el banquillo mientras otros persiguen sus sueños? Tu estado mental no se limita a determinar si tienes un buen estado de ánimo en un día cualquiera, sino que afecta también la salud de todo tu cuerpo. A veces es difícil ver el vaso a medio llenar, pero los beneficios de ver la vida de ese modo son infinitos. Así que descarta los pensamientos negativos y pesimistas (sé que es más fácil decirlo que hacerlo) y acepta simplemente que una vida prolongada, saludable y feliz está a tu alcance si te esfuerzas para que así sea. ¡Así que sal en busca de ella!

Más sexo para una vida más larga

Deberías sentirte feliz de recibir éstas órdenes médicas: ten relaciones sexuales varias veces a la semana. El sexo es una "necesidad", porque es una de las claves para vivir 100 años felices y saludables. Algunas estadísticas médicas recientes muestran que tener sexo (seguro) por lo menos tres veces a la semana puede agregarle casi dos años a tu vida, porque aumenta tu ritmo cardíaco y el flujo de sangre en todo tu cuerpo. ¿Tres veces por semana no es suficiente para ti? ¡Entonces hazlo todos los días y tu esperanza de vida aumentará en ocho años! Cásate, y las cosas se pondrán aún mejores: el sexo, en el contexto de la intimidad matrimonial, puede agregarle otros cuatro años a tu vida.

Estos estudios confirman lo que veo en mi práctica médica. Permítanme presentarles a Dottie y a Frank, que llevan más de 60 años casados (¡imagínense!). Tienen más de 80 años, y su vida sexual compite con la de muchos jóvenes de 18.

¿Cuál es su secreto? Que siempre están experimentando, y mantienen su relación sexual fresca y emocionante. Tienen relaciones sexuales tres veces a la semana, pero lo que es igual de importante, siguen enamorados. A diferencia de muchos de mis pacientes varones en esta franja de edad, Frank no necesita Viagra ni otros fármacos para la disfunción eréctil. Lo único que necesita esta pareja es la pasión que sienten el uno por el otro. Espero que vivan 100 años felices y saludables; les falta poco, así que es evidente que están haciendo algo bien.

El sexo te puede hacer sentir joven y saludable si lo practicas de forma segura y dentro de los límites de una relación comprometida. (No estoy aquí para dar una conferencia sobre las enfermedades de transmisión sexual, pero baste con decir que las relaciones sexuales con múltiples parejas pueden ser muy peligrosas). Estos son algunos de los múltiples beneficios del sexo:

El sexo te ayuda a vivir más. Una de las razones por las que el sexo produce una sensación tan agradable se debe a las sustancias químicas liberadas durante la relación sexual. Estas incluyen la dehidroepiandrosterona (DHEA), un ingrediente esencial de la testosterona, la hormona sexual que ayuda a reparar y a sanar el tejido, así como la hormona del crecimiento humano, que le ayuda al cuerpo a mantenerse joven.

El sexo fortalece tu sistema inmune. Varios estudios realizados por la Universidad Wilkes, en Pensilvania, señalaron que tener relaciones sexuales una o dos veces por semana aumenta hasta en un tercio el nivel de un anticuerpo llamado inmunoglobulina A (IgA), que fortalece tu sistema inmunológico, ya que se adhiere a los gérmenes que entran al cuerpo.

El sexo ayuda a prevenir el cáncer de próstata. Sí, señores, han leído bien. Los estudios muestran que los hombres que tienen eyaculaciones frecuentes en sus veintes pueden tener un riesgo significativamente menor de cáncer de próstata. ¿Ya no estás en tus veintes? No es demasiado tarde para recibir todos los beneficios del sexo. Otra encuesta realizada por el Instituto Nacional del Cáncer demostró que los hombres de mediana edad con un promedio de 21 eyaculaciones al mes tienen un riesgo 33 por ciento más bajo de cáncer de próstata, en comparación con los que sólo tienen entre cuatro y siete.

El sexo es un analgésico. Cualquier tipo de dolor afecta la posibilidad de vivir 100 años. ¡Pero aquí viene el sexo al rescate! El sexo funciona como un analgésico en tu cuerpo (muy similar a la aspirina o al acetaminofen). Durante el orgasmo, el cerebro abre las puertas de la hormona oxitocina, que actúa como un analgésico natural. Así que antes de buscar en el botiquín, considera tener relaciones sexuales con tu pareja para tratar el dolor producido por la artritis, las migrañas, o de cualquier otro tipo.

El sexo te hace feliz. ¿Recuerdas que las relaciones sexuales liberan la hormona DHEA? Bueno, esta hormona actúa como un potenciador del estado de ánimo, o como un antidepresivo natural. En otras palabras, liberar DHEA a través del sexo es "estimulante", especialmente para las mujeres.

El sexo protege la salud del corazón. En una investigación británica que tuvo por objeto identificar el sexo como un factor de riesgo de ataque al corazón en pacientes de edad avanzada, lo contrario resultó ser cierto. Este estudio monitoreó a varios hombres durante 20 años y encontró que las parejas de ancianos que tenían relaciones sexuales al menos dos veces por semana no sólo no tuvieron un mayor riesgo de accidentes cerebrovasculares, sino que también redujeron corazón a la mitad el riesgo de sufrir un ataque al corazón.

¿Por qué? Muy sencillo: el sexo aumenta la circulación, reduce la presión arterial, y tiene enormes beneficios para el corazón. La próxima vez que quieras hacer algo bueno para el corazón (emocional y físicamente), ¡vete a la cama con tu pareja!

Mi receta para vivir 100 años saludables

El ajetreo y el trajín de nuestras vidas ocupadas pueden reducir el tiempo para la intimidad. No dejes que tu vida se vuelva tan agitada que no tengas tiempo para tener relaciones sexuales placenteras. Es fácil dejar que el mundo obtenga lo mejor de ti y que tu pareja reciba lo poco que queda, pero programa tu tiempo para tener relaciones sexuales cuando no estés agotado. ¡Sé creativo! ¡Escríbele notas coquetas a tu pareja, o crea un código secreto para tus "encuentros"! Tal vez pienses que la intimidad sexual no sea buena para tu salud física en general, pero confía en mí: lo es.

La compañía es la clave

¿Cuál es el objetivo de vivir 100 años si estamos completamente solos? Privarte de la interacción humana es una idea tan mala como no tomar suficiente agua. Lo creas o no, las personas que se sienten conectadas socialmente tienden a tener una presión arterial más baja y una mayor inmunidad. Además, mientras más te conectes con tus amigos y familiares, mayor será tu rendimiento cognitivo. ¿No estás convencido? Un estudio realizado por la Universidad Brigham Young y la Universidad de Carolina del Norte a más 300.000 personas encontró que pasar tiempo con amigos no sólo tiene beneficios para la salud, sino que también disminuye el riesgo de muerte temprana.

Entonces, ¿qué significa para ti estar conectado? Estos son sólo algunos ejemplos de cómo puedes aumentar tu interacción social y todos los grandes beneficios de salud que obtendrás a cambio.

El amor es una droga poderosa. Los pacientes que han sobrevivido a una enfermedad grave como el cáncer afirman que no habrían sobrevivido sin el amor y el apoyo de sus familias. Hay evidencias científicas que respaldan esto. Un estudio realizado por la Universidad de Iowa a pacientes con cáncer de ovario mostró que los participantes que reportaron tener las relaciones más sólidas también tenían otra cosa a su favor: mayores probabilidades de superar el cáncer gracias al aumento en la actividad de los glóbulos blancos en las zonas próximas a sus tumores. Para resumir: estar enamorado y tener buenos amigos mejora tu salud.

¿Y qué si tu familia no está cerca? Pues que los amigos cercanos también cuentan. La amistad y la participación en actividades sociales puede protegerte de la depresión y darte una vida más sana. No hay nada como tener un amigo cercano y confidente con quien desahogarte y ayudarte a lidiar con las tensiones de la vida, incluyendo las enfermedades. Definitivamente, siempre estaremos mejor si tenemos amigos que se preocupan por nosotros.

Cultiva tus amistades y amplía tu círculo de amigos si es necesario. Únete a un templo, un club de lectura, un grupo de solteros o de voluntarios, por nombrar sólo algunas formas de conocer gente. No necesito ninguna investigación para decirte lo que ya sabemos: la amistad puede ser la mejor medicina de todas.

Retribuye. Ayudar a los demás puede ayudarte también a cosechar recompensas en materia de salud. Las personas que donan voluntariamente su tiempo para ayudar a los demás en general, tienen un menor riesgo de sufrir enfermedades del corazón, menores tasas de depresión y una mayor longevidad. ¡Hablando de de ganar por partida doble! Mientras que otras personas se benefician directamente de tu bondad, tu salud y sentido de bienestar también aumentan.

Es probable que hayas pensado en trabajar como voluntario pero no sabes por dónde comenzar. Te diré cómo:

Analiza tus talentos. ¿Para qué eres bueno? Si eres hábil con las herramientas, tal vez puedas ayudar a hacer reparaciones en hogares de ancianos o de personas discapacitadas. Si tienes conocimientos médicos, tal vez puedas ser voluntaria en una clínica u hospital de bajos ingresos. Si tienes talento en recursos humanos, tal vez puedas ayudarles a personas sin trabajo a elaborar su hoja de vida. Tus talentos pueden ser de gran ayuda para muchas organizaciones.

Ten en cuenta tus pasiones. ¿Qué te gusta hacer? Trabaja como voluntario en una área que te produzca alegría. Digamos que te encanta la lectura: tal vez podrías leerle a personas con problemas visuales. Supongamos que te gusta trabajar con niños: puedes dar clases en la escuela dominical. Tal vez te gusten los deportes. ¿Por qué no entrenas a un equipo de niños desfavorecidos? Mientras más te apasione tu voluntariado, más grande será tu contribución. Al margen de lo que decidas hacer, recuerda que no se trata de ti. Sí, recibirás beneficios para tu salud psicológica y física, pero debes recordar que lo haces por los demás, y no sólo para ti.

Sé extrovertida. Me encanta salir con amigos y familiares, pero no a todo el mundo le gusta salir, entretenerse ni interactuar tanto como yo. Pero si te queda difícil reunir energías para socializar, ¡te aseguro que vale la pena intentarlo! Si quieres una evidencia sólida, te diré que unos investigadores australianos realizaron un estudio con personas de edad avanzada; las más sociables tuvieron menos probabilidades de morir en un período de diez años en comparación con las que tenían menos amigos. Las personas extrovertidas también disfrutan de un menor riesgo de un diagnóstico de demencia. Investigadores del Instituto Karolinska en Suecia estudiaron a un grupo de más de 500 personas de edad avanzada mayores de 78 años), y descubrieron que los participantes más sociables tenían una probabilidad 50 por ciento menor de perder sus facultades cerebrales en el futuro. Una ventaja adicional: ese mismo grupo tendía a no sentir estrés. Moraleja de la historia: ¡vete de fiesta para estresarte menos y vivir mucho tiempo!

LA INSPIRACIÓN DE UNA MUJER SABIA

Dovie es una paciente mía y tiene 93 años. Hace poco me contó su secreto para envejecer con tanta gracia: estar rodeada de gente a lo largo de su vida. Bromeó diciendo que nunca dejó de trabajar, incluso después de retirarse del Servicio Postal de los EE.UU., y de trabajar en una planta de acero, pues sus parientes, quienes la adoran, la mantuvieron ocupada. Les encantaba ir a visitarla, así que ella siempre estaba cocinando o cuidando a alguien. Dovie también trabajó mucho tiempo como voluntaria en su iglesia, con personas de edad avanzada que eran menos afortunadas que ella. Dovie cree que esta interacción humana positiva es lo que la ha mantenido con vida durante tantos años. Cada día se despierta con un sentido del propósito y sabiendo que estará acompañada de personas que cuentan con ella o que la aman, (¡o ambas cosas!)

Esa es la fórmula que le ha funcionado a Dovie durante diez décadas. ¿Cuál es la tuya?

Mi receta para vivir 100 años felices y saludables

No importa tu edad actual, las amistades y la interacción social son ingredientes muy importantes en la receta para una vida larga y satisfactoria. No tienes que ser el vecino más popular ni organizar fiestas extravagantes para disfrutar de los beneficios de participar en tu comunidad. Puede tratarse de algo tan simple como ser voluntario en un refugio para personas sin hogar una noche a la semana, o jugar cartas con un amigo los fines de semana. Somos criaturas sociales, ¿verdad? ¡No te dejes atrapar tanto por la rutina diaria que te olvides de pasar un buen rato con tus seres queridos!

Duerme en tu camino a 100 años felices y saludables

Sé muchas cosas acerca del sueño, no sólo desde el punto de vista médico, sino también por mis experiencias personales. Como médico, tengo un largo historial de haber dormido poco. Como pasante y residente en un hospital muy ocupado, tenía que trabajar todo el día y toda la noche hasta el día siguiente. A veces lo hacía cada dos o tres días; fue algo brutal. Obviamente, no eran las condiciones más apropiadas para tomar decisiones importantísimas por los demás, y de otra parte, mi salud en general tampoco recibió ningún favor.

La falta crónica de sueño podría reducir tu vida. Tal vez sepas que todos debemos dormir ocho horas diarias, pero muchas investigaciones recientes sugieren que los adultos viven más tiempo si duermen entre seis y ocho horas, una cifra que es más realista para muchos de nosotros. Dormir bien es importante, pero lo es aún más en nuestros últimos años. Así como necesitabas dormir más en tu adolescencia, tu cuerpo querrá dormir un poco más para recargarse cuando llegues a la última etapa de tu vida. Antes que obsesionarte con las horas que has dormido, concéntrate en tu "calidad del sueño", es decir, en qué tan bien duermes. Por ejemplo, en vez de irte a la cama y dormir sólo seis horas de las ocho mientras pasas el resto del tiempo dando vueltas y vueltas, es más "saludable" irte a la cama y dormir seis horas. Si no duermes muy bien, te daré mi receta para mejorar la calidad de tu sueño.

Mi receta para vivir 100 años felices y saludables

Duerme con tapones blandos para los oídos. Los tapones aíslan el ruido ambiental, pero te permiten escuchar los sonidos fuertes, como alarmas y timbres.

Trata de dormir con un antifaz. El antifaz puede bloquear incluso la luz más brillante. Algunos vienen con un relajante relleno de flor de lavanda que proporciona una verdadera aromaterapia.

Escucha un sonido de fondo. Hay máquinas especiales para dormir que emiten sonidos relajantes de la naturaleza, o ruido blanco para ocultar otros ruidos o sonidos.

Distrae a tu cerebro. Muchos de mis pacientes me dicen que cuando ponen su cabeza en la almohada tienen un millón de pensamientos, y dormir les parece una misión imposible. Por lo tanto, antes de dormirte, procura leer (mientras más aburrido sea el libro, tanto mejor), ver televisión o escuchar música relajante. Hazlo fuera de tu habitación y vete a la cama cuando escasamente puedas mantener los ojos abiertos. Tu cerebro debe estar en modo de "APAGADO" cuando te acuestes.

No tomes alcohol tres horas o menos antes de acostarte. Aunque el alcohol puede producir sueño en ciertas ocasiones, realmente interfiere con tu sueño. En otras palabras, aunque sientas que duermes profundamente, el alcohol interfiere en realidad con tus ritmos de sueño. Además, es sabido que el alcohol tiene un efecto negativo en una gran cantidad de medicamentos, y puede producir una interacción que te desvele.

Nada de cafeína después de las 3 p.m. Evita el café y otras bebidas con cafeína, ya que es un estimulante que puede mantenerte despierto.

Ten cuidado con los medicamentos para dormir. Ten cuidado con los medicamentos recetados y de venta libre para dormir, porque podrás adquirir una dependencia con mucha facilidad. Además, las pastillas para dormir pueden causar somnolencia durante el día y deteriorar la memoria, y también están asociadas con cataratas. Muchos medicamentos de venta libre contienen difenhidramina (Benadryl), que puede causar confusión en algunas personas de edad avanzada.

Ten cuidado con los efectos secundarios. Habla con tu médico para encontrar otra alternativa si algún medicamento te está causando insomnio. Los siguientes medicamentos podrían causarlo: los esteroides, los bloqueadores beta, los descongestionantes, las pastillas para dietas, para la tiroides y el asma.

Mantén una rutina de sueño. Acuéstate y levántate siempre a la misma hora, incluyendo los fines de semana. Por supuesto que hay excepciones, pero en términos generales, lo mejor es mantener un patrón de sueño consistente.

Otros consejos para vivir más: si tienes problemas para dormir de noche, crea un ritual antes de dormir, como un baño caliente, un pequeño refrigerio a base de proteínas, o tal vez meditar un poco. Crea también un ambiente acogedor para dormir: oscuridad y silencio total, una temperatura confortable (ni muy caliente ni muy fría), y un dormitorio ordenado. Levántate y haz algo relajante si no puedes conciliar el sueño 15 minutos después de acostarte. A continuación, intenta dormir de nuevo. Si te gusta hacer siesta, hazlo en las primeras horas de la tarde para no interrumpir tus patrones de sueño en la noche.

ALERTA: LLAMA A TU MÉDICO

¿Tu pareja se acuesta con tapones para aislar tus ronquidos tan fuertes como el sonido de una moto sierra? Tal vez no quieras admitirlo, pero si roncas o jadeas mientras duermes, o te despiertas todas las mañanas con mucho cansancio aunque creas haber dormido profundamente, podrías tener apnea del sueño, un trastorno común del sueño en que las vías aéreas colapsan mientras duermes y evitan que el aire llegue a tus pulmones. La persona ronca con fuerza y hace pausas en la respiración. Si tienes apnea del sueño siempre sentirás agotamiento, y es posible que tengas dolores de cabeza, mal humor y falta de concentración. Un efecto secundario peligroso es que como los afectados no duermen bien de noche, pueden quedarse dormidos en el momento menos apropiado, como por ejemplo, en un semáforo en rojo. Si esta condición no se trata, puede causar presión arterial alta, un precursor de los ataques cardíacos y accidentes cerebrovasculares. El tratamiento más común es el CPAP, que consiste en una máquina y una máscara para respirar. El CPAP genera una presión en el aire, el cual pasa a la máscara a través de un tubo. Esto mantiene abiertas las vías aéreas durante el sueño. Las personas con mayor riesgo de apnea del sueño tienden a tener sobrepeso u obesidad, pero puedes padecer esta condición aunque tu peso sea normal.

Consulta con tu médico si los síntomas mencionados están perturbando tu sueño (y tu vida). Hay clínicas especializadas en trastornos del sueño que pueden hacerte un diagnóstico adecuado y ofrecerte varias opciones de tratamiento.

Toma menos pastillas

Sé que esto suena un poco deprimente, pero la verdad sobre el envejecimiento es que seguramente tendremos más problemas médicos y tomaremos más medicamentos. Espero sinceramente que no estés en la multitudinaria categoría de personas mayores que toman puñados de píldoras todos los días para seguir adelante. Esto se debe a que esas píldoras de más crean otros problemas de salud.

¡Sin embargo, hay pacientes como Edward, que tiene más de 90 años y no toma medicamentos recetados! Escasamente puedo decir que sea paciente mío, porque su salud es tan buena que casi nunca viene a verme, aunque yo sea su médico de cabecera.

Edward confiesa —y estoy de acuerdo con él— que la genética ha jugado un papel importante en su larga vida, pero también ha hecho lo que le corresponde. Edward disfruta de una copa de vino al día (prefiere el cabernet y me ha regalado varias botellas de sus vinos favoritos. ¡Gracias, Edward!). Las únicas píldoras que toma diariamente son un multivitamínico, aspirina para niños, y glucosamina —un suplemento natural— para la artritis. Siempre le hago chequeos anuales. Bebe de ocho a 10 vasos de agua al día y cultiva su afición por la pintura. Yo diría que él hace casi todo lo que se necesita para vivir 100 años felices y saludables, incluyendo el hecho de que no toma medicamentos recetados.

Sí, Edward pertenece a una minoría. Actualmente, muchas personas mayores (y a veces no tan mayores) hablan con sus amigos de las varias pastillas que toman y de sus problemas de salud. Creo que no son conversaciones precisamente fascinantes, ¿verdad? Es arriesgado preguntarles "¿Cómo estás?" a la mayoría de las personas de edad avanzada, ya que podrían hablar durante varias horas de todos sus problemas de salud. Este no es el caso de Edward, quien prefiere hablar de sus pasiones con sus amigos y compartir su entusiasmo con ellos.

Soy el primero en decir que los medicamentos salvan vidas, pero son muy pocos los que están completamente libres de riesgos o de efectos secundarios, y es por eso que te recomiendo tener cuidado con ellos. Mientras más medicamentos tomes en conjunto, mayor será el riesgo de efectos colaterales e interacciones perjudiciales.

Actualmente, las personas toman tantos medicamentos que los expertos le han dado una nueva palabra a este fenómeno: polifarmacia, que significa "drogas múltiples". Se aplica al creciente número de personas que consultan con varios médicos sobre sus diversas dolencias y terminan con muchas prescripciones que podrían tener contraindicaciones, especialmente si los médicos no trabajan en estrecha colaboración. Veo la polifarmacia con más frecuencia en las personas mayores que tienden a tener condiciones crónicas que deben tratarse con medicamentos. Esto no es necesariamente culpa de los pacientes, quienes simplemente hacen lo que les dicen. Pero estoy aquí para decirte que debes controlar el consumo de cualquier medicamento o sustancia, sin importar quién te lo haya recetado. Debes hacer preguntas y recibir información.

La polifarmacia no es el único problema. El envejecimiento también altera la capacidad del cuerpo para tolerar y procesar medicamentos: el tejido muscular y los niveles de fluidos disminuyen, el tejido de grasa aumenta, el hígado se hace más pequeño, y la función renal se reduce. El efecto neto puede ser un gran descenso en la calidad de vida.

Escucha esto: recientemente hemos recibido informes de los Centros Federales para el Control y Prevención de Enfermedades sobre el uso de medicamentos. Se estima que casi la mitad de los estadounidenses toman al menos un medicamento recetado y uno de cada seis estadounidenses toma al menos tres.

¿Qué significa esto para tu salud? Digamos por ejemplo que tomas seis fármacos diferentes. Tal vez estás tomando una estatina para el colesterol, un antidepresivo, un medicamento para la presión arterial, un antiinflamatorio, otro para la ansiedad, y uno más para la alergia. Así las cosas, tendrás *al menos* un 80 por ciento de probabilidades de tener interacción con otros medicamentos, lo que llamamos una contraindicación. Y si tomas ocho medicamentos (si le sumas por ejemplo una aspirina para niños y un antibiótico), la probabilidad de interacción será del 100 por ciento.

Muchas personas se preocupan por los efectos secundarios de los medicamentos recetados que toman. Escucha los anuncios de estos medicamentos, que describen detalladamente un efecto secundario tras otro a una velocidad récord al final del comercial, y probablemente sentirás nervios. A los médicos también nos preocupa esto, por lo cual les recomendamos a los pacientes que acudan a las citas de rutina y se hagan exámenes de sangre. Queremos ver qué efecto te produce cada medicamento. Hay cambios que pueden ser sutiles (o no tan sutiles), los cuales nos alertan sobre la necesidad de ajustar la dosis o reemplazar el medicamento por otro. Habla con tu médico si crees que un medicamento te está produciendo un efecto secundario, pero no dejes de tomarlo: es una decisión que necesitas consultar con tu médico.

Habla con tu médico de familia acerca de todas las píldoras que estás tomando, (incluidos los suplementos) para poder trabajar juntos y encontrar la mejor solución para ti. La cantidad de alternativas que existen para la mayoría de las recetas podría sorprenderte. Aunque creas que no tienes problemas con un medicamento en particular, lo cierto es que muchos tratamientos deben cambiar con el paso del tiempo. Entiendo que no quieras cambiar las cosas si tu salud parece estar bajo control, pero a veces menos puede ser mejor. Le ayudé a un paciente mío reducir en un 50 por ciento el número de fármacos que tomaba incorporando estrategias de estilo de vida como el ejercicio cardiovascular o una dieta específica. No existe un número mágico de píldoras para que clasifiquen como polifarmacia, pero si crees que estás tomando demasiados medicamentos, probablemente deberías comentarle esto a tu médico. Es probable que las píldoras te hagan sentir mejor "ahora", pero a largo plazo, es mejor depender menos de las pastillas y más de la prevención.

Mi receta para vivir 100 años felices y saludables

Si tomas medicamentos recetados con frecuencia, te aconsejo que le pidas una cita a tu médico para hablar de lo siguiente:

1. Cualquier pregunta que tengas sobre el propósito, efectos secundarios y contraindicaciones de los medicamentos.

2. Todo lo que estés tomando. Me refiero a todo: hierbas, vitaminas, suplementos, drogas, alcohol, y medicamentos. (Los médicos no te juzgarán: simplemente necesitan toda la información con el fin de orientarte). Esto se debe a que ciertos suplementos y hierbas pueden tener efectos peligrosos si se toman con medicamentos. Les pido a

todos mis pacientes que echen en una bolsa y me traigan todos los medicamentos recetados y de venta libre que estén tomando, hayan tomado en el último mes o que puedan tomar en el futuro. Esto con el fin de evaluar los beneficios y las dosis de los medicamentos.

3. ¿Tienes problemas para tomar todos los medicamentos que te han recetado? Tal vez te olvides de tomar algunos, o sean muy difíciles de tragar. Si es así, tu médico podría reducir el número de prescripciones.

4. Costos. Habla con tu médico si tienes problemas para pagar tus medicamentos. Es evidente que tu médico no es tu contador, pero él o ella podrían recomendarte alternativas más baratas o programas de ayuda económica.

5. Todos los nuevos dolores, malestares, sudores, o cualquier otro síntoma producido por un medicamento.

Si quieres que tu cuerpo rinda al máximo y vivir 100 años maravillosos, habla con tu médico sobre tus medicamentos y necesidades. Y toma sólo aquellos que *realmente* necesitas.

Come menos

El peso es un tema cada vez más extenso. Estoy hablando de la grasa corporal y particularmente de la visceral. Se trata de la grasa mortal que rodea tus órganos, y no de la que está debajo de la piel. Deberías saber esto: si tienes una gran cantidad de grasa en tu cuerpo, especialmente alrededor de la cintura, podrías vivir menos. Si quieres tener salud y longevidad, lo mejor es tener una figura delgada.

Pero permítanme ser claro sobre el título de esta sección. Cuando digo "come menos", estoy hablando de tus porciones. Como seguramente sabes, creo que debes consumir los alimentos más saludables y naturales. Quiero que comas alimentos ricos en nutrientes. ¿Es necesario contar las calorías? Creo que al menos deberías ser consciente de ellas.

Varias investigaciones muestran que el consumo de entre 1.400 y 2.000 calorías (saludables) al día parece mejorar el funcionamiento de tu corazón. De hecho, si haces esto, tu corazón podrá rendir a un nivel similar al que tenía 15 años atrás. Una dieta baja en calorías, incluso en personas que no son obesas, también puede producir cambios en el metabolismo y en la química del cuerpo, que se han relacionado con una mejor salud y una vida más larga, según informaron los investigadores.

Hablemos un momento del pueblo japonés, específicamente de quienes viven en Okinawa. Son conocidos por llevar una vida larga y saludable, especialmente en comparación con personas de otros países, como Estados Unidos. Ahora, no estoy ignorando las posibles ventajas genéticas que puedan tener los japoneses, como por ejemplo, la resistencia natural a la inflamación (conocida por producir varias enfermedades graves). Pero, ¿sabías que algunos japoneses siguen una tradición llamada "Hara Hachi Bu", que significa "comer hasta sentirse llenos en un 80 por ciento?".

Me encanta este concepto y les recomiendo a todos mis pacientes que lo sigan. Te diré por qué: después de comer el último bocado en una comida, se necesita un total de 20 minutos antes de sentirnos llenos. Es decir, que tu estómago necesita este tiempo para decirle a tu cerebro que ya es hora de dejar de comer porque está trabajando al máximo de su capacidad. Si siguieran comiendo como tanta gente lo hace, más tarde se sentirían demasiado llenos, hinchados y aturdidos. ¿Alguna vez han oído hablar de la "modorra después de comer"? ¡Esta es la forma de evitarla!

¿MÁS FIBRA? POR SUPUESTO

La mayoría de los estadounidenses consumen entre 14 y 17 gramos de fibra al día. Sin embargo, si consumieras otros 10 gramos, podrías reducir en un 17 por ciento tu riesgo de morir por enfermedad cardiaca, de acuerdo con un estudio realizado en los Países Bajos. La fibra dietaria ayuda a reducir los niveles de colesterol en general, y del LDL ("el colesterol malo"), mejora la sensibilidad a la insulina, y aumenta la pérdida de peso.

Aquí está mi cura simple y sencilla: agrega una taza de frambuesas (8 gramos de fibra) a tu harina de avena (½ taza de avena contiene 4 gramos de fibra), y obtendrás 12 gramos de fibra en una sola comida. Otros alimentos ricos en fibra son: ½ taza de cereal 100 por ciento salvado (8,8 g), ½ taza de lentejas cocidas (7,8 g), ½ taza de frijoles negros cocidos (7,5 g), un camote mediano (4,8 g), y una pera pequeña (4,3 g).

Mi receta para vivir 100 años de vida felices y saludables

Independientemente de la dieta que sigas, trata de comer un 25 por ciento menos calorías de lo normal. En primer lugar, lleva un registro de los alimentos consumidos en tres días. Anota todo lo que comas, así como el conteo de calorías estimado para cada uno de los tres días. A continuación, intenta reducir las calorías en un 25 por ciento. No te olvides de reducir el azúcar, las grasas no saludables y los alimentos procesados, y consume alimentos ricos fibra, en especial vegetales y proteínas magras. Y escucha a tu cuerpo: retira el plato cuando te sientas lleno en un 80 por ciento, pero no completamente satisfecho. Sigue estas instrucciones y perderás peso. Tu presión sanguínea disminuirá. Tu corazón estarás más sano. Y vivirás más. ¡En realidad, es tan simple como suena, amigos!

¿Tu actitud necesita un ajuste?

Aunque te hayas ganado una lotería genética y no te enfermes, te recuperes inmediatamente después de una lesión, y aparentes tener 25 años a pesar de que tienes 50, lo cierto es que podrías reducir tu vida sólo por tener la actitud equivocada. Ahora, no soy psicólogo y no pretendo serlo, pero sé lo que veo en mis pacientes, en mi propia vida y en las publicaciones médicas. Las personas que tienen una visión más positiva de la vida tienden a ser más saludables y a vivir más, y también a superar las enfermedades.

Margaret es el ejemplo perfecto de esto. Esta paciente mía recibió la mala noticia de un diagnóstico de cáncer de mama cuando tenía más de 80 años, aunque había gozado de buena salud toda tu vida hasta ese momento. Estaba muy orgullosa de no tomar un solo medicamento y se sentía muy bien. Pero todo cambió para ella cuando encontró un bulto durante un autoexamen de mamas. Me imagino que la mayoría de las personas que tienen más de 80 años y reciben un diagnóstico de cáncer seguramente piensen que es el principio del fin, y se sientan afortunadas de haber vivido tanto tiempo. Pero no Margaret; ella sopesó su situación y se dijo: "¡El cáncer no me arrebatará mi espíritu!". Luchó con todas sus fuerzas gracias al amor y al apoyo de su familia (¡ya les dije que los seres queridos son importantísimos!). Recibió un tratamiento de quimioterapia, quedó completamente calva, y tuvo que soportar los efectos secundarios tan desagradables que tienen los tratamientos agresivos contra el cáncer. Pero tal vez la estrategia más importante a su favor fue mantener una sonrisa en su rostro. Su actitud optimista, su talante alegre y su capacidad de ver el lado positivo detrás de la nube oscura se mantuvieron intactas. Decía siempre que toda su vida había sido muy saludable y que no se iba a rendir ahora por un cáncer. Su equipo médico se asombró de su progreso. Creo firmemente que sobrevivió gracias a su actitud. Margaret es una sobreviviente de cáncer, y actualmente se encuentra muy bien.

Por supuesto, no soy tan ingenuo como para decir que puedes sobrevivir a cualquier enfermedad grave simplemente poniendo una sonrisa en tu cara. Pero si se acompaña con una buena atención médica, una actitud positiva puede llevar tu salud y longevidad al siguiente nivel. Te diré cómo hacerlo.

Mi receta para vivir 100 años felices y saludables

Optimismo para una salud óptima

Si mi historia de Margaret no te parece muy convincente, citaré una investigación que demuestra la validez de su actitud. Es evidente que ser optimista es bueno para la salud emocional. Pero, ¿sabías que las investigaciones están mostrando una conexión entre una actitud positiva y una buena salud física? De hecho, los investigadores de la Universidad de Michigan realizaron un estudio en el que los participantes calificaron sus niveles de optimismo. Se descubrió que por cada punto obtenido por concepto de optimismo, el riesgo de los participantes de tener un accidente cerebrovascular agudo disminuyó en un 9 por ciento. Por otra parte, si crees estar en el "medio" de esta categoría, te recomiendo que cuides tu salud haciendo ejercicio y tomando decisiones inteligentes en materia de salud en general.

Escribe tu camino hacia una buena salud

Soy un gran partidario de llevar un diario. Podrías escribir cómo fue tu día y aprender algo acerca de ti. Es increíble lo que sucede cuando escribimos todas nuestras vivencias: sentirás menos estrés si organizas tus pensamientos, tendrás un panorama más amplio, y tal vez te preocuparás menos por las cosas pequeñas.

Además, hay pruebas de que llevar un diario es bueno para tu salud. Un estudio realizado por la Universidad de Texas mostró una conexión entre llevar un diario con frecuencia y una mejoría en la inmunidad. Por lo tanto, saca 15 minutos al día para llevar un diario o practicar escritura creativa, y tendrás menos probabilidades de enfermarte.

¿Qué escribes exactamente en un diario? La respuesta es tan individual como puedas imaginar. Estas son algunas ideas:

Un registro de tu vida; si es así, trata de escribir casi todos los días.
Sentimientos de rabia con el fin de liberarlos y evitar que se
    acumulen.
Tus metas en la vida y cómo las has conseguido.
Nuevas ideas que hayas tenido.
Pensamientos, sentimientos y observaciones.
Tus opiniones.

La espiritualidad

Existe una creciente investigación en el área de la espiritualidad y cómo afecta nuestra salud y longevidad en general. Sus efectos en el cuerpo humano son más difíciles de calcular que los factores cuantificables como el colesterol, la presión sanguínea, y otros similares. Sin embargo, te puedo decir lo que muchos de mis pacientes me han contado a lo largo de los años: que varios tipos de espiritualidad han contribuido a una sensación de bienestar. Ahora, no voy a decirte en qué debes creer, pero vale la pena mencionar que los científicos sociales y del comportamiento están estudiando la relación que hay entre la salud (tanto física como mental) y la espiritualidad. Mi humilde opinión es que si tienes algún tipo de ideología, independientemente de cuál sea, probablemente sentirás una mayor sensación de calma, tendrás una mayor capacidad para abordar los problemas y el estrés, y una mejor salud mientras avanzas por el camino de la vida.

Corazón agradecido = cuerpo sano

Es muy fácil dar muchas cosas por sentado en esta vida tan agitada. También es fácil olvidarnos de decir simplemente "gracias". Así que podrías preguntarte: ¿ Cuál es la relación que hay entre sentirse agradecido y una buena salud? Veamos: en un estudio de 21 días de duración, realizado a pacientes que tenían una enfermedad neuromuscular, se le dijo a un grupo que pensara en todas las cosas por las que estaban agradecidos, y que se concentraran en ellas. Al otro grupo se le pidió que se concentrara en otras cosas no relacionadas con el agradecimiento. El grupo que sintió gratitud tuvo mayores probabilidades de dormir mejor y de tener un sueño más profundo. También experimentaron otros beneficios para su salud, incluyendo disminución en la ansiedad.

He visto en mi práctica médica que los pacientes más felices y saludables tienden a ser los que aprecian las cosas más pequeñas de la vida. No se centran en lo que no tienen ni en lo que les falta. Viven el momento, agradecidos por cada bocanada de aire. Te daré una idea: agradécele a alguien hoy mismo. Si quieres agradecer a tus padres por tu crianza, o a un maestro de secundaria por motivarte, o incluso a quien te ha preparado un café descafeinado, saca un momento para expresarle tu gratitud. Te prometo que los resultados te gustarán.

Espero sinceramente que el mensaje que obtengas de la información que he compartido aquí es que cada decisión que tomes tiene algún tipo de efecto sobre la salud de todo tu cuerpo. Aunque nunca hayas comido una barra de chocolate y hagas ejercicio con puntualidad religiosa, es probable que no seas tan saludable como crees. Tu estilo de vida, tu interacción diaria con los demás, y tu salud emocional, juegan un papel importante para vivir 100 años felices y saludables. Disfruta de cada segundo.

CAPÍTULO 18

Renovar: El plan de 17 días

Has completado los tres primeros ciclos de este plan, y has hecho un gran progreso en los últimos 51 días. Le has prestado atención a cada uno de los sistemas de tu cuerpo y es probable que te devuelvan el favor, funcionando al máximo de sus capacidades. Saca un momento y reflexiona sobre lo mucho que has podido cambiar en este corto período de tiempo. Estás tomando decisiones más inteligentes con los alimentos; el movimiento y el ejercicio se han convertido en una prioridad de tu vida, independientemente de cómo o dónde los hagas. Estás tomando mucha agua, evitando muchos hábitos peligrosos para tu salud, y haciendo incluso los ejercicios Kegel. Todas estas decisiones, por las cuales te felicito, están produciendo unos cambios que deberías disfrutar y ser fuente de orgullo para ti.

Tal vez lo más interesante es que estás trabajando para protegerte de todos los síntomas incómodos, perjudiciales, indeseables y nada atractivos del envejecimiento. Pero lo creas o no, puedes hacer más. Los dos capítulos que acabas de leer —dedicados a cómo vivir tu vida y evitar las agresiones del medio ambiente— juegan un papel decisivo para combatir el envejecimiento. La buena noticia es que ya estás haciendo muchas de las cosas que le ayudarán a tu cuerpo a combatir las toxinas. Pero unos pocos ajustes adicionales podrían darte una sensación general de renovación, y llevar tus beneficios contra el envejecimiento a un nivel completamente nuevo.

Algunas de las directrices de este ciclo final pueden parecer estrictas. Sin embargo, estoy tratando de mostrarte que estos ajustes no son tan difíciles de hacer como crees y que son muy gratificantes. Por ejemplo, eliminar la comida rápida por completo durante estos17 días podría parecer difícil, ¡pero estás a punto de descubrir que realmente la extrañarás muy poco! También podría parecerte imposible sacar tiempo de tu apretada agenda para trabajar como voluntario, pero cuando lo hagas, tendrás una apreciación completamente nueva del valor que tiene, no sólo para los demás, sino también para tu propio bienestar. Verás las cosas en términos retrospectivos y te preguntarás por qué no habías sacado el tiempo para hacer algo tan valioso, y tal vez hacer de esto una prioridad de forma permanente. He desarrollado este ciclo con el objetivo de que aprendas algo invaluable sobre ti. No se trata de inflarte ni tampoco de hacerte sentir culpable. Se trata de renovar tu fe en ti (o de que la descubras) y de que valores tu asombrosa habilidad para cambiar, evolucionar y crecer.

Antes de comenzar el Ciclo 4

- Haz una "lista de agradecimientos" y déjala en un lugar visible.

  - Escribe por lo menos cinco cosas que agradezcas en este momento. Puede ser a tus seres queridos, tu trabajo, tu casa, tu salud, o cualquier cosa que te sientas feliz de tener en tu vida, pero que a veces das por sentada.

  - Guarda esta lista en tu billetera o en algún lugar cercano durante este ciclo y léela al menos una vez al día para recibir un estímulo mental, sobre todo si te sientes pesimista.

  - Agrega algo a tu lista cuando lo consideres oportuno. Podrías sentir gratitud cuando menos lo esperes y anotar todo aquello que agradeces para valorarlo más.

- Examina tus productos de limpieza.

  - Haz un inventario de todos tus productos de limpieza y considera eliminar los que tengan sustancias químicas fuertes. Lee las etiquetas y mira si algunos productos son peligrosos para los seres humanos y los animales domésticos. Es muy probable que tengan cloro u otros ingredientes potencialmente peligrosos, especialmente para las personas con problemas respiratorios o alergias.

  - Sé que estos productos no son baratos, así que no estoy sugiriendo que te deshagas de todos. Sin embargo, considera reemplazar algunos por alternativas más seguras como el vinagre, el bicarbonato de sodio, el peróxido de hidrógeno, o por productos de limpieza naturales amigables con el medio ambiente y que no sean tóxicos.

  - Vierte los productos en el desagüe antes de arrojar los envases a la basura.

- Adquiere un purificador de aire interior.

  - Considera la posibilidad de invertir en un purificador de aire para tu hogar, especialmente si sufres de alergias. Puedes comprarlo en línea o en tiendas para el hogar. Recomiendo los que tienen filtros HEPA (partículas de aire de alta eficiencia).

- Haz inspeccionar tu casa en busca de radón y monóxido de carbono si:

  - No sabes cuándo fue la última inspección.

  - Estás comprando una casa.

  - Has reformado tu casa recientemente.

  - Tu casa no ha sido inspeccionada en los dos últimos años.

  - Puedes comprar también kits en línea y hacer la inspección por tu propia cuenta en vez de pagarle a un experto. Los kits van desde 15 a 40 dólares, pero asegúrate de comprar uno aprobado por la EPA.

  - Si tienes un detector o alarma de monóxido de carbono en tu casa, asegúrate de que esté funcionando. Lee la etiqueta del fabricante para saber cómo comprobar si las baterías están descargadas.

Lineamientos generales para el Ciclo 4

- Si comes en un restaurante:

  - Si el restaurante publica su menú en línea, consúltalo de antemano para encontrar las opciones más saludables y decidir con antelación. Esto no sólo te dará tiempo de sobra para estar seguro/a de escoger una opción más saludable, sino que también te ayudará a resistir si sientes tentación por opciones poco saludables en el menú.

  - Evita los alimentos con estas palabras en la lista del menú: *rebozado, frito, con costra, cremoso, crujiente, cargado, crocante, en escalope, Alfredo, à la mode,* o *con queso.* Esto significa que son poco saludables y son señales de advertencia de que debes comer otra cosa.

- Busca estas palabras claves para tu salud, porque los platos seguramente serán más bajos en grasa y calorías si están cocinados así: *al vapor, salteados, al horno, hervidos, cocidos, asados, con caldo claro, y en puré.*

- Pídele al mesero que te preparen tu comida sin mantequilla, manteca de cerdo ni aceite. Así podrás reducir tu consumo de calorías. También puedes pedirle que te traigan la salsa en otro plato y agregarle sólo un poco a tu comida.

- Recuerda que las proteínas animales preparadas a altas temperaturas y sin grasas (por ejemplo, fritos o a la plancha) liberan más AGEs (productos de glicación avanzada) que si están preparados con calor húmedo (por ejemplo, hervidos o al vapor). Pídele al mesero que te preparen tus alimentos de esta manera. No te avergüences en hacer esto; la mayoría de los restaurantes seguirán tus sugerencias. ¡Tú eres el cliente, así que no hay nada de malo en preguntar!

- Promete renunciar a las comidas rápidas durante este ciclo.

  - Ve al supermercado más cercano y compra un snack saludable cada vez que sientas la tentación de ir por una bolsa de papas fritas o de nuggets.

  - ¡También puedes utilizar tu antojo como una razón para meditar o hacer ejercicio!

- Establece un horario para dormir y cúmplelo.

  - Procura dormir entre seis y ocho horas cada noche. A menudo, la manera más fácil de seguir un patrón consiste en acostarse y despertarse siempre a la misma hora. Hiciste esto en el Ciclo 2, así que ya debe ser un hábito fácil de seguir.

Día 1

Mañana: busca en la Web o mira las noticias locales para saber cómo es la calidad del aire exterior en tu área. Si es insalubre, trata de permanecer en espacios interiores tanto como sea posible.

Mediodía: comienza a investigar en dónde podrías trabajar como voluntario al menos durante este ciclo. Puedes buscar albergues para indigentes, refugios para animales, bancos de alimentos y organizaciones de caridad según tus aficiones. Haz de esto una prioridad aunque estés muy ocupado.

Día 2

Mañana: comprueba la calidad del aire local.

En cualquier momento: ve a la tienda de comestibles.

- Lleva la lista de los productos orgánicos que recomiendo; podrás encontrarlos en el Capítulo 16. La idea es llenar tu cocina con los vegetales y frutas más saludables y libres de pesticidas.
- Compra algunos recipientes de vidrio pocos para comenzar a reemplazar los de plástico.

Día 3

Mañana: comprueba la calidad del aire local.

Tarde: llama a un amigo o familiar para hacer algo que disfruten. Pasar tiempo con tus amigos puede mejorar tu inmunidad, bajar la presión arterial y mejorar tu salud en general. Tal vez pienses en renovar el contacto con una amiga con quien llevas un buen tiempo sin hablar: será una oportunidad para reavivar la amistad.

Día 4

En cualquier momento: compra recipientes de plástico o botellas de agua sin BPA a partir de hoy. Elimina también todos los recipientes de plástico que utilices actualmente.

Día 5

Mediodía: si no te has chequeado los niveles de vitamina D recientemente, pídele una cita a tu médico para que lo haga.

Tarde: saca tiempo para estar con tu pareja. Conectarte y tener intimidad con ella puede suponer un esfuerzo, así que haz de esto una prioridad.

Día 6

Tarde: comienza a llevar un diario (o síguelo llevando). Escribe todos los días, o al menos unas pocas veces por semana. Concéntrate en anotar tus frustraciones y luego olvídate de ellas. ¡Te sorprenderá lo liberador que puede ser esto!

Día 7

Mediodía: ¿Ya estás trabajando como voluntaria? Comprométete a hacer al menos dos horas de trabajo voluntario antes de terminar este ciclo.

Día 8

Mañana: comprueba la calidad del aire local.

Mediodía: ¿Cómo te has alimentado? Si te parece difícil hacer un seguimiento de tus opciones de alimentos, lleva un diario de alimentos y anota todo lo que comas, incluyendo las cantidades. No hagas trampa: si comes algo, anótalo.

Día 9

Mañana: comprueba la calidad del aire local.

Tarde: cepíllate la piel. Verás cómo hacerlo en la página 240.

Día 10

Mañana: comprueba la calidad del aire local.

Mediodía: haz planes con varios amigos o amigas para reunirse en la próximas semanas.

Día 11

Mañana: comprueba la calidad del aire local.

En cualquier momento: retribuye en el día de hoy haciendo una donación, echando monedas al parquímetro expirado de algún desconocido, pagando el café de la persona que está detrás de ti, cediéndole el puesto en la fila a alguien que esté apurado, abriéndole la puerta a alguien, o simplemente sonriéndoles a tantas personas como sea posible.

Día 12

Mañana: comprueba la calidad del aire local.

Mediodía: dale los buenos días a personas desconocidas, dile "salud" a alguien que estornude, o deséale un buen día.

Día 13

Mañana: comprueba la calidad del aire local.

Tarde: saca tiempo para conectarte y tener intimidad con tu pareja.

Día 14

Mañana: comprueba la calidad del aire local.

Mediodía: si no has trabajado un par de horas como voluntario/a, asegúrate de hacerlo en los próximos dos días.

Día 15

Mañana: comprueba la calidad del aire local.

Todo el día: come SOLO alimentos frescos y enteros. No comas ningún alimento enlatado, empacado ni en caja en este día.

- *Idea:* prepara dos huevos duros y una manzana para el desayuno. Almuerza una ensalada de espinacas, y un vegetal al vapor en la cena. Come nueces, semillas y frutas a lo largo del día. Bebe agua solamente.

Día 16

Mañana: comprueba la calidad del aire local.

En cualquier momento: mira si tienes que limpiar o cambiar los filtros del aire acondicionado y del purificador de aire.

Día 17

Mañana: comprueba la calidad del aire local.

Tarde: cepíllate la piel.

Soy médico, y sé muy bien que tu estado de salud no depende simplemente de decirle "buenos días" a un desconocido ni de hacer una lista de agradecimientos. Pero no estaría sugiriendo estas cosas si no creyera que funcionan. Muchos de nosotros llevamos una vida vertiginosa y nuestra salud está en peligro debido a esto. Espero haberte dado el poder para controlar tu entorno, reconfortar tu espíritu, y empezar a disfrutar tu vida gracias a este ciclo. El objetivo aquí no sólo consiste en detener tu proceso de envejecimiento, sino también hacer que vivas 100 años felices y saludables. Espero que estés en camino a hacerlo.

EPÍLOGO

Seamos realistas: no puedo evitar que envejezcas. No tengo una varita mágica que detenga el reloj y te haga verte y sentirte como si tuvieras 25 años. Tampoco creo que quieras esto, porque significaría que no vivirías tu vidas, no aprenderías, crecerías ni evolucionarías. Después de todo, ¿realmente quisieras permanecer congelado para siempre? No hay ninguna varita mágica, ni fuente de la eterna juventud, ni método para detener el deterioro de tu cuerpo. Lo que te acabo de dar es algo mucho mejor que todo eso. Te he dado las llaves para desbloquear el poder oculto que tienes en tu propio cuerpo, y el poder para frenar drásticamente el proceso de envejecimiento.

Deberíamos vivir al menos 150 años si tenemos en cuenta todos los avances alcanzados en la ciencia médica, en la tecnología y en los productos farmacéuticos en las últimas cinco décadas aproximadamente. Hemos progesado mucho en este sentido, y las herramientas que tenemos los médicos son realmente increíbles. ¡Ya estamos haciendo cirugías robóticas! Pero en términos generales, no estamos viviendo tanto ni tan bien como deberíamos. ¿Por qué?

A menudo, la respuesta más simple es la correcta, así que nos concentraremos en volver a lo básico. Creo que la sociedad ha olvidado algunas verdades fundamentales sobre el cuerpo humano. No podemos ser tan dependientes de los instrumentos médicos, de las máquinas, de las cirugías y de las píldoras para vivir más. Sí, me alegra mucho que todo eso esté a nuestro alcance cuando lo necesitamos. Pero me temo que muchas personas han empezado a buscar la solución por fuera de sí mismas, en lugar de entender que una salud excelente realmente comienza por el paciente… es decir, por ti.

Espero sinceramente que hayas entendido que no tienes por qué aceptar todos los efectos secundarios y negativos del envejecimiento. Sí,

vas a envejecer, y eso es bueno. Pero también pueden controlar el envejecimiento. Quiero que te sientas facultado para aplicar de inmediato las
estrategias que he descrito en las páginas de este libro. Y te deseo lo mejor
que tiene la vida para ofrecerte en tu camino a vivir 100 años felices y
saludables. ¡Nos vemos a los 100!

APÉNDICE

Técnicas de respiración

"Respiración de fuego"

Pídele a cualquier instructor de yoga que contenga la respiración al máximo y te sorprenderás. ¿Por qué los pulmones de los yoguis parecen tener una capacidad sobrehumana? Porque ellos conocen el secreto para enviar oxígeno a las regiones más profundas de los pulmones. ¿Crees que tu respiración superficial puede hacer lo mismo? ¡Piénsalo de nuevo!

Te diré cómo practicar un antiguo ejercicio de respiración que se llama Kapalabhati pranayama, o "respiración de fuego". Siéntate con la espalda recta y en una posición cómoda (preferiblemente en el suelo, al estilo indio). Cierra los ojos, posa una mano en tu estómago y la otra en el muslo. Relaja totalmente los músculos del estómago. Saca la lengua y jadea como un perro. Tu aliento vendrá del estómago, por lo que tu vientre deberá inflarse y contraerse con cada respiración. Sigue haciendo esto por unos pocos segundos; a continuación, cierra tu boca y respira con rapidez, exhalando por la nariz. Deberías producir un sonido semejante al de un animal cuando husmea, pero hazlo siguiendo un ritmo constante. ¡Imagínate que estás apagando un incendio justo debajo de tu nariz!

Precaución: suspende este ejercicio si sientes mareos y respira normalmente. Consulta con tu médico o deja de hacer este ejercicio si has sido diagnosticado con presión arterial alta, enfermedades del corazón o epilepsia. Una alternativa es sentarte con la espalda recta e inhalar de manera lenta y profunda por la nariz, y exhalar por la boca.

Técnica de respiración diafragmática

El diafragma es un músculo de la parte inferior de la caja torácica que te ayuda a respirar. Los maestros de canto les aconsejan con frecuencia a sus alumnos que aprendan a respirar con el diafragma para tener siempre aire, especialmente cuando sostienen una nota muy larga. Creo que todos ustedes deberían trabajar esta técnica para ayudar a mejorar la respiración en general. Les diré cómo hacerlo correctamente: Siéntate derecho en una silla y posa la mano en el estómago para sentir los músculos que están trabajando. Inhala lentamente por la nariz mientras infla el abdomen. Contén brevemente la respiración y luego exhala por la boca mientras contraes el estómago. ¡Ganarás por partida doble, pues también ejercitarás tus músculos abdominales!

Respiración con popote

Apriétate la nariz, y mantén los labios cerrados alrededor del popote. Respira un minuto. Deja de hacerlo si sientes mareos.

El yoga de la risa

El yoga de la risa es la combinación de la respiración yóguica y de la risa incondicional.

Se trata de reír continuamente durante los ejercicios. Tu cuerpo no sabrá la diferencia que hay entre la risa forzada y la real, por lo que recibirás los mismos beneficios que cuando te ríes de tus chistes favoritos. Siéntate en el suelo al estilo indio. Este ejercicio debe ser "fingido hasta que lo domines", así que comienza por fingir la risa. Cuando lo hagas por unos segundos, es probable que comiences a reírte de ti y antes de darte cuenta difícilmente podrás dejar de reír. Para mayor diversión, trata de hacer esto con un amigo o compañero. Te sentirás tonto al principio, pero te prometo que vale la pena.

Ejercicios cardiovasculares

Sentadillas contra la pared

Párate con la espalda contra la pared. Comienza a deslizar la parte superior del cuerpo por la pared mientras flexionas las rodillas, como si estuvieras sentada en una silla. Tus rodillas deben estar a un ángulo de 90 grados, justo por encima de los talones. Tus brazos deben estar abajo y a tus lados y las palmas de las manos contra la pared. Si pones las manos sobre las piernas, estarás haciendo trampa. ¡Hazlo durante 30 a 60 segundos, y asegúrate de contraer tus músculos abdominales!

Cuclillas

Párate con las piernas ligeramente extendidas. Baja las caderas manteniendo la espalda recta, hasta que tus muslos queden paralelos al suelo. Asegúrate de apoyar tu peso corporal en la parte posterior de los talones. Párate lentamente.

Saltos en tijera

Párate con las piernas juntas y los brazos a los lados. Salta y separa ligeramente los pies. Levanta los brazos al mismo tiempo, de modo que tus manos queden sobre tu cabeza. Salta de nuevo, juntando de nuevo las piernas y bajando los brazos. Repite. Cuanto más rápido lo hagas, mayor será tu frecuencia cardiaca.

Cuclillas en tijera

Este ejercicio es semejante al anterior, pero en cuclillas, y fortalece los cuádriceps (músculos del muslo). Párate con los pies ligeramente separados, pon las manos detrás de tu cabeza (para mayor intensidad) y haz cuclillas (endereza la espalda y baja las caderas hasta que tus muslos estén paralelos al piso); salta y cae de nuevo en cuclillas. El objetivo es estirar las piernas, así que trata de no doblar las rodillas.

Estocadas

Párate con los pies ligeramente separados. Da un gran paso adelante con el pie derecho, inclinando tu cuerpo hacia el suelo al doblar la rodilla derecha en un ángulo de 90 grados. Asegúrate de que tu rodilla no esté más adelante del dedo de tu pie. Debes mantener la otra pierna recta y no contraer los abdominales. Esto te ayudará a mantener las manos en tus caderas mientras flexionas las rodillas. Párate de nuevo y repite el movimiento con el pie izquierdo.

Estocadas saltando

Ponte en posición de estocada. Salta con fuerza hacia arriba, girando las piernas para que tu pie izquierdo quede adelante y te apoyes en él para hacer la estocada cuando caigas de nuevo. Nota: es una ejercicio avanzado y no debes hacerlo hasta que no te sientas preparado.

Combate imaginario

Párate con las rodillas ligeramente flexionadas. Empuña tu mano y comienza a lanzar ganchos y golpes cruzados, alternando los brazos. Mantén los brazos ligeramente flexionados en todo momento y no estires demasiado los codos.

Cuclillas en silla

Párate y haz cuclillas lentamente sobre una silla hasta que tus glúteos estén ligeramente por encima del asiento; vuelve a levantar tus glúteos. Mantén el pecho erguido y mira hacia adelante para no inclinarte excesivamente.

Estiramientos

Expansión pectoral de pie

Párate en posición recta, manteniendo los brazos a los lados. Lleva tus brazos detrás de ti y entrelaza los dedos, manteniendo los brazos rectos. Comienza a doblarte lentamente hacia atrás, mirando hacia arriba y expandiendo el pecho. Deberás sentir el estiramiento a través de tu pecho. Respira dos veces de manera profunda.

Estiramientos cobra

Acuéstate boca abajo sobre tu estómago. Mantén tus manos en los hombros (como si fueras a hacer reflexiones) y levanta el tronco todo lo que puedas hasta estirar los brazos. Inclina tu cabeza hacia atrás y mira hacia el techo mientras estiras tu pared abdominal y pecho. Respira tres veces profundamente, inhalando y exhalando. *Importante:* no deberías sentir dolor, ¡sólo un estiramiento agradable profundo!

Estiramientos del gato/vaca

Apóyate en tus manos y rodillas. Mantén tus manos directamente debajo de los hombros. Si el suelo es muy duro, coloca una toalla o almohada pequeña. Respira profundamente mientras arqueas la espalda y exhala mientras vuelves a tu posición inicial. Debe ser un movimiento lento y metódico.

Glúteos/talones

Párate, dobla una rodilla y levanta el talón tan cerca a tus glúteos como sea posible para trabajar los cuádriceps. Repite con el otro pie. Puedes hacerlo lentamente, como un estiramiento, o rápidamente para una sesión de cardio.

Estiramiento del cuello en diagonal

Gira la cabeza ligeramente. Mira hacia abajo en dirección a tus bolsillos. Hazlo brevemente y repite con cada lado.

Círculos con los tobillos

Siéntate y estira las piernas. Lleva los dedos de los pies hacia adelante y haz un círculo con el dedo gordo del pie. Hazlo 10 veces en el sentido de las manecillas del reloj y otras 10 en sentido contrario.

Estiramiento ejecutivo

Siéntate y aprieta las manos detrás de la cabeza. Lleva tus hombros hacia atrás tanto como sea posible. Inhala profundamente durante el estiramiento.

Círculos con los brazos

Párate y mueve los brazos como si fueran las aspas de un molino de viento. Puedes rotar los brazos en movimientos alternos, o de manera simultánea. Mueve los brazos hacia adelante y luego hacia atrás. Hazlo lentamente al principio e incrementa gradualmente la velocidad.

Alimentos altos en sodio

Tal vez estés controlando las grasas y calorías que consumes, pero ¿has hecho lo mismo con la cantidad de sodio que hay en los alimentos? La Asociación Médica Americana sostiene que 150.000 vidas podrían salvarse cada año si los estadounidenses redujeran simplemente su consumo de sal a la mitad. Se recomienda consumir en promedio un máximo de 2.300 miligramos al día, pero los estadounidenses están consumiendo un promedio de 4.000 a 5.000 miligramos. Te diré cómo controlar tu consumo:

Cómo determinar el "alto contenido de sodio"

- Evita los productos con más de 200 miligramos de sodio por porción.
- Recuerda leer el tamaño de la porción, y mira honestamente qué número de porciones estás comiendo.
- Evita los alimentos que tengan más miligramos de sodio que número de calorías.
- Lee las etiquetas.
  - **Libres de sodio o de sal.** Cada porción tendrá menos de cinco miligramos de sodio.
  - **Muy bajo en sodio.** Cada porción tendrá 35 miligramos de sodio o menos.
  - **Bajo en sodio.** Cada porción tendrá 140 miligramos de sodio o menos.
  - **Sodio reducido o menos sodio.** El producto contiene desde un 25 por ciento menos de sodio que la versión regular. (¡Pero cuidado! La versión original puede tener una gran cantidad de sodio, por lo que este producto podría tener una cantidad más alta de lo recomendado).
  - **Lite o light en sodio.** El contenido de sodio se ha reducido por lo menos 50 por ciento con respecto a la versión regular. (Ten en cuenta la cantidad de sodio del producto original).
  - **Sin sal o sin sal añadida.** No se ha añadido sal durante la elaboración de un alimento que normalmente contiene sal. (¡El hecho de que no tenga sal agregada no significa que sea un alimento seguro! Algunos ingredientes pueden tener un alto contenido de sodio).

Productos con mucho sodio

Salsa—1 taza—1, 554 mg
Bicarbonato de sodio, 1 cucharadita—1, 259 mg (recuerda que muchas recetas se preparan con bicarbonato de sodio)
Papas fritas—una bolsa de 8 onzas —1, 090 mg
Hummus—1 taza—932 mg
Queso cottage bajo en grasa (1% de leche) —1 taza—918 mg
Pasta con salsa de tomate sin carne—1 taza—647 mg
Salsa de carne (a base de tomate) —2 cucharadas—560 mg
Salsa de soya—1 cda—1, 000 mg
Salsa marinara, ½ taza—553 mg
Panecillo de salvado de avena —4 pulgadas de diámetro—532 mg
Pan pita—uno (6 pulgadas de diámetro) —340 mg
Pepinillos encurtidos—grandes (4 pulgadas)—1.181 mg/pequeños—324 mg
Aderezo comercial de ensalada italiana —2 cucharadas —300 mg
Palomitas para microondas—1 oz—300 mg
Kétchup—un paquete—100 mg

Alternativas con bajo contenido de sodio:

- Vegetales frescos en lugar de enlatados
- Sopas caseras en lugar de enlatadas
- Pimienta, ajo en polvo o perejil
- Limones frescos

Consejos sobre el sodio cuando comas en la calle

- Pide que te preparen tu plato sin sal.
- El tamaño de las porciones en los restaurantes suele ser muy grande. Pide que sirvan la mitad de tu plato en una caja para llevar y disfrútala otro día.

Indicadores importantes del corazón

Cómo tomarte la frecuencia cardiaca en reposo

- Tu pulso es la velocidad a la que late tu corazón. También se le llama frecuencia cardíaca, que es el número de veces que late el corazón cada minuto (lpm).
  - Para medir tu pulso, encuentra la vena grande en la muñeca que está alineada con el pulgar. No uses tu dedo pulgar porque tiene su propio pulso y podrías sentirlo.
  - Cuenta los latidos durante 30 segundos y multiplica ese número por dos para obtener tu número de latidos por minuto.

Zona cardio

- Haz tus cálculos:
  - Para una actividad física de intensidad moderada, el ritmo cardíaco objetivo de una persona debe ser de 60 a 80 por ciento de su ritmo cardíaco máximo.
  - Calcula tu frecuencia cardiaca máxima restándole tu edad a 220.
  - Averigua cuál debería ser tu ritmo cardíaco ideal multiplicando tus lpm por 0.5 y 0.7.
  - Si tus lpm están entre esos dos números, ¡habrás llegado a tu zona de ritmo cardíaco ideal!

- Haz la prueba de hablar: di una oración en voz alta mientras haces ejercicio cardio.
- Reduce la intensidad del ejercicio si no puedes terminar la frase con facilidad porque estás muy agitada. Aumenta la intensidad del ejercicio si puedes decir la frase con facilidad.

Ejercicios halando y empujando

Ejercicios empujando

Trabajarás los tríceps, pecho y hombros.

- **Lagartijas:** forma una superficie recta con tu cuerpo en el suelo, estirando las piernas hacia atrás. Debes apoyarte en las manos y dedos de los pies. Mantén tus codos extendidos y las manos al nivel de hombros. Baja tu cuerpo lentamente hacia el suelo, doblando los codos hasta que tu pecho quede paralelo al suelo. Empuja tu cuerpo hacia atrás volviendo a extender los codos.
- **Lagartijas en T:** comienza como si fueras a hacer una lagartija normal. Mientras levantas tu cuerpo, gira el cuerpo y las caderas hasta que todo tu peso descanse en una mano y apunta hacia el cielo con el otro brazo. Regresa a la posición inicial. Alterna los brazos cada vez que levantes el cuerpo.
- **Flexiones en la pared:** párate frente a una pared con los brazos extendidos. Pon tus manos en la pared y dobla los codos lentamente hasta inclinarte contra ella. Empuja hasta que tus codos estén rectos, manteniendo las manos en la pared. Para mayor dificultad, aléjate un poco más.
- **Extensiones de tríceps:** Siéntate en una silla con las piernas juntas y estiradas frente a ti. Agarra el borde del asiento con las manos y deslízate hacia adelante, sosteniendo tu cuerpo con los brazos. Estíralos, pero dóblalos un poco para ejercitar tus tríceps y no lastimarte las articulaciones del codo. Baja el cuerpo lentamente, doblando los codos hasta que tus glúteos rocen el suelo. Levanta tu cuerpo y repite el ejercicio.

Ejercicios halando

Estos ejercicios fortalecen la parte superior de la espalda, la parte posterior de los hombros y los bíceps.

- **Levantamientos o flexiones de pie:** coloca tus manos en una barra gruesa y horizontal, con los dedos hacia ti. Levántate hasta que tu barbilla esté cerca de la barra. Baja lentamente y repite el ejercicio.

- **Extensiones de bíceps:** agarra una pesa de 5 a 10 libras con cada mano. Comienza extendiendo los brazos a los lados. Aprieta los codos contra tu cuerpo. Levanta los brazos, dobla los codos y levanta las pesas. Bájalas lentamente hacia los lados. No muevas los codos mientras subes y bajas los brazos.

- **Encogimiento de hombros:** párate con dos mancuernas del mismo peso en las manos. Levanta los hombros y luego bájalos. Mantén tu cabeza recta.

- **Máquina remadora:** estírate hacia adelante y agarra la manija de la barra, halando hacia atrás hasta que la cadena esté tensa. Dobla las rodillas lentamente, permitiendo que tu cuerpo se deslice hacia adelante. Estira las piernas para llevar tu cuerpo de nuevo hacia atrás. Trata de no inclinarte hacia adelante y mantén la espalda recta mientras te mueves hacia atrás y hacia adelante.

Ejercicios para las piernas

Mejora la fortaleza de la parte superior e inferior de tus piernas con los siguientes ejercicios.

Extensiones de piernas en el sofá

Utiliza el sofá para este ejercicio. Descansa tus manos sobre el brazo del sofá, sosteniendo tu cuerpo en posición recta y estira tus piernas. Levanta una pierna tan alto como puedas y bájala de nuevo lentamente. Repite por un minuto y luego hazlo con la otra pierna.

Levantamiento lateral de piernas

Acuéstate de lado doblando la parte inferior de la pierna y manteniendo recta la parte superior. Levanta lentamente la parte superior y bájala de nuevo. Repite por un minuto y luego hazlo con la otra pierna. Procura mantener tus caderas paralelas a los hombros.

Subir escaleras

Sube y baja escaleras. Añade variedad a este ejercicio subiendo y bajando cada dos peldaños.

Saltos y cuclillas

Ponte en cuclillas, con las piernas ligeramente separadas y las rodillas en un ángulo de 90 grados, manteniendo la espalda recta. Salta, estirando tus piernas. Baja y ponte de nuevo en cuclillas.

Levantamiento de pantorrillas

Párate con las piernas ligeramente separadas y asienta los pies en el suelo. Levanta los dedos de los pies utilizando los músculos de la pantorrilla, y equilibrando el peso de tu cuerpo en las bolas de los pies. Hazlo por un momento y apoya de nuevo tus pies en el suelo.

Ejercicios abdominales

Fortalecen los músculos de la base del abdomen y de la espalda, mantienen la movilidad y protegen músculos de la espalda.

Sentadillas

Acuéstate de espaldas con las rodillas flexionadas y los pies apoyados en el suelo. Cruza los brazos sobre tu pecho. Lleva los hombros y la parte superior del cuerpo hacia las rodillas utilizando los músculos abdominales. Cuando te sientes, baja lentamente tu torso hacia atrás y en dirección al suelo, flexionando tus músculos abdominales.

Tensiones abdominales

Las tensiones son diferentes de los abdominales, pues no debes levantar la espalda completamente del suelo y los movimientos son más cortos. Siéntate como si fueras a hacer sentadillas, con las rodillas flexionadas y los pies apoyados en el suelo. Levanta los hombros hacia tus rodillas y baja la espalda hacia el suelo sin tocar el suelo con la cabeza.

Planchas

Acuéstate bocabajo como si fueras a hacer flexiones de brazos, pero apoyándote en los antebrazos. Mantén tu cuerpo recto como una tabla. No dobles la espalda.

Giros laterales

Siéntate en el suelo y cruza los brazos sobre el pecho. Inclínate hacia atrás de modo que la parte superior de tu cuerpo quede en un ángulo de 45 grados con el suelo. Gira el torso hacia la derecha mientras llevas tu rodilla derecha hacia el pecho. Tu codo izquierdo debe estar en contacto con tu rodilla derecha. Ahora gira el torso hacia la izquierda mientras llevas la rodilla izquierda hacia el pecho.

Bicicletas

Acuéstate boca arriba y coloca tus manos detrás de la cabeza. Lleva tus rodillas al pecho y levanta los omóplatos del suelo. Gira el torso a la izquierda, llevando el codo derecho a la rodilla izquierda mientras enderezas la pierna derecha. Gira en dirección opuesta, doblando la rodilla derecha y estirando la izquierda, de modo que tu codo izquierdo toque tu rodilla derecha. El truco para este ejercicio es "pedalear" con las piernas.

Ejercicios de equilibrio

Del talón a los dedos

Lleva el talón hacia los dedos en una línea recta imaginaria, concentrando tu mirada en algo delante de ti y sin mirar tus pies. Haz este ejercicio durante un minuto.

Postura de la cigüeña

Párate, levanta una pierna y lleva el pie hacia la rodilla de tu otra pierna. Posa tu mirada en un objeto delante de ti para un mayor equilibrio y ejercita los músculos de la zona abdominal para mantenerlo. Intenta cerrar los ojos. Hazlo por 30 segundos con cada pierna.

Alternando el peso de tu cuerpo

Párate con los pies ligeramente separados. Levanta lentamente una pierna hacia un lado mientras apoyas tu peso en el lado opuesto. Permanece así y luego cambia de pierna.

Pelota alrededor de la espalda

Párate en una pierna. Toma una pelota y gírala en círculo detrás de tu espalda y alrededor de tu cintura mientras mantienes el equilibrio. Hazlo también con los ojos cerrados.

Sentarse y pararse

Siéntate en el borde de una silla. Ponte de pie sin usar las manos y manteniendo el equilibrio. Siéntate lentamente de nuevo.

Tips para darle más sabor al agua

Agrégale sabores naturales

- Llena una jarra grande con agua pura, pica unos cuantos pepinos y déjalos remojar para una bebida sólida y refrescante.
- Exprime un poco de limón en el agua para una bebida cítrica.
- Congela tus frutas favoritas, como fresas o arándanos, y agrega a un vaso de agua como si fueran cubitos de hielo.
- Agrega unas gotas de extracto de menta para hacer tu propia agua de menta.
- Agrega jengibre al agua para darle un toque fuerte.

Una opción burbujeante

- Compra agua de soda totalmente natural y sin azúcar para darle un toque burbujeante al agua.

Convierte el agua en té

- Prueba un té de hierbas con sabor a frutas. Algunos vienen en sabores como melocotón, arándanos y manzana, no tienen cafeína y son deliciosos.

Ideas para los enemigos de los vegetales

Camúflalos en la salsa de espaguetis

El calabacín, la cebolla, la zanahoria, el puré de espinacas, el pimiento y el apio le darán a tu salsa un montón de vitaminas.

Cómelos con fruta

Corta pepinos y mézclalos con trozos de sandía. Agrega hojas picadas de menta para un snack delicioso.

Prepara batidos "verdes"

Agrega un par de tazas de espinacas congeladas o de albahaca fresca a tu mezcla favorita de batido de frutas para una bebida saludable y llenadora.

- Mezcla de banana y albahaca: licúa dos bananas, 10 hojas de albahaca (mejor si es fresca), una cucharada de miel, ¼ de taza de jugo de arándanos y algunos cubos de hielo.
- Súper batido de espinacas: licúa un puñado de espinacas frescas, una taza de yogur de vainilla bajo en grasa, ½ taza de jugo de arándanos rojos, ½ taza de fresas (frescas o congeladas), ½ taza de arándanos azules, una banana (fresca o congelada) y algunos cubos de hielo.

Mezcla tu carne molida

Los vegetales finamente picados son una buena adición a la carne molida de res, pollo, o pavo. El pastel de carne, el chili, las hamburguesas y albóndigas se complementan perfectamente con algunas zanahorias, pimientos, cebollas o calabacines.

Refina tus wraps

Haz un wrap saludable con inspiración mexicana triturando nutritivos frijoles negros y esparciéndolos en una tortilla con queso bajo en grasa y un poco de quinua. También puedes agregar pimientos finamente rallados o brócoli a cualquier wrap de pollo.

Agrega espinacas

Aumenta el contenido vitamínico de tus sándwiches reemplazando la lechuga por espinacas.

¡También puedes agregarle un puñado de brotes o terminados!

Recursos para dejar de fumar

Programa de la Clínica Cleveland

En este programa de tratamiento, te reunirás con un especialista, quien revisará tu historia médica y de consumo de tabaco. Obtén un plan específico de tratamiento para tus necesidades, con la opción de consejería individual, en grupo, o a través de la Web. Este programa también ofrece estrategias no tradicionales como la hipnosis y la acupuntura. Todas las sesiones son ambulatorias y duran alrededor de 20 a 40 minutos. (http://my.clevelandclinic.org/tobacco/ default.aspx).

Sociedad Americana del Cáncer

Este programa en línea ofrece información general sobre los daños del tabaquismo, las diversas terapias de reemplazo de nicotina y las estadísticas más recientes sobre el tabaquismo. También enseña la diferencia que hay entre la adicción mental y la física producidas por la nicotina. (http://www.cancer.org/Healthy/StayAwayfrom Tobacco/GuidetoQuittingSmoking/).

Asociación Americana del Pulmón

El grupo "Stop Smoking" de esta clínica incluye ocho sesiones y una guía paso a paso para dejar de fumar. El fumador recibirá ayuda para recobrar el control de su comportamiento trabajando en grupo, así como por su propia cuenta. El programa también tiene una versión en línea, que puedes ensayar de forma gratuita (http:// www.lung.org /stop-smoking /how-to-quit/).

Clínica Mayo

El Centro de Dependencia de la Nicotina de la Clínica Mayo se centra en el apoyo y en la motivación, y te ayuda a desarrollar un plan individualizado, conformado por una mezcla de asesoramiento y medicamentos. Tiene programas supervisados por médicos, y también un programa de tratamiento residencial que dura ocho días (http://www.mayoclinic.org/ stop-smoking /).

Asociación Americana del Corazón

En su sitio Web, aprenderás a combatir el deseo de fumar, evitar el aumento de peso cuando dejes el cigarrillo y monitorear la salud de tu corazón. También cuentan con una herramienta para evaluar el riesgo de ataque cardíaco (http://www.heart.org/HEARTORG/GettingHealthy/QuitSmoking/Quit-Smoking_UCM_001085_SubHomePage.jsp).

Instituto Nacional del Cáncer

Este programa te permite recibir ayuda en tiempo real sin salir de casa. Puedes utilizar el Live-Help, un servicio confidencial de mensajería instantánea, para chatear con los especialistas y recibir información sobre el cáncer, las pruebas clínicas, y cómo dejar de fumar. Recibirás apoyo las 24 horas del día si te registras en SmokefreeTXT, su servicio de mensajería de texto. Es gratuito y está diseñado para enviarte recordatorios y estímulos con frecuencia, al mismo tiempo que te mantendrá informado (http://www.smokefree.gov/).

Programa de la UCLA para dejar de fumar

El programa para dejar de fumar de la UCLA se especializa en el tratamiento de pacientes que han intentado dejar de fumar y utiliza terapia de pacientes ambulatorios y medicamentos aprobados para erradicar por siempre el hábito de fumar (http://www.uclahealth.org/body.cfm?id=453&action=detail&limit_department=14&limit_division=0&limit_program=5391&CFID=69815709&CFTOKEN=30286044).

WebMD

Este sitio web te explica los efectos del cigarrillo, al mismo tiempo que desarrolla una estrategia para que dejes de fumar y te brinda ayuda para no reincidir. Te apoyará también con blogs especializados, artículos y grupos comunitarios de apoyo (http://www.webmd.com/smoking-cessation/default.htm).

Programa del Cedars-Sinai para dejar de fumar

Este programa ofrece sesiones de terapia personales uno-a-uno con un farmacéutico clínico, un plan personalizado para dejar de fumar, consejos sobre cómo reducir el ansia y los impulsos. También mide los niveles de monóxido de carbono en los pulmones en cada visita. Puedes tomar sesiones individuales por un costo de 25 dólares cada una (http://www.cedars-sinai.edu/Patients/Physicians/Cedars-Sinai-Medical-Group/Treatments-and-Programs/Smoking-Cessation-Program.aspx).

CDC

El objetivo de la Oficina de Tabaquismo y Salud de los Centros para el Control de Enfermedades es reducir el número de muertes y de enfermedades causadas por el consumo de tabaco, o por la exposición al humo de segunda mano. En su sitio Web, podrás leer casos exitosos, consejos de exfumadores y conectarte con ellos a través de redes sociales (http://www.cdc.gov/ tobacco/quit-smoking/).

RECURSOS

Introducción

Costa, P. T., and R. R. McCrae. 1980. Somatic complaints in males as a function of age and neuroticism: A longitudinal analysis. *Journal of Behavioral Medicine* 3: 245–57.

Capítulo 1: Los cinco factores del envejecimiento

Abramson, J. L., and V. Vaccarino. 2002. Relationship between physical activity and inflammation among apparently healthy middle-aged and older US adults. *Archives of Internal Medicine* 162(11): 1286–92.

Heilbronn, L. K., et al. 2006. Effect of 6-month calorie restriction on biomarkers of longevity, metabolic adaptation, and oxidative stress in overweight individuals: A randomized controlled trial. *Journal of the American Medical Association* 295(13): 1539–48.

Toth, M. J., A. Tchernof, et al. 2000. Regulation of protein metabolism in middle-aged, premenopausal women: Roles of adiposity and estradiol. *Journal of Clinical Endocrinology & Metabolism* 85(4): 1382–87.

Verhoef, P., et al. 2002. Contribution of caffeine to the homocysteine-raising effect of coffee: A randomized controlled trial in humans. *American Journal of Clinical Nutrition* 76 (6): 1244–48.

Yunsheng, M., et al. 2006. Association between dietary fiber and serum C-reactive protein. *The American Journal of Clinical Nutrition* 83 (4): 760–66.

Capítulo 2: Construye las bases contra el envejecimiento

Rush University Medical Center, Rush Nutrition and Wellness Center. What is a healthy weight? http://www.rush.edu/rumc/page-1108048103230.html.

Capítulo 3: El meollo del asunto

American Heart Association. June 2011. About arrhythmia. http://www.heart.org/ HEARTORG/Conditions/Arrhythmia/AboutArrhythmia/About -Arrhythmia_UCM_002010_Article.jsp.

Jankord, R., and B. Jemiolo. 2004. Influence of physical activity on serum IL-6 and IL-10 levels in healthy older men. *Medicine and Science in Sports and Exercise* 36(6): 960–64.

McCrory, M. A., et al. 1999. Dietary variety within food groups: Association with energy intake and body fatness in men and women. *American Journal of Clinical Nutrition* 69(3): 440–47.

Ridker, P. M., et al. 2005. C-reactive protein levels and outcomes after statin therapy. *New England Journal of Medicine* 352: 20–28.

Ridker, P. M., et al. 1998. Prospective study of C-reactive protein and the risk of future cardiovascular events among apparently healthy women. *American Heart Association*. Circulation. 98: 731–33.

Roger, V. L., et al., 2012. Heart disease and stroke statistics update. A report from the American Heart Association. *American Heart Association Statistical Update*. Circulation. 125: e2–e22.

Sachdeva, A., et al. 2009. Lipid levels in patients hospitalized with coronary artery disease: An analysis of 136,905 hospitalizations in Get with the Guidelines. *American Heart Journal* 157(1): 111–17.

Thornton, S. N. 2010. Thirst and hydration: Physiology and consequences of dysfunction. *Physiology and Behavior* 100(1): 15–21.

U.S. Department of Agriculture and U.S. Department of Health and Human Services. 2010. Dietary guidelines for Americans 2010. http://health.gov/dietary guidelines/dga2010/dietaryguidelines2010.pdf (accessed June 4, 2012).

U.S. Department of Agriculture 2012. Agriculture Research Service, National Agriculture Library. National Nutrient Database for Standard Reference.

Zhang, X., et al. 2011. Cruciferous vegetable consumption is associated with a reduced risk of total and cardiovascular disease mortality. *American Journal of Clinical Nutrition* 94(1): 240–24.

Capítulo 4: Respira sin dificultad

Akbaraly, T. N., et al. 2007. Plasma selenium over time and cognitive decline in the elderly. *Epidemiology* 18(1): 52–58.

Ball, K., et al. 2002. Effects of cognitive training interventions with older adults. A randomized controlled trial. *Journal of the American Medical Association* 288(18): 2271–81.

Caprio, T. V., and Williams, T. F. 2007. Comprehensive geriatric assessment. *Practice of Geriatrics*, 4th ed., chap 4.

Chung C. S., and L. R. Caplan. 2007. Stroke and other neurovascular disorders. In: Goetz, C. G., ed. *Textbook of Clinical Neurology*, 3rd ed. Philadelphia: Saunders Elsevier, chap. 45.

Durga, J., et al., 2005. Effect of lowering of homocysteine levels on inflammatory markers. A randomized controlled trial. *Archives of Internal Medicine* 165(12): 1388–94.

Ghosh, D., M. K. Mishra, S. Das, D. K. Kaushik, and A. Basu. 2009. Tobacco carcinogen induces microglial activation and subsequent neuronal damage. *Journal of Neurochemistry* 110: 1070–81.

Hile E. S., and S. A. Studenski. 2007. Instability and falls. In: Duthie E. H., P. R. Katz, and M. L. Malone, eds., *Practice of Geriatrics*, 4th ed., chap. 17.

Ho, A. J., C. A. Raji, J. T. Becker, et al. 2010. Obesity is linked with lower brain volume in 700 AD and MCI patients. *Neurobiology of Aging* 31(8): 1326–39.

Kelkel, M., et al. 2010. Potential of the dietary antioxidants resveratrol and curcumin in prevention and treatment of hematologic malignancies. *Molecules*. 15(10): 7035–74.

Lambourne, K. 2006. The relationship between working memory capacity and physical activity rates in young adults. *Journal of Sports Science and Medicine* 5: 149–53.

Lançon, A., et al. 2012. Control of microRNA expression as a new way for resveratrol to deliver its beneficial effects. *Journal of Agriculture and Food Chemistry* (May).

Luders, E., et al. 2011. Enhanced brain connectivity in long-term meditation practitioners. *NeuroImage* 57(4): 1308–16.

Masoumi, A., et al., 2009. 1alpha,25-dihydroxyvitamin D3 interacts with curcuminoids to stimulate amyloid-beta clearance by macrophages of Alzheimer's disease patients. *Journal of Alzheimer's Disease* 17(3): 703–17.

Milara, J., and J. Cortijo. 2012. Tobacco, inflammation, and respiratory tract cancer. *Current Pharmaceutical Design*. Accessed June 4, 2012. http://www.ncbi.nlm.nih.gov/pubmed/22632749.

Oude Griep, L. M., et al. 2011. Colors of fruit and vegetables and 10-year incidence of stroke. *Stroke: A Journal of Cerebral Circulation*. 42(11): 3190–95.

Pierluigi, Q., et al. 2004. Homocysteine, folate, and vitamin B-12 in mild cognitive impairment, Alzheimer disease, and vascular dementia. *American Journal of Clinical Nutrition* 80(1): 114–22.

Seeman, T. E., et al. 2011. Histories of social engagement and adult cognition: Midlife in the U.S. study. *Journals of Gerontology, Series B, Psychological Sciences and Social Sciences* 66(Suppl. 1): 141–52.

Small, G. W., et al. 2009. Your brain on Google: Patterns of cerebral activation during internet searching. *American Journal of Geriatric Psychiatry* 17(2): 116–26.

Stewart, R., et al. 2008. Oral health and cognitive function in the Third National Health and Nutrition Examination Survey (NHANES III) Psychosomatic Medicine. *Journal of Biobehavioral Medicine* 70(8): 936–41.

U.S. Department of Agriculture. 2012. *Agriculture Research Service, National Agriculture Library. National Nutrient Database for Standard Reference*. Maryland, Nutrient Data Laboratory.

U.S. National Library of Medicine and National Institutes of Health. 2010. Aging changes in the senses. http://www.nlm.nih.gov/medlineplus/ency/ article/ 004013.htm.

Zandi, P. P., et al. 2004. Reduced risk of Alzheimer disease in users of antioxidant vitamin supplements: The Cache County Study. *Archives of Neurology*. 61(1): 82–88.

Capítulo 5: El poder del cerebro

American Lung Association. 2011. Join us in the fight for air. http://www.lung .org/associations/charters/upper-midwest/about-us/2011-alaum-case-state ment.pdf.

Aoshiba, K., and A. Nagai. 2003. Oxidative stress, cell death, and other damage to alveolar epithelial cells induced by cigarette smoke. *Tobacco Induced Diseases* 1.3: 219–26. Accessed June 4, 2012. http://www.ncbi.nlm.nih.gov/ pubmed/19570263.

Asthma and Allergy Foundation of America. 2005. Asthma overview. http://www .aafa.org/display.cfm?id=8&cont=5.

Baik, H. W., and R. M. Russell. 1999. Vitamin B12 deficiency in the elderly. *Annual Review of Nutrition* 19: 357–77.

Centers for Disease Control and Prevention. 2011. Asthma in the US, Growing every year. *CDC Vital Signs* (May 2011).

Knekt, P., et al. 2002. Flavonoid intake and risk of chronic diseases. *American Journal of Clinical Nutrition* 76(3): 560–68.

Leboeuf-Yde, C., et al. 2005. Self-reported nonmusculoskeletal responses to chiropractic intervention: A multination survey. *Journal of Manipulative and Physiological Therapeutics* 28(5): 294–302; discussion 365–56.

Le Marchand, L., et al. 2000. Intake of flavonoids and lung cancer. *Journal of the National Cancer Institute* 92(2): 154–60.

Linseisen, J., et al. 2007. Fruit and vegetable consumption and lung cancer risk: Updated information from the European Prospective Investigation into Cancer and Nutrition (EPIC). *International Journal of Cancer* 121(5): 1103–14.

Oh, R. C., and D. Brown. 2003. Vitamin B12 deficiency. *American Family Physician* 67(5): 979–86.

Pennypacker, L. C., et al. 1992. High prevalence of cobalamin deficiency in elderly outpatients. *Journal of the American Geriatrics Society* 40: 1197–204.

Rush University Medical Center. Breathe easier: tips for keeping your lungs healthy. http://www.rush.edu/rumc/page-1282236970456.html. May 21, 2012.

Schünemann, H.J., et al. 2001. The relation of serum levels of antioxidant vitamins C and E, retinol and carotenoids with pulmonary function in the general population. *American Journal of Respiratory and Critical Care Medicine* 163(5): 1246–55.

Schwartz, A. G., 2012. Genetic epidemiology of cigarette smoke-induced lung disease. *Proceedings of the American Thoracic Society* 9(2): 22–26.

Semba, R. D., et al., 2012. Serum carotenoids and pulmonary function in older community dwelling women. *Journal of Nutrition, Health, & Aging* 16(4): 291–96.

Sepper, R., et al. 2012. Mucin5B expression by lung alveolar macrophages is increased in long-term smokers. *Journal of Leukocyte Biology* (May 16).

Studenski, S., et al. 2011. Gait speed and survival in older adults. *Journal of the American Medical Association* 305(1): 50–58.

U.S. Department of Agriculture. 2012. Agriculture Research Service, National Agriculture Library. National Nutrient Database for Standard Reference.

World Health Organization. 2011. Chronic obstructive pulmonary disease (COPD). Fact Sheet N°315. http://www.who.int/mediacentre/factsheets/fs315/en/index.html.

Capítulo 7: Tu cuerpo es tu guardaespaldas

Algra, A., et al. 2012. Effects of regular aspirin on long-term cancer incidence and metastasis: A systematic comparison of evidence from observational studies versus randomised trials. *Lancet Oncology* 13(5): 518–27.

Arthur, J., et al. 2003. Selenium in the immune system. *Journal of Nutrition* 133(5): 14575–595.

Bennett, M. P., et al. 2003. The effect of mirthful laughter on stress and natural killer cell activity. *Alternative Therapies in Health and Medicine* 9(2): 38–45.

Choi, M. 2009. The not-so-sweet side of fructose. *Journal of the American Society of Nephrology* 20(3): 457–59.

Cole, S., et al. 2008. Sleep loss activates cellular inflammatory signaling. *Biological Psychiatry* 64(6): 538–40.

Edlund, M. 2012. Getting healthy now. Regenerating yourself—using the right information. *Psychology Today* (May 17). http://www.psychologytoday.com/blog/getting-healthy-now/201205/regenerating-yourself-using-the-right-information?page=2.

Geisler, C., et al. 2010. Vitamin D controls T cell antigen receptor signaling and activation of human T cells. *Nature Immunology* 11: 344–49.

Johnson, R., et al. 2010. The Effect of Fructose on Renal Biology and Disease. *Journal of the American Society of Nephrology* 21(12): 2036–39.

Miller, M., and W. Fry, 2009. The effect of mirthful laughter on the human cardiovascular system. *Medical Hypotheses* 73(5): 636.

Miller, M., et al. 2009. University of Maryland School of Medicine study shows laughter helps blood vessels function better.

Office of Dietary Supplements: National Institutes of Health. Dietary supplement fact sheet: Selenium. http://ods.od.nih.gov/factsheets/SeleniumHealth Professional/.

Sugawara J., et al. 2010. Effect of mirthful laughter on vascular function. *American Journal of Cardiology* 106(6): 856–59.

Capítulo 8: Escucha a tu cuerpo

American Cancer Society. 2011. Colorectal cancer. http://www.cancer.org/Cancer/ColonandRectumCancer/DetailedGuide/colorectl-cancer-key-statistics.

American Cancer Society. 2011. Stomach cancer. http://www.cancer.org/Cancer/StomachCancer/DetailedGuide/stomach-cancerprevention.

American Cancer Society. 2011. What is small intestine cancer. http://www.cancer.org/Cancer/SmallIntestineCancer/DetailedGuide/smallintestine-cancer-what-is-small-intestine-cancer.

American Cancer Society. 2012. Stomach cancer overview. http://www.cancer.org/Cancer/StomachCancer/OverviewGuide/stomach-canceroverview-what-causes.

American College of Gastroenterology. Acid reflux. http://patients.gi.org/topics/acid-reflux/.

The American College of Gastroenterology. 2010. Rectal problems. http://www.acg.gi.org/patients/women/rectal.asp.

Blot, W. J., et al. 1993. Nutrition intervention trials in Linxian, China: Supplementation with specific vitamin/mineral combinations, cancer incidence, and disease specific mortality in the general population. *Journal of the National Cancer Institute* 85(18): 1483–92.

Bogardus, S. T. 2006. What do we know about diverticular disease? A brief overview. *Journal of Clinical Gastroenterology* 40: S108–S11.

Centers for Disease Control and Prevention. 2006. Helicobacter pylori and peptic ulcer disease. The key to cure. http://www.cdc.gov/ulcer/keytocure.htm.

Chao, A., et al. 2002. Cigarette smoking, use of other tobacco products and stomach cancer mortality in US adults: The Cancer Prevention Study II. *International Journal of Cancer* 101(4): 380–89.

National Cancer Institute. 2008. Garlic and cancer prevention. 2008. http://www.cancer.gov/cancertopics/factsheet/prevention/garlicand-cancer-prevention.

Hunt, R. H. 1996. *Helicobacter pylori*: From theory to practice. Proceedings of a symposium. *American Journal of Medicine* 100(5A): supplement.

Hunt, R. H., and A. B. R. Thompson. 1998. Canadian Helicobacter pylori Consensus Conference. *Canadian Journal of Gastroenterology* 12(1): 31–41.

Jacobs, E. J., et al. 2002. Vitamin C, vitamin E, and multivitamin supplement use and stomach cancer mortality in the Cancer Prevention Study II cohort. *Cancer Epidemiology, Biomarkers, & Prevention* 11(1): 35–41.

Jenab, M., et al. 2010. Association between pre-diagnostic circulation vitamin D concentration and risk of colorectal cancer in European populations: A nested case-control study. *BMJ* 340: b5500.

Johns Hopkins Health Alerts. October 2011. Diverticulosis and diverticulitis. http://www.johnshopkinshealthalerts.com/symptoms_remedies/diverticular_disorders/90-1.html.

Johns Hopkins Medicine Health Alerts. October 2011. Digestive disorders. http://www.johnshopkinshealthalerts.com/alerts_index/digestive_health/19-1.html.

Koizumi, Y. 2004. Cigarette smoking and the risk of gastric cancer: A pooled analysis of two prospective studies in Japan. *International Journal of Cancer* 112(6): 1049–55.

Mayo Clinic. Small bowel cancer. http://www.mayoclinic.org/small-bowel-cancer/.

National Institute of Diabetes and Digestive and Kidney Disease, National Institutes of Health. 2008. Diverticulosis and diverticulitis. Publication No. 08–1163.

National Institute of Diabetes and Digestive and Kidney Disease, National Institutes of Health. 2010. Hemorrhoids. Publication No. 11–3021.

NIH Consensus Development Conference. 1994. *Helicobacter pylori* in peptic ulcer disease. *Journal of the American Medical Association* 272: 65–69.

Soll, A. H. 1996. Medical treatment of peptic ulcer disease. Practice guidelines. [Review]. European Helicobacter pylori. *Journal of the American Medical Association* 275: 622–29.

Study Group. 1997. Current European concepts in the management of H. pylori information. The Maastricht Consensus. *Gut* 41: 8–13.

Torpy, J., et al. 2010. Stomach Cancer. *Journal of the American Medical Association* 303(17): 1771.

U.S. Cancer Statistics Working Group. 2012. *United States Cancer Statistics: 1999–2008 Incidence and Mortality Web-based Report.* Atlanta, GA: Department of Health and Human Services, Centers for Disease Control and Prevention, and National Cancer Institute.

Wang, X., et al. 2009. Review of salt consumption and stomach cancer risk: Epidemiological and biological evidence. *World Journal of Gastroenterology* 15(18): 2204–13.

World Cancer Research Fund/American Institute for Cancer Research. 1997. Food research and the prevention of cancer: A global perspective. Washington, DC: American Institute for Cancer Research.

Yang, W.G., et al. 2011. A case-control study on the relationship between salt intake and salty taste and risk of gastric cancer. *World Journal of Gastroenterology* 17(15): 2049–53.

Capítulo 9: ¿Te sientes hormonal?

National Institutes of Health. 2011. Type 2 Diabetes Risk Factors. http://www.nlm.nih.gov/medlineplus/ency/article/002072.htm.

American Association of Clinical Endocrinologists Growth Hormone Task Force. 2003. American Association of Clinical Endocrinologists medical guidelines for clinical practice for growth hormone use in adults and children— 2003 update. *Endocrine Practice* 9(1): 64–76.

American Cancer Society. 2011. Thyroid cancer. http://www.cancer.org/Cancer/ThyroidCancer/DetailedGuide/thyroid-cancer-survival-rates.

American Diabetes Association. 2011. *National Diabetes Fact Sheet.* January 2011.

American Diabetes Association. 2011. Standards of medical care in diabetes. 2011. *Diabetes Care* 34(Suppl. 1): S11–61.

Barres, R., et al. 2010. Acute exercise remodels promoter methylation in human skeletal muscle. *Cell Metabolism* 15(3): 405–11.

Blackwell, J., 2004. Evaluation and treatment of hyperthyroidism and hypothyroidism. *Journal of the American Academy of Nurse Practitioners* 16(10): 422–25.

Boyle, J. P., et al. 2010. Projection of the year 2050 burden of diabetes in the US adult population: Dynamic modeling of incidence, mortality, and prediabetes prevalence. *Population Health Metrics* 8: 29.

Centers for Disease Control and Prevention. 2010. *Number of Americans with Diabetes Projected to Double or Triple by 2050.* Press Release, October 22.

Centers for Disease Control and Prevention. 2011. *National Diabetes Fact Sheet.* January 2011, p. 11.

Cleveland Clinic. 2009. Thyroid Disease. http://my.clevelandclinic.org/disorders/hyperthyroidism/hic_thyroid_disease.aspx.

Cleveland Clinic. 2012. Thyroid cancer. http://my.clevelandclinic.org/disorders/thyroid_cancer/hic_thyroid_cancer.aspx.

Harvard School of Public Health. The nutrition source, simple steps to preventing diabetes. http://www.hsph.harvard.edu/nutritionsource/more/diabetesfullstory/index.html#weight-control.

Hu, F. B., et al. 2001. Diet, lifestyle, and the risk of type 2 diabetes mellitus in women. *New England Journal of Medicine* 345: 790–97.

Laine, C., Wilson, J. F. 2007. Type 2 diabetes. *Annals of Internal Medicine* 146(1): ITC1–1.

Kapoor, D., and T. H. Jones. 2005. Smoking and hormones in health and endocrine disorders. *European Journal of Endocrinology* 152(4): 491–99.

Kelly, M. 2010. Supercharge your metabolism! *Fitness Magazine* (July/August).

Kochikuzhyil, B. M., et al. 2010. Effect of saturated fatty acid-rich dietary vegetable oils on lipid profile, antioxidant enzymes and glucose tolerance in diabetic rats. *Indian Journal of Pharmacology* 42(3): 142–45.

Levine, J. A., et al. 1999. Role of nonexercise activity thermogenesis in resistance to fat gain in humans. *Science* 283(5399): 212–14.

Mayo Clinic. 2011. Grave's disease. http://www.mayoclinic.com/health/graves -disease/DS00181/DSECTION=risk-factors.

Minaker, K. L. 2007. Common clinical sequelae of aging. In: Goldman, L., and Ausiello D, eds. *Cecil Medicine* 23rd edition

National Institute of Diabetes and Digestive and Kidney Diseases, National Institutes of Health. 2005. Diabetes, heart disease, and stroke. Publication No. 06-5094.

National Institute of Diabetes and Digestive and Kidney Diseases, National Institutes of Health. 2011. National Diabetes Statistics 2011. Publication No. 11-3892.

National Institutes of Health. 2010. Exercise and immunity. 2010. http://www.nlm .nih.gov/medlineplus/ency/article/007165.htm.

Norwegian University of Science and Technology. 2011. Feed your genes. http:// www.ntnu.edu/news/feed-your-genes.

Olshansky, S. J., and T. T. Perls. 2008. New developments in the illegal provision of growth hormone for "anti-aging" and bodybuilding. *Journal of the American Medical Association* 299(23): 2792–94.

Perls, T. T., et al. 2005. Provision or distribution of growth hormone for "antiaging"clinical and legal issues. *Journal of the American Medical Association* 294(16): 2086–90.

Sircar, S., and U. Kansra. 1998. Choice of cooking oils—myths and realities. *Journal of the Indian Medical Association* 96(10): 304–7.

Stan, M. N., and Bahn, R.S. 2010. Risk factors for development or deterioration of Graves' ophthalmopathy. *Thyroid, Official Journal of the American Thyroid Association* 20(7): 777–83.

Tweed, J. O., et al. 2012. The endocrine effects of nicotine and cigarettes smoke. *Trends in Endocrinology and Metabolism* (May 2. Epub ahead of print).

University of Utah Health Care. 2003. Is eight enough? U researchers says drink up and tells why. News Archive.

U.S. Food and Drug Administration. 2007. Import alert 66-71, detention without physical examination of human growth hormone (HGH), also known as somatropin.

U.S. National Library of Medicine, National Institutes of Health. 2012. Aging changes in hormone production. http://www.nlm.nih.gov/medlineplus/ ency/article/004000.htm.

Weight Control Information Network, National Institutes of Health. 2004. Do you know the health risks of being overweight? Publication No. 07-4098.

Capítulo 10: No nos engañemos

American Academy of Orthopaedic Surgeons & American Orthopaedic Foot & Ankle Society. 2006. Tight shoes and foot problems. http://orthoinfo.aaos.org/topic.cfm?topic=A00146&return_link=0.

American Academy of Orthopedic Surgeons. May 2010. Smoking and Musculoskeletal Health. http://orthoinfo.aaos.org/topic.cfm?topic=A00192.

American Chiropractic Association. Today's fashion can be tomorrow's pain. http://www.acatoday.org/content_css.cfm?CID=73.

Bartlett, S. Osteoarthritis weight management. The Johns Hopkins Arthritis Center. http://www.hopkins-arthritis.org/patient-corner/disease-management/osteoandweight.html.

Centers for Disease Control and Prevention (CDC). 2006. Fatalities and injuries from falls among older adults—United States, 1993–2003 and 2001–2005. *MMWR Morbidity Mortality Weekly Report.* November 17; 55(45): 1221–24.

Cranney, A., et al. 2006. Clinical Guidelines Committee of Osteoporosis Canada. Parathyroid hormone for the treatment of osteoporosis: A systematic review. *Canadian Medical Association Journal* 175(1): 52–59.

Franks, A. L., et al. 1999. Encouraging news from the SERM frontier. *Journal of the American Medical Association* 281(23): 2243–44.

Gass, M., and B. Dawson-Hughes. 2006. Preventing osteoporosis-related fractures: An overview. *American Journal of Medicine* 119: S3–S11.

Hausdorff, J. M., et al., 2001. Gait variability and fall risk in community-living older adults: A 1-year prospective study. *Archives of Physical Medicine and Rehabilitation* 82(8): 1050–56.

Hollenbach, K. A., et al. 1993. Cigarette smoking and bone mineral density in older men and women. *American Journal of Public Health* 83(9): 1265–70.

Institute of Medicine of the National Academies. 2002/2005. Dietary reference intakes for energy, carbohydrate, fiber, fat, fatty acids, cholesterol, protein, and amino acids. http://www.iom.edu/Global/News%20Announcements/~/media/C5CD2DD7840544979A549EC47E56A02B.ashx.

Management of osteoporosis in postmenopausal women: 2010 position statement of The North American Menopause Society. *Menopause* 17(1): 25–54.

National Institute of Arthritis and Musculoskeletal and Skin Diseases. 2010. Handout on Health: Osteoarthritis. *National Institutes of Health.* Publication No. 10-4617.

NIH Consensus Development Panel on Osteoporosis Prevention, Diagnosis, and Therapy. 2001. Osteoporosis prevention, diagnosis, and therapy. *Journal of the American Medical Association* 285(6): 785–95.

Rapuri, P. B., et al. 2000. Smoking and bone metabolism in elderly women. *Bone* 27(3): 429–36.

U.S. Department of Health & Human Services, Office of the Surgeon General. 2004. Bone health and osteoporosis: A report of the Surgeon General. *Reports of the Surgeon General*.

U.S. Department of Agriculture. 2012. Agriculture Research Service, National Agriculture Library. National Nutrient Database for Standard Reference.

U.S. National Library of Medicine and National Institutes of Health. 2011. Arm injuries and disorders. http://www.nlm.nih.gov/medlineplus/arminjuriesand disorders.html.

Waters D. L., et al. 2000. Sarcopenia: Current perspectives. *Journal of Nutrition, Health, and Aging*. 4(3): 133–39.

Capítulo 12: Aún sexy después de todos estos años

American Cancer Society. 2011. Breast cancer.http://www.cancer.org/Cancer/Breast Cancer/DetailedGuide/breast-cancer-risk-factors.

American Cancer Society. 2011. Endometrial (uterine) cancer. http://www.cancer .org/Cancer/EndometrialCancer/DetailedGuide/endometrial-uterine -cancer-key-statistics.

American Cancer Society. 2011. Ovarian cancer. http://www.cancer.org/Cancer/ OvarianCancer/DetailedGuide/ovarian-cancerkey-statistics.

American Cancer Society. 2011. Women and smoking. http://www.cancer.org/ Cancer/CancerCauses/TobaccoCancer/WomenandSmoking/women-and -smoking-health-of-others.

American Council on Exercise. Exercise and menopause. http://www.acefitness.org/ fitfacts/fitfacts_display.aspx?itemid=91.

American Institute for Cancer Research. Foods that fight cancer. http://www.aicr .org/foods-that-fight-cancer/.

Bachmann, G. A., et al. 2000. Diagnosis and treatment of atrophic vaginitis. *American Family Physician* 61(10): 3090–96.

Beral, V., et al. 2008. Collaborative Group on Epidemiological Studies of Ovarian Cancer. Ovarian cancer and oral contraceptives: Collaborative reanalysis of data from 45 epidemiological studies including 23,257 women with ovarian cancer and 87,303 controls. *Lancet* 371(9609): 303–14.

Beral, V., et al. 2005. Endometrial cancer and hormone-replacement therapy in the Million Women Study. *Lancet* 365(9470): 1543–51.

Bianchini, F., et al. 2002. Overweight, obesity, and cancer risk. *Lancet Oncology*, 3(9): 565–74.

Chen, W. Y., et al. 2011. Moderate alcohol consumption during adult life, drinking patterns, and breast cancer risk. *Journal of the American Medical Association* 306(17): 1884–90.

Decahanet, C., et al. 2011. Effects of cigarette smoking on reproduction. *Human Reproduction Update* 17(1): 76–95.

Division of Cancer Prevention and Control, National Center for Chronic Disease Prevention and Health Promotion. 2010. Ovarian cancer risk factors. http://www.cdc.gov/cancer/ovarian/basic_info/risk_factors.htm.

Harvard Women's Health Watch. 2007. Pelvic organ prolapse can run in family. 14(9): 3.

Hull, M. G., et al. 2000. Delayed conception and active and passive smoking. The Avon Longitudinal Study of Pregnancy and Childhood Study Team. *Fertility and Sterility* 74(4): 725–33.

Jeng, C., et al. 2004. Menopausal women: Perceiving continuous power through the experience of regular exercise. *Journal of Clinical Nursing* 13(4): 447–54.

Krishnan, A. V., et al. 2012. The role of vitamin D in cancer prevention and treatment. *Rheumatic Diseases Clinics of North America* 38(1): 161–78.

Liu, R. H. 2004. Potential synergy of phytochemicals in cancer prevention: Mechanism of action. *Journal of Nutrition* 134(12 Suppl.): 3479S–85S.

Maeda, N., et al. 2011. Anti-cancer effect of spinach glycoglycerolipids as angiogenesis inhibitors based on the selective inhibition of DNA polymerase activity. *Mini Reviews in Medicinal Chemistry* 11(1): 32–38.

Mayo Clinic. 2011. Menopause. http://www.mayoclinic.com/health/menopause/ds00119/dsection=alternative-medicine.

Mayo Clinic. 2012. Premenstrual syndrome (PMS). http://www.mayoclinic.com/health/premenstrual-syndrome/ds00134/dsection=alternative-medicine.

National Cancer Institute. 2010. What you need to know about ovarian cancer. http://www.cancer.gov/cancertopics/wyntk/ovary/allpages.

Norman, R. J., et. al. 2004. Improving reproductive performance in overweight/obese women with effective weight management. *Human Reproductive Update* 10(3): 267–80.

Rocha Filho, E. A., et al. 2011. Essential fatty acids for premenstrual syndrome and their effect on prolactin and total cholesterol levels: A randomized, double blind, placebo-controlled study. *Reproductive Health* 8: 2.

Seitz, H. K., and P. Becker, 2007. Alcohol metabolism and cancer risk. *Alcohol Research & Health: Journal of the National Institute on Alcohol Abuse and Alcoholism* 30(1): 38–41.

Soares, S. R., and M. A. Melo. 2008. Cigarette smoking and reproductive function. *Current Opinion in Obstetrics & Gynecology* (June).

Sun, L., et al. 2012. Meta-analysis suggests that smoking is associated with an increased risk of early natural menopause. *Menopause* 19(2): 126–32.

U.S. Department of Agriculture. 2012. Agriculture Research Service, National Agriculture Library. National Nutrient Database for Standard Reference.

Villaverde-Gutierrez, C., et al. 2006. Quality of life of rural menopausal women in response to a customized exercise programme. *Journal of Advanced Nursing* 54(1): 11–19.

Walker, G.R., et al. 2002. Family history of cancer, oral contraceptive use, and ovarian cancer risk. *American Journal of Obstetrics and Gynecology* 186(1): 8–14.

Yao, L.H., 2004. Flavonoids in food and their health benefits. *Plant Foods for Human Nutrition* (Netherlands) 59(3): 113–22.

Zavos, P. 2000. Cigarette smoking and sexual health. American Council on Science and Health.

Ziaei, S., et al. 2007. The effect of vitamin E on hot flashes in menopausal women. *Gynecologic and Obstetric Investigation* 64(4): 204–7.

Capítulo 13: Hombres machos

Adam, O., et al. 2003. Anti-inflammatory effects of a low arachidonic acid diet and fish oil in patients with rheumatoid arthritis. *Rheumatology International* (1): 27–36.

American Cancer Society. 2012. Testicular cancer. http://www.cancer.org/Cancer/TesticularCancer/DetailedGuide/testicular-cancer-key-statistics.

Barry, M. J., et al. 2011. Effect of increasing doses of saw palmetto extract on lower urinary tract symptoms: A randomized trial. *Journal of the American Medical Association* 306(12): 1344–51.

Billups, K. L., et al. 2003. Relation of C-reactive protein and other cardiovascular risk factors to penile vascular disease in men with erectile dysfunction. *International Journal of Impotence Research* 15(4): 231–36.

Chavarro, J. E., et al. 2008. Soy food and isoflavone intake in relation to semen quality parameters among men from an infertility clinic. *Human Reproduction* 23(11): 2584–90.

Esposito, K., et al. 2005. High proportions of erectile dysfunction in men with the metabolic syndrome. *Diabetes Care* 28(5): 1201–3.

Hammadeh, M. E., et al. 2010. Protamine contents and P1/P2 ratio in human spermatozoa from smokers and non-smokers. *Human Reproduction* 25(11): 2708–20.

Institute of Medicine of the National Academies. 2002/2005. Dietary reference intakes for energy, carbohydrate, fiber, fat, fatty acids, cholesterol, protein, and amino acids. http://www.iom.edu/Global/News%20Announcements/~/media/C5CD2DD784544979A549EC47E56A02B.ashx.

Ma, R. C. W., and P. C. Y. Tong. 2010. Testosterone levels and cardiovascular disease. *Heart* 96: 1787–88.

Mamsen, L. S., et al. 2010. Cigarette smoking during early pregnancy reduces the number of embryonic germ and somatic cells. *Human Reproduction* 25(11): 2755–61.

Mason, E. 2010. Smoking damages men's sperm and also the numbers of germ and somatic cells in developing embryos. *European Society of Human Reproduction and Embryology*.

Mayo Clinic. 2012. Erectile dysfunction. http://www.mayoclinic.com/health/erectile-dysfunction/ds00162/dsection=risk-factors.

Mills, T. M. 2002. Vasoconstriction and vasodilatation in erectile physiology. *Current Urology Reports* 3(6): 477–83.

National Institute of Diabetes and Digestive and Kidney Diseases, National Institutes of Health. 2006. Prostate enlargement: Benign prostate hyperplasia. Publication No. 07–3012

National Institutes of Health (NIH) Consensus Conference. 1993. NIH Consensus Development Panel on Impotence. Impotence. *Journal of the American Medical Association* 270: 83–90.

Pittman, G. 2012. Sperm may feel the weight of extra pounds: Study. *Reuters Health.* http://www.reuters.com/article/2012/03/15/us-weight-idUSBRE82E14820120315.

Sermondade, N., et al. 2012. Obesity and increased risk of oligozoospermia and azoospermia. *Archives of Internal Medicine* 172(5): 440–42.

Siepmann, T., 2011. Hypogonadism and erectile dysfunction associated with soy-product consumption. *Nutrition* 27(7–8): 859–62.

Simonsen, U., et al. 2002. Penile arteries and erection. *Journal of Vascular Research* 39(4): 283–303.

Suzuki, S., et al. 2002. Intakes of energy and macronutrients and the risk of benign prostatic hyperplasia. *American Journal of Clinical Nutrition* 75(4): 689–97.

Tivesten, A., et al. 2009. Low serum testosterone and estradiol predict mortality in elderly men. *Journal of Clinical Endocrinology and Metabolism* 94(7): 2482–88.

Travison, T. October 2006. Online Edition. News release, The Endocrine Society. *Journal of Clinical Endocrinology and Metabolism.*

U.S. National Library of Medicine, National Institutes of Health. 2011. Enlarged prostate. www.nlm.nih.gov/medlineplus/ency/article/000381.htm

U.S. National Library of Medicine, National Institutes of Health. 2011. Saw palmetto. http://www.nlm.nih.gov/medlineplus/druginfo/natural/971.html.

Capítulo 14: Mantén el chorro constante

8 Areas of Age-Related Change. 2007. *NIH Medline Plus* 2(1): 10–13. http://www.nlm.nih.gov/medlineplus/magazine/issues/winter07/articles/winter07pg10-13.html.

American Cancer Society. 2012. Prostate cancer. http://www.cancer.org/Cancer/ProstateCancer/DetailedGuide/prostate-cancer-key-statistics.

Ballard, A., and H. Richter. 2011. Impact of obesity and weight loss on urinary and bowel incontinence. *Menopausal Medicine* 9(3).

Brown, J. S., R. Wing, E. Barrett-Connor, et al. 2006. Diabetes Prevention Program Research Group. Life-style intervention is associated with lower prevalence of urinary incontinence: The Diabetes Prevention Program. *Diabetes Care* 29(2): 385–90.

Culligan, P., and M. Heit. 2000. Urinary incontinence in women: Evaluation and management. *American Family Physician* 62(11): 2433–44.

Curhan, G. C. 2011. Nephrolithiasis. In: Goldman L, Schafer AI, eds., *Cecil Medicine* 24th ed., chap 128.

Finkielstein, V. A. 2006. Strategies for preventing calcium oxalate stones. *Canadian Medical Association Journal* 174(10): 1407–9.

Gerber G. S., and C. B. Brendler. 2007. Evaluation of the urologic patient: History, physical examination, and the urinalysis. *Campbell-Walsh Urology*, 9th ed., chap. 3.

Grandwohl, S., et al. 2005. Urinary tract infection. *University of Michigan Health System.* http://cme.med.umich.edu/pdf/guideline/uti05.pdf.

Hansen, A., et al. 2011. Older persons and heat-susceptibility: The role of health promotion in a changing climate. *Health Promotion Journal of Australia* 22(Spec. No.): S17–20.

Jaipadkee, S., et al. 2004. The effects of potassium and magnesium supplements on urinary risk factors of renal stone patients. *Journal of the Medical Association of Thailand* 87(3): 255–63.

Kontiokari, T., et al. 2003. Dietary factors protecting women from urinary tract infection. *American Journal of Clinical Nutrition* 29(2): 266–69.

Makary M. A., et al. 2012. The impact of obesity on urinary tract infection risk. *Urology* 79(2): 266–69.

Marieb, E. N. 1998. *Human Anatomy & Physiology*.

Mayo Clinic. September 30, 2011. http://www.mayoclinic.com/health/urine-color/DS01026.

The Merck Manuals: The Merck Manual for Healthcare Professionals. 2008. Dehydration. http://www.merckmanuals.com/home/hormonal_and_metabolic_disorders/water_balance/dehydration.html.

National Institute of Diabetes and Digestive and Kidney Diseases, National Institutes of Health. 2006. Prostate enlargement: Benign prostatic hyperplasia. Publication No. 07-3012.

National Institute of Diabetes and Digestive and Kidney Diseases, National Institutes of Health. 2007. Urinary incontinence in women. Publication No. 08-4132.

National Institutes of Health of the U.S. Department of Health and Human Services. 2007. Your urinary system and how it works. Publication No. 07-3195.

National Kidney Foundation. 2012. Urinary tract infections. http://www.kidney.org/atoz/content/uti.cfm.

Nikolavsky, D., and M. Chancellor. 2009. Stress incontinence and prolapse therapy assessment. *Reviews in Urology* 11(1): 41–43.

Pietrow P. K., and G. M. Preminger. 2007. Evaluation and medical management of urinary lithiasis. In: Wein, A. J., ed., *Campbell-Walsh Urology*, 9th ed., chap 43.

Plowman, S. A., Smith, D.L. 2011. *Exercise Physiology for Health, Fitness and Performance.*

Sheehy, C. M., et al. 1999. Dehydration: Biological considerations, age-related changes, and risk factors in older adults. *Biological Research for Nursing* 1(1): 30–37.

Spector, D. A. 2007. Urinary stones. *Principles of Ambulatory Medicine*, 7th ed., 754–66.

Subak L. L., C. Johnson, E. Whitcomb, et al. 2002. Does weight loss improve incontinence in moderately obese women? *International Urogynecology Journal and Pelvic Floor Dysfunction* 13(1): 40–43.

Subak L. L., E. Whitcomb, H. Shen, et al. 2005. Weight loss: A novel and effective treatment for urinary incontinence. *Journal of Urology* 174(1): 190–95.

U.S. National Library of Medicine, National Institutes of Health. 2011. Urinary Tract Infections—Adults. http://www.nlm.nih.gov/medlineplus/ency/article/000521.htm.

UT Southwestern Medical Center. 2004. Excess body weight linked to formation of uric acid kidney stones, UT Southwestern researchers find. http://www.utsouthwestern.edu/newsroom/news-releases/year-2004/excess-body-weight-linked-to-formation-of-uric-acid-kidney-stones-ut-southwestern-researchers-find.html.

Vulker, R. 1998. International group seeks to dispel incontinence "taboo." *Journal of the American Medical Association* 11: 951–53.

Yale Medical Group. Urinary tract infections (UTIs). http://www.yalemedicalgroup.org/stw/Page.asp?PageID=STW024091.

Zeegers, M. P., F. E. Tan, E. Dorant, and P. A. van Den Brandt. 2000. The impact of characteristics of cigarette smoking on urinary tract cancer risk: A meta-analysis of epidemiologic studies. *Cancer* 89(3): 630–39. http://www.ncbi.nlm.nih.gov/pubmed/10931463.

Capítulo 16: Limpiando el aire de toxinas

Alcaraz-Zubeldia, M., et al. 2008. The effect of supplementation with omega-3 polyunsaturated fatty acids on markers of oxidative stress in elderly exposed to PM. *Environmental Health Perspectives* 116(9).

Baldi, I., et al. 2011. Neurobehavioral effects of long-term exposure to pesticides: Resultsfrom the 4-year follow-up of the PHYTONER study. *Occupational and Environmental Medicine* 68(2): 108–15.

Bouchard, M. F., et. al. 2010. Attention-deficit/hyperactivity disorder and urinary metabolites of organophosphate pesticides. *Pediatrics* 6: e1270–77.

Bronstein, A. C., et al. 2009. 2008 Annual Report of the American Association of Poison Control Centers' National Poison Data System (NPDS): 26th Annual Report. *Clinical Toxicology* 47: 911–1084.

Hoek, G., et al., 2002. Association between mortality and indicators of traffic-related air pollution in the Netherlands: A cohort study. *Lancet* 360(9341):1203–9.

Centers for Disease Control and Prevention (US); National Center for Chronic Disease Prevention and Health Promotion (US); Office on Smoking and Health (US). 2010. How tobacco smoke causes disease: The biology of behavioral basis for smoking-attributable disease: *A Report of the Surgeon General.*

Environmental Working Group. Executive Summary, Shopper's Guide to Pesticides in Produce. http://www.ewg.org/foodnews/summary/.

Fang, Y. Z., et al. 2004. Glutathione metabolism and its implications for health. *Journal of Nutrition*134(3): 489–92.

Feldman, J., et al. 2010. Wide range of diseases linked to pesticides. *Beyond Pesticides: Pesticides and You* 30(2).

Grodstein, F., et al. 2012. Exposure to particulate air pollution and cognitive decline in older women. *Archives of Internal Medicine* 172(3): 219–27.

Jafri, A. B. 2011. Aging and toxins. *Clinics in Geriatric Medicine* 24: 609–28.

Johns Hopkins Health Alert. 2006. Colonics: How risky are they? http://www.johns hopkinshealthalerts.com/alerts/digestive_health/JohnHopkinsHealth AlertsDigestiveDisorders_520-1.html.

Menzel, D. B. 1992. Antioxidant vitamins and prevention of lung disease. *Annals of the New York Academy of Sciences* 669: 141–55.

Moulton, P. V., and W. Yang. 2012. Air pollution, oxidative stress, and Alzheimer's disease. *Journal of Environmental and Public Health* 2012.

United States Environmental Protection Agency. The inside story: A guide to indoor air quality. http://www.epa.gov/iaq/pub/insidestory.html.

U.S. Environmental Protection Agency. 2009. Step It Up to Indoor AirPlus. EPA 402/ K-09/003.

Capítulo 17: Cómo vives = cuánto vives

Adit, A. 2009. Demographic differences and trends of vitamin D insufficiency in the US population, 1988–2004. *Archives of Internal Medicine* 169: 626–32.

Lutgendorf, S. K., et al. 2005. Social support, psychological distress, and natural killer cell activity in ovarian cancer. *American Society of Clinical Oncology* 23(28): 7105–13.

Andres, G., et al. 2005. Effect of social networks on 10 year survival in very old Australians: The Australian longitudinal study of aging. *Journal of Epidemiology and Community Health* 59(7): 574–79.

Bennett, P., et al. March 30, 2011. Higher energy expenditure in humans predicts natural mortality. *Journal of Clinical Endocrinology & Metabolism*, jc. 2010-2944.

Brennan, F. X., and C. J. Charnetski. 2004. Sexual frequency and salivary immuno-globulin A (lgA). *Psychological Reports* 94(3) (Pt 1): 839–44.

Centers for Disease Control and Prevention (CDC). 2004. National Center for Health Statistics. Almost half of Americans use at least one prescription drug, annual report on nation's health shows. Press Release, December 2.

Crowe, M., et al. 2009. Personality and lifestyle in relation to dementia incidence. *Neurology* 72(3): 253–59.

Date, C., et al. 2009. Association of sleep duration with mortality from cardiovas-cular disease and other causes for Japanese men and women: The JACC study. *SLEEP* 32(3): 259–301.

Dietz, N., et al. 2007. Corporation for National and Community Service, Office of Research and Policy Development. The health benefits of volunteering: A review of recent research, Washington, DC.

Ebrahim, S., et al. 2002. Sexual intercourse and risk of ischaemic stroke and coro-nary heart disease: The Caerphilly study. *Journal of Epidemiology and Com-munity Health* 56(2): 99–102.

Ehsani A. A., et al. 2006. Long-term caloric restriction ameliorates the decline in diastolic function in humans. *Journal of the American College of Cardiology* 47(2): 398–402.

Emmons, R. A., and M. E. McCuiloug. 2003. Counting blessings versus burdens: An experimental investigation of gratitude and subjective well-being in daily life. *Journal of Personality and Social Psychology* 84(2): 377–89.

Frankel, S., et al. 1997. Sex and death: Are they related? Findings from the Caer-philly cohort study. *British Medical Journal* 315: 1641.

Garfinkel, L., et al. 2002. Mortality associated with sleep duration and insomnia. *Achieves of General Psychiatry* 59(2).

George, L. K., et al. 2000. Spirituality and health: What we know, what we need to know. *Journal of Social and Clinical Psychology* 19(1); Psychology Module.

Giovannucci, E., et al. 2004. Ejaculation frequency and subsequent risk of prostate cancer. *Journal of the American Medical Association* 291(13): 1578–86.

Glaser, R., et al., 1988. Disclosure of traumas and immune function: Health implica-tions for psychotherapy. *Journal of Consulting and Clinical Psychology* 56(2): 239–45.

Holt-Lunstad, J., et al. 2010. Social relationships and mortality risk: A meta-analytic review. *PLoS Med* 7(7): e1000316. doi:10.1371/journal.pmed.1000316.

Kim, E. S., et al. 2011. Dispositional Optimism Protects Older Adults from Stroke. *Stroke Magazine* (July).

Kirshnit, C., and D. McClelland. 1998. The effect of motivational arousal through films on salivary immunoglobulin A. *Psychology and Health* 2: 31–52.

Memon, M. Z., et al. 2009. Car ownership and the risk of fatal cardiovascular dis-eases. Results from the second national health and nutrition examination study mortality follow-up study. *Journal of Vascular and Interventional Neu-rology* 2(1): 132–35.

Apéndice

American Cancer Society. 2012. Guide to quitting smoking. Healthy living information to help you stay well. http://www.cancer.org/Healthy/StayAwayfrom Tobacco/GuidetoQuittingSmoking/.

American Council on Exercise. 2012. Exercise Library. ACE get fit. http://www.ace fitness.org/exerciselibrary/default.asp&xgt.

American Heart Association. 2011. Quit smoking. Getting healthy. http://www .heart.org/HEARTORG/GettingHealthy/QuitSmoking/Quit-Smoking_UCM _001085_SubHomePage.jsp.

American Lung Association. How to quit smoking. http://www.lung.org/stop -smoking/how-to-quit/.

PureHealthMD. Balance Exercises. Diet and fitness. Discovery fit and health, n.d. http://health.howstuffworks.com/wellness/diet-fitness/exercise/balance -exercises.htm.

Baldauf, S. Salt intake: 14 heart numbers you should know about. *U.S. News*, n.d., Health. http://health.usnews.com/health-news/family-health/slideshows/ your-heart-health-14–numbers-everyone-should-know/4.

Barbella, L., and L. Mihelich. Unexpected sources lead to high sodium diet. *Times of Northwest Indiana* [Munster], March 3, 2012, n.p. http://www .nwitimes.com/lifestyles/home-and-garden/unexpected-sources-lead-to -high-sodium-diet/article_b08e917e-aae5-5e90-8e40-fdc59d3305d5.html.

Birklbauer, Walter. 2011. *Why Laughter Yoga? or The Guitar Method: A neurologic view*. Centers for Disease Control. Vegetable of the month: Carrot. http://www .fruitsandveggiesmatter.gov/month/carrot.html.

Centers for Disease Control and Prevention. Quit smoking. Smoking and tobacco use. http://www.cdc.gov/tobacco/quit_smoking/.

Centers for Disease Control and Prevention. Target maximum heart rate and estimate maximum heart rate. Physical activity for everyone. n.d. http:// www.cdc.gov/physicalactivity/everyone/measuring/heartrate.html.

Cleveland Clinic. Quitting smoking. Treatments and procedures. http://my .clevelandclinic.org/services/Smoking_Cessation.

Gelfand, J. Abdominal exercises. Fitness and exercise. WebMD, LLC, March 27, 2010. http://www.webmd.com/fitness-exercise/guide/health-fitness-abs.

Juhan, B. Building healthy families. North Carolina State University. August 16, 2004, n.p. Accessed 2012. http://www.ces.ncsu.edu/montgomery/news letters/FCS/FCSaug04.html.

Kataria, M. 2002. *Laugh For No Reason* (2d ed.). Mumbai, India: Madhuri International.

Mayo Clinic. Balance exercises. Fitness. December 1, 2009. http://www.mayoclinic .com/health/balance-exercises/SM00049&slide=3.

Mayo Clinic. Sodium: How to tame your salt habit now. Nutrition and healthy eating. March 30, 2011. http://www.mayoclinic.com/health/sodium/ NU00284.

National Cancer Institute. Quit guide. Smokefree.gov. http://www.smokefree.gov/. Smoking Cessation Health Center. Quit smoking. WebMD, LLC. http:// www.webmd.com/smoking-cessation/default.htm.

University of Georgia. Unexpected sources of sodium: Where is it coming from?*Foods and Nutrition Education.* June 2011. http://www.fcs.uga.edu/ ext/pubs/ fdns/FDNS-E-89-59a.pdf.

USDA. USDA National Nutrient Database for Standard Reference. National Agricultural Library. December 1, 2011. http://ndb.nal.usda.gov/.

Acerca del autor

El **Dr. Michael Rafael Moreno**, más conocido como el Dr. Mike, es graduado de la Facultad de Medicina Irvine y Hahnemann de la Universidad de California (actualmente Universidad Drexel). Después de su residencia médica en el Kaiser Permanente en Fontana, California, el Dr. Mike se mudó a San Diego, donde se dedica a la medicina familiar y es miembro de la junta del Capítulo de la Academia Americana de Médicos Familiares de San Diego. En 2008, el Dr. Mike lanzó "Camine con su Doctor", una caminata en la que participa todos los martes y jueves por la mañana antes del comienzo de su jornada laboral. Este programa comenzó cuando el Dr. Mike se ofreció a caminar con una paciente, para motivarla a hacer ejercicio y desde entonces ha crecido hasta convertirse en un grupo cada vez más grande. El Dr. Mike se enorgullece de ser visto no sólo como un médico, sino también como un amigo y confidente.